中国壮医药文库

"十四五"时期国家重点出版物出版专项规划项目
民族文字出版专项资金资助项目

YWCUENGH CILIUZYOZ GIHCUJ

壮医治疗学基础

Linz Cinz　　Cwngh Cindungh　　Sez Lifeih　　Cawjbien

林　辰　曾振东　薛丽飞　主编

Cwngh Cindungh　　Hoiz

曾振东　译

Gvangjsih Gohyoz Gisuz Cuzbanjse

广西科学技术出版社

Nanzningz
·南宁·

图书在版编目（CIP）数据

壮医治疗学基础：壮文 / 林辰，曾振东，薛丽飞主编；
曾振东译. —南宁：广西科学技术出版社，2024.6
ISBN 978-7-5551-2115-2

Ⅰ.①壮⋯ Ⅱ.①林⋯ ②曾⋯ ③薛⋯ Ⅲ.①壮医—
中医治疗法—壮语 Ⅳ.① R291.8

中国国家版本馆 CIP 数据核字（2024）第 067326 号

ZHUANGYI ZHILIAOXUE JICHU
壮医治疗学基础
林　辰　曾振东　薛丽飞　主编
曾振东　译

策　　划：黎志海　　　　　　　　责任校对：方振发
责任编辑：吴桐林　　　　　　　　壮文审读：韦运益
封面设计：韦娇林　　　　　　　　壮文编辑：陆奕晓
责任印制：韦文印　　　　　　　　壮文校对：赵德飞

出 版 人：梁　志
出版发行：广西科学技术出版社　　　网　　　址：http://www.gxkjs.com
社　　址：广西南宁市东葛路 66 号　　邮政编码：530023

经　　销：全国各地新华书店
印　　刷：广西壮族自治区地质印刷厂

开　　本：787mm×1092mm　1/16
字　　数：216 千字　　　　　　　　印　　张：11.75
版　　次：2024 年 6 月第 1 版　　　印　　次：2024 年 6 月第 1 次印刷
书　　号：ISBN 978-7-5551-2115-2
定　　价：98.00 元

Vahhaidaeuz

"Cibngeih Haj" geizgan, gij saehnieb yihyoz Bouxcuengh coux daeuj le aen seizgei ndei cien bi nanz bungz he. Gaengawq 2009 nienz Gozvuyen okdaiz 《Mizgven Caenh'itbouh Coicaenh Gvangjsih Ginghci Sevei Fazcanj Dih Geij Aen Yigen》 cingsaenz, Gvangjsih Bouxcuengh Swcigih Cwngfuj 2011 nienz fatbouh le 《Gvangjsih Bouxcuengh Swcigih Yihyoz Bouxcuengh Caeuq Yihyoz Yauzcuz Saenqhwng Giva (2011—2020 Nienz)》 , 2017 nienz fatbouh le 《Gvangjsih Cenzminz Gengangh Suyangj Coicaenh Hengzdoengh Giva (2017—2020 Nienz)》 daengj vwnzgen, dawz gij fazcanj yihyoz Bouxcuengh caeuq yihyoz Yauzcuz daezswng daengz aen gauhdu gig youqgaenj he. Vihliux sawj yihyoz Bouxcuengh ndaej daengz cienzciep caeuq fazcanj engq ndei, sawj de engqgya ndei, engqgya mizyauq dwk vih saehnieb yihliuz veiswngh daengx yinzlei fuzvu, sawj doengh gyoengq yihvu gunghcozcej guh yihyoz Bouxcuengh de, daegbied dwg gihcwngz boux yihvu Ywcuengh youq ndaw linzcangz ywbingh sizcen hag couh ndaej yungh, yungh cix mizyauq, dou cingsim cungjgez gaenh 30 bi daeuj yihyoz Bouxcuengh haivat cingjleix caeuq gihcuj yenzgiu cwngzgoj, giethab linzcangz sizcen niemhcingq, biensij le dauq saw 《Gvangjsih Saujsu Minzcuz Yihyoz Vwnzgu (Daih'it Ciz)》 . Youq ndaw gocwngz biensij, dou cazyawj le daihliengh cienmonz cucoz caeuq vwnzyen, caemhcaiq youq gwnz giekdaej neix, doiq yihyoz Bouxcuengh guh cienzmienh roileix, engq haeujlaeg vataeu, engq hidungj cingjleix, vut gyaj louz caen, bouj noix gip doek, doiq gij gihcuj cihsiz yihyoz Bouxcuengh caeuq gij ywbingh fuengfap miz daegsaek haenx guh gyalaeg caeuq cauhmoq, baujciz gohyozsing, genhciz aen yenzcwz lijlun lienzhaeh saedsaeh, caenh'itbouh fungfouq caeuq caezcienz gij neiyungz aen gihcuj lijlun yihyoz Bouxcuengh caeuq linzcangz duenqbingh ywbingh gisuz dijhi.

Yihyoz Bouxcuengh dwg aeu gij conzdungj vwnzva Bouxcuengh daegbied haenx guh beigingj, gij laizyouz caeuq fazcanj de yungzhab le gij minzfung minzsug caeuq deihfueng daegsingq Bouxcuengh daegbied miz de, dwg aen dijhi conzdungj minzcuz yihyoz lijlun neiyungz fungfouq, ywbingh fuengfap miz yauqniemh he. Dauq saw neix doiq gihcuj lijlun yihyoz Bouxcuengh caeuq duenqbingh ywbingh dijhi fungfouq haenx guh hidungj, cienzmienh roileix. Caemhcaiq youq gwnz giekdaej neix, laeg haeuj feuh ok, haemq cienzmienh biengjloh gihcuj lijlun Ywcuengh gij gohyoz neihanz de caeuq gij neiyungz fungfouq aen dijhi duenqbingh ywbingh. Dauq saw neix liggouz dinghngeih cinjdeng, gohyoz, caensaed youh cienzmienh fanjyingj gij daegsaek yihyoz Bouxcuengh.

Dauq saw neix baugvat《Bouxcuengh Yihyoz Gihcuj》《Ywcuenghyoz Gihcuj》《Ywcuengh Ciliuzyoz Gihcuj》《Ywcuengh Ciliuzyoz》《Ywcuengh Cimgiujyoz》daengj 5 bouh cucoz.

《Bouxcuengh Yihyoz Gihcuj》cujyau neiyungz baudaengz gij laizyouz caeuq fazcanj yihyoz Bouxcuengh, gihbwnj daegdiemj caeuq hwzsinh lijlun yihyoz Bouxcuengh, duenqbingh gihbwnj yenzcwz caeuq fuengfap Ywcuengh, binghcwng daegdiemj, yawhfuengz yenzcwz caeuq ywbingh fuengfap Ywcuengh, linzcangz yingyung daegsaek Ywcuengh, Ywcuengh daegsaek caeuq ciengxndang nem dauqfuk ndangcangq daengj neiyungz.

《Ywcuenghyoz Gihcuj》comz lijlun、sizcen、yenzgiu baenz aen cingjdaej ndeu, genhciz aen yenzcwz gohyoz caeuq saedyungh dox giethab, baujciz gij bonjlaiz singqcaet Ywcuengh yienzlaiz miz haenx, doengzseiz doedok gij minzcuz daegsaek caeuq deihfueng daegdiemj Ywcuengh. Cujyau gaisau gij gihcuj cihsiz ciengzyungh Ywcuengh, baudaengz Ywcuengh dih goekgaen、fazcanj、nyinhrox、gamqbied、raenggenj、bauzci caeuq wngqyungh daengj. Gungh soucomz Ywcuengh 310 cungj, ciuq gaijdoeg、boujhaw、cawzsaep、diuzheiq、doeng samroen songloh、yw ukgyaeuj、sanqnit、dingz lwed、sousaep、dwknon caeuq yunghrog bae guh faenloih, moix cungj Ywcuengh cungj gaisau gij coh Vahcuengh、coh wnq、laizyouz、doenghgo hingzyiengh、faenbouh、ropaeu gyagoeng、yozcaiz yienghceij、singqfeih、goenghauh

2

cawjceih、yunghfap yunghliengh、wngqyungh gawjlaeh daengj, caiqlij fouqdaiq mbawsiengq mizsaek doenghgo caeuq yozcaiz yienghceij, mbawdoz caeuq cihsaw cungj miz, cigndaej bae yawjdoeg.

《Ywcuengh Ciliuzyoz Gihcuj》 cujyau gaisau Ywcuengh ciliuzyoz gij daegdiemj、goekgaen caeuq fazcanj、ywbingh yienzleix caeuq wngqyungh yenzcwz、ywbingh yenzcwz caeuq ywbingh gihbwnj fuengfap、yawhfuengz caeuq ciengxndang daengj fuengmienh gihcuj cihsiz de, baijok Ywcuengh dih ywbingh yenzcwz caeuq fuengfap nem de youq ywbingh、dauqfuk ndangcangq caeuq ciengxndang baujgen dih wngqyungh caeuq cozyung yienzleix.

《Ywcuengh Ciliuzyoz》 faen gwnz、gyang、laj sam bien. Bien gwnz dwg cungjlun Ywcuengh ciliuzyoz, cujyau gaisau Ywcuengh gij fuengfap daj baihndaw ywbingh caeuq gij fuengfap daj baihrog ywbingh dih gihbwnj gainen caeuq daegdiemj nem gihbwnj lijlun; bien gyang dwg Ywcuengh ywbingh fuengfap ciengzyungh, baudaengz ywrogfap caeuq yw'ndawfap Ywcuengh, gaisau gij wngqyungh yenzcwz caeuq fuengfap yw'ndawfap, ywrogfap ciuq cim、cit、gvet、raek daengj daeuj guh faenloih, youq Ywcuengh lijlun cijdauq lajde, gungh gaisau 44 cungj ywrogfap gij gainen、ywbingh yienzleix、cujyau goenghauh、bingh hab'wngq、bingh geih、cauhcoz fuengfap nem louzsim saehhangh daengj; bien laj dwg gij linzcangz yingyung Ywcuengh ywbingh fuengfap, gaisau le bingh fat lai、bingh ciengzraen neigoh、vaisanghgoh、fugoh、wzgoh、vujgvanhgoh caeuq bizfuhgoh gij ywbingh fuengfap Ywcuengh de. Bonj saw neix cungfaen daejyienh le gij linzcangz yingyung lijlun daegbied Ywcuengh ciliuzyoz, caeuq gij ywbingh fuengfap fungfouq cungjloih, gij genj、bienh、liemz、niemh daengj youhsi youq ndaw linzcangz wngqyungh de.

《Ywcuengh Cimgiujyoz》 doiq gij goekgaen caeuq fazcanj Ywcuengh cimgiuj, gij hezvei caeuq genj aeu hezvei Ywcuengh cimgiuj、gij fuengfap genj aeu hezvei nem goengnaengz wngqyungh mbwn deih vunz sambouh hezvei Ywcuengh、gij gihcuj lijlun nem fuengfap Ywcuengh cimgiuj、gij gisuz nem linzcangz wngqyungh Ywcuengh cimgiuj daengj guh le haemq cienzmienh、hidungj gaisau. Bonj saw neix baez daih'it doiq Ywcuengh cimcamzyoz guh gohyoz、hidungj lwnhgangj, caiqlij boiq miz gij vanzhez、lozyanghhez daengj hezveiduz gagmiz daegsaek Ywcuengh

3

de, doedyienh le Ywcuengh cimgiujyoz gij neihanz fungfouq de caeuq gij daegsaek Bouxcuengh nem deihfueng daegdiemj de.

Yihyoz Bouxcuengh dwg gij vwnzva yizcanj maenhndei Cunghvaz Minzcuz, okbanj dauq saw neix, dienzbouj le Gvangjsih saujsu minzcuz yihyoz cucoz gij hoengq de, mboujdan doiq cungjgez cienzciep fazcanj、doigvangq wngqyungh caeuq yenzgiu cwngzgoj yihyoz Bouxcuengh miz bangcoh, doengzseiz hix ndaej coicaenh yozgoh Ywcuengh fazcanj caeuq guhhung, caenh'itbouh daezswng Gvangjsih minzcuz yihyoz daegbied dwg yihyoz Bouxcuengh gij cingjdaej saedlig caeuq yozsuz diegvih de, daezsang guengjdaih ginzcung doiq yihyoz Bouxcuengh gij yinsiz haenx, coicaenh yihliuz gaijgwz moq doiq minzcuz yihyoz mizgven cingsaenz caenh'itbouh lozsiz, gyavaiq fazcanj Gvangjsih minzcuz yihyoz, doiq coicaenh minzcuz doxgiet、 gyamaenh fathoengh henzguek、cauhlaeb aen sevei huzciz sevei cujyi miz yiyi youqgaenj.

Dauq saw neix yienznaeuz ginggvaq lai baez saemjyawj、coihgaij, hoeng aenvih gij suijbingz boux biensij mizhanh, nanz mienx miz giz lamqloek de, caencingz cingj guengjdaih bouxyawjsaw daezok yigen caeuq genyi.

Bouxbiensij

MOEGLOEG

Cieng Daih'it　Vahlwnh

It. Daihgaiq Lwnhgangj

1. Dingyi

Ywcuengh ciliuzyoz dwg monz yozgoh yenzgiu yungh ywbingh soujduenh caeuq fuengfap Ywcuengh daeuj yw bingh fuengz bingh ndeu. Ywcuengh ciliuzyoz gihcuj dwg monz yozgoh youz Ywcuengh lijlun cijdauj, yenzgiu yungh yw roxnaeuz mbouj yungh yw、gij yenzcwz daj baihrog ywbingh roxnaeuz daj baihndaw ywbingh、gij ywbingh daihfap、gij cozyung yienzleix ywbingh、dauqfuk ndangcangq、fuengz bingh caeuq ciengxndang baujgen de.

2. Yenzgiu neiyungz

Ywcuengh ywbingh fuengfap dwg Ywcuengh yunghyouq ywbingh caiqlij hoizfuk bouxbingh gengangh sojmiz cosih cungjcwngh, baudaengz yw'ndawfap caeuq ywrogfap song daih loih. Gij yw'ndawfap Ywcuengh dwg cungj ywbingh fuengsik youq Ywcuengh lijlun cijdauj laj, boiq yw gyoeb dan, doenggvaq daj ndaw bak gwn yw dabdaengz ywbingh moegdik ndeu. Gij ywrogfap Ywcuengh baudaengz gij ywfap yungh yw daj baihrog ywbingh、mbouj yungh yw daj baihrog ywbingh caeuq gij ywfap gyaebhab yungh yw caeuq mbouj yungh yw, cujyau dwg youq lijlun Ywcuengh cijdauj laj, aeu gij fuengfap yungh yw roxnaeuz mbouj yungh yw daj baihrog daeuj ywbingh, cigciep cozyung youq gij muengxgiet lohlungz lohhuj youq biujmienh ndang vunz, gujvuj cingqheiq ndang vunz, cigciep gyaep doeg ok rog, dauqfuk mbwn、deih、vunz samheiq doengzbouh yinhhengz, dauqfuk gij cingqciengz goengnaengz dungxsaej, diuzcez heiq lwed bingzyaenx, doeng samroen songloh, baenzneix dabdaengz gij moegdik yw bingh fuengz bingh.

Ywcuengh ciliuzyoz gihcuj cujyau dwg aen gihcuj yozgoh yenzgiu Ywcuengh ciliuzyoz gij daegdiemj、goekgaen caeuq fazcanj、ywbingh yienzleix caeuq wngqyungh yenzcwz、ywbingh yenzcwz caeuq ywbingh gihbwnj fuengfap, yawhfuengz caeuq ciengxndang daengj fuengmienh.

Ngeih. Gij Gihbwnj Daegdiemj Ywcuengh Ciliuzyoz

Ywcuengh youq gwnz linzcangz ywbingh fuengfap miz yw'ndawfap caeuq ywrogfap song daih loih. Gij daegdiemj ywbingh de dwg aeu benbing yunghyw veizcuj, lumjbaenz doiq gij bingh ciengqheiq, cimdoiq bingh ciengqheiq genjyungh gij yw ngaihseiq、binhlangz、yiyinz daengj; doiq fatsa, genj yungh gij yw gocazluenz、vagimngaenz、goromj、godiemjbit、lwgrazbya、makmoed daengj, danghnaeuz bouxbingh giem miz conghhoz in, ndaej gya ywhozdoeg、gosingbya、nyafaenzlenz daengj, ae lai gya raglwggve'ndoeng、vangzlienzfaex、bakbuq daengj.

Ywcuengh ywbingh fuengfap miz gvilwd ndaej ciuq guh caemhcaiq ciuq itdingh fazcwz, ywbingh fuengfap lai cungj lai yiengh, hoeng dingzlai cungj youq itdingh yenzcwz cijdauj lajde bae guh. Doengh gij yenzcwz ywbingh neix, caeuq Cunghyih hezdiuz yaem yiengz、fatbiuj gungndaw、yiedgwnz yinxlaj、raeujnit cingndat、boujhaw siqsaed daengj ywbingh yenzcwz miz giz doxlumj de, hoeng youq gidij yinhyungh fuengmienh gak miz daegsaek. Ywcuengh youq gwnz ywbingh giengzdiuh cawzdoeg gaijdoeg, gawq yawjnaek yw'ndaw, engq yawjnaek ywrog, gij ywrogfap de hingzsik lai yiengh, ca mbouj lai sojmiz bingcwng cungj ndaej yungh ywrogfap, roxnaeuz ywrogfap caeuq yw'ndawfap boiqhab yinhyungh. Doiq gij bingh bingzciengz, dan yungh gij ywrogfap couh ndaej miz yaugoj. Gij binghcingz fukcab caemhcaiq binghcingz haemq naek de, couh aeu yw'ndawfap dem ywrogfap giem yungh, lumjbaenz gyaeujin、daraiz、aekmwnh dungxraeng daengj bingh, ywbingh seiz lai yungh deu fap caeuq gvet fap, sawj meglwed doeng cix ndaej dawz sojmiz heiqdoeg cawz bae; lumj bouxbingh fatndat hoz hoengz foeg in, ciengzyungh gimjlamz、gaeubeizhau daengj aeu raemx cienq gwn, doengzseiz boiqhab ywrogfap youq giz lwgfwngz (lwgdin) byai seiqguengq aeu cim camz cuengq lwed, cawz doegndat, sawj bingh fatndat daengj ndaej yw ndei.

Ywcuengh ciliuzyoz miz seiq aen gihbwnj daegdiemj lajneix.

1. Ywrog veiziu, gyaep doeg veizsien

Youq ndaw ciengzgeiz yihliuz sizcen, Ywcuengh yawjnaek vaici cujyau dwg youz ciuhlaux Bouxcuengh gij fat bingh daegdiemj daeuj gietdingh. It fuengmienh, gij bingh ndaw sim sieng haenx fazbingliz haemq daemq. Dieg Bouxcuengh cawqyouq rangh dieg ndoibo, gyoengqvunz youq ndaej haemq faensanq, aenvih gyaudoeng bixsaek, ranznden ndawde baedauq haemq noix, swhsiengj sienghdui haemq cinghseuq haemq lauxsaed, swnghhoz genjdanh miz gvilwd, ndigah gij bingh ndaw sim sieng haenx fazbingliz haemq daemq. Lingh it fuengmienh, dieg Bouxcuengh comzyouq dwg rangh dieg ndoibo, gyoengqvunz ok rog guhhong seiz yungzheih laemxdwk deng sieng; aenvih bya sang ndoeng maed, nondoeg duznyaen haemq lai, gyoengqvunz mboujdan yungzheih deng duzngwz duznonraih haeb sieng, hix yungzheih bungz daengz mbangj di raemxdoeg, nywjdoeg, nondoeg daengj, cauhbaenz mbangj di naengnoh gominj roxnaeuz fouzmingz foegdoeg bingh vaigoh, bizfuhgoh. Ndigah, ciengzgeiz doxdaeuj, Bouxcuengh fat bingh dwg bingh vaigoh ceiq ciengzseiz raen, neix hix vih Ywcuengh yawjnaek yw bingh vaigoh daezhawj le cenzdiz diuzgen. Ywcuengh nyinhnaeuz, vunz baenz bingh, coengz vaiyinh daeuj gangj, cujyau dwg deng gij doeg sa、ciengq、guj、doeg、fung、caep daengj mizhingz roxnaeuz fouzhingz haenx ciemqfamh, cauhbaenz mbwn、vunz、deih samheiq doengzbouh saetdiuz, roxnaeuz ndang vunz samroen (roenhaeux、roenraemx、roenheiq)、songloh (lohlungz、lohhuj) yinhhengz mbouj doeng、goengnaengz mbouj doxdaengh. Ndigah youq ywbingh fuengmienh yawjnaek ywrog, aeu ywrog veiziu, gyaep doeg veizsien. Gaengawq gij singqcaet、naekmbaeu sezdoeg、giz ciemqfamh mbouj doengz, gij fuengfap ndaej miz lai cungj lai yiengh.

Ywcuengh ywrogfap dwg gij fuengfap doenggvaq baihrog gikcoi cix dabdaengz aen muzdiz ywbingh, gij cozyung ywbingh de it dwg diuz heiq, ngeih dwg gyaep doeg. Youq gwnz ywbingh neiyungz baudaengz binghrog yw rog caeuq binghndaw yw ndaw song aen fuengmienh. Youq gidij ywbingh fuengmienh, youh faen guh aeu yw daj dauqrog ywbingh caeuq mbouj aeu yw daj dauqrog ywbingh song daih loih, roxnaeuz song yiengh neix giethab sawjyungh, lumj maeyw diemjcit ywfap、aeu yw gvetsa ywfap daengj. Gij neihanz vaicifaz Ywcuengh gig gvangqlangh, fuengfap lai cungj lai yiengh, liuzyau yienhda, youq guek raeuz conzdungj ywbingh fuengfap ndawde miz diegvih youqgaenj. Bouxcuengh youq ciengzgeiz linzcangz sizcen ndawde, cungjgez ok haujlai gij ywrogfap miz minzcuz daegsaek caemhcaiq hengz ndaej mizyauq haenx, lumjbaenz Ywcuengh cimfap、Ywcuengh maeyw diemjcit ywfap、oep rog ywfap Ywcuengh、cim deu ywfap、ywmbok ywfap、hoenzswiq ywfap Ywcuengh、nepgeb ywfap、cimmeng ywfap、gvetyw ywfap、swiqdin ywfap、cimrwz ywfap daengj.

2. Yw'ndaw yungh yw, genjbienh goengconh

Gij daegdiemj aeu yw daj baihrog ywbingh Ywcuengh dwg doiyinh doicwng、benbing lunci、cien dan cien yw. Canghyw Bouxcuengh doiq gij bingh mbouj doengz ywbingh seiz, gawq gouz doiyinh ywbingh, youh gouz youq gwnz giekdaej doiyinh ywbingh yw gij goek de, cimdoiq mbouj doengz binghyiengh, genj yungh mbangj di yw daeuj yw gij biu de, yienghneix daeuj haednaenx binghyiengh; cujcangh aeu benbing veizcuj, cimdoiq binghyinh mbouj doengz, gij bingh mbouj doengz genj yungh cien dan cien yw.

Ywcuengh nyinhnaeuz, gij cungdenj yw'ndawfap dwg "yinh" caeuq "bingh", ywbingh gouz yinh dwg gij eiqsei gouz gij goek de, binghyinh baez siucawz, gij bingh swhyienz menhmenh ndaej yw ndei. Lumjbaenz canghyw Bouxcuengh yw binghcwk, genj yungh dienzcaet、cehmakdauz、cikcok daengj; yw baezfoeg, cimdoiq doegndat, doeghuj genj yungh songmienhcim、golienzrin、mbaw gorimh、gocaetdoq daengj; yw vuengzbiu cix cimdoiq gij doeg caep ndat cwk haenx genj yungh goyinhcinz、denzgihvangz、goyiginh daengj. Hoeng Ywcuengh doiqcwng ywbingh, bencwng lunci dwg bouj gij fuengfap doiyinh ywbingh.

Gij daegdiemj yungh yw yw'ndaw Ywcuengh haemq gangjgouz genj、bienh、niemh, louzsim genj yungh gij yw cozyung daih、goenghauh vaiq de, caemhcaiq ciengzseiz yungh gij yw ndip de, itbuen cij yungh 1~3 cungj yw, engq lai de dwg aeu dan cungj yw cujfangh, vanzlij dwg cien bingh cien dan, lumjbaenz yungh fukfueng, gij cujfangh de itbuen hix mbouj mauhgvaq 5 cungj yw (gig siujsoq laehvaih), gij yw lai cix cab, dauqfanj gyangqdaemq ywbingh yaugoj. Lumjbaenz Gveisih diegbya miz boux canghyw Bouxcuengh he, yw gipsingq baez cij haemq ak, de ciengzyungh 2 cungj yw, youq naj mbanj laeng ranz cungj ra ndaej raen, baeznaengz roeb bouxbingh baenz gipsingq baez cij de daeuj gouz yw, couh aeu rag go'gyoij ma dub yungz ndat raeuj le, oep youq giz in, daih'iek diemj cung ndeu gij cij in bouxbingh cix siusaet lo, cieplaeng youq giz suhez baihlaeng lumjbaenz ganhsu daengj aeu cim deu cuengq lwed, ngoenz daihngeih vuenh yungh gobienmax ndip, dub yungz ndat raeuj, oep giz bingh de, itbuen ginggvaq yw 2~4 ngoenz, gij bingh cix ndaej ndei lo. Aenvih dieg Bouxcuengh yozvuz swhyenz fungfouq, ndigah haujlai canghyw ywbingh haengj yungh yw ndip. Lumjbaenz yw ganjmau fatndat yungh godouh 15 gwz, aeu raemx cienq dwk gwn, ngoenz 2 baez; yw menhsingq cihgi'gvanjyenz bouxlaux yungh godiengangh 30 gwz, mboujokndoeng 15 gwz, naengsang 15 gwz, aeu raemx cienq dwk gwn, ngoenz 3 baez.

3. Ywbingh boujhaw, yawjnaek yozsan

Ywcuengh nyinhnaeuz, doeg haw baenz bak bingh, haw hix dwg gij yinhsu youqgaenj sawj vunz deng bingh ndawde aen ndeu, linzcangz ywbingh cawz le siu doeg ywfap caixvaih lij yawjnaek boujhaw、ciengxcingq. Ywcuengh boujhaw, cawz le sawjyungh yinzsinh、vangzgiz daengj gij doxgaiq boujciengx haenx, lai boiq yungh gij doxgaiq lwed noh miz cingz haenx, lumjbaenz rongzva (swjgungh) haw liengz mbouj miz lwg, yungh nohyiengz、nohroeglaej、ngaihmwnj、duhndaem doxgap dwk guh gij gwn ma ywbingh. Doiq boux bingh hoz gen ga ndok hoh raeng in, ciengznienz mbouj ndei, moix bungz gicez bienqvaq cix gyahaenq de, cujcangh lai gwn gak cungj noh dang duzngwz; yaemhaw ae mbouj miz myaiz, haengj aeu nohmou, noh bitmeh geq roxnaeuz noh roegfek caeuq lwgngaeux aeuq gwn. Ywcuengh mboujdan doiq binghhaw dwg yienghneix, doiq gij binghcwng gab cwk, mizseiz caemh boiq doxgaiq lwed noh miz cingz haenx, cawz le yungh gij yw fuzcingq cawz cwk, ciengz caeuq cuk maenzbya nohvaiz doxcaeuq gwn, daeuj demgiengz gij goenghauh fuzcingq. Gij danyw Ywcuengh haemq genjdanh, ndaw danyw de mbouj dwg yungh feih yw lawz guh ywyinx, dwg boiq yungh gij doxgaiq lwed noh miz cingz de guh lwg yinx, daeuj demgiengz gij goengyauq boujhaw, neix dwg giz daegbied Ywcuengh aeu dan ywbingh, doengzseiz hix daejyienh le gij swhsiengj yozsan ywbingh Ywcuengh. Lumjbaenz yw mak haw hwet in, aeu mbawgokyiengz daengx go 30 gwz, ga mou habdoh dwk raemx aeuq dang, ngoenz gwn 2 baez. Yw canj gvaq haw nyieg aeu rag duhfaex gyaj 60 gwz, nohgaeq habdoh dwk raemx aeuq dang, ngoenz gwn 3 baez.

4. Miz bingh yw caeux, fouz bingh re caeux

Ywcuengh nyinhnaeuz, vunz youq fouz bingh seiz aeu yawjnaek ciengxndang baujgen, beizyangj gij cingqheiq vunz, fuengzre gij doeg sa cangh ciemqhaeuj. Ywcuengh youq fuengz bingh fuengmienh miz haujlai fuengfap daegbied, lumjmbaenz doengxhaet heiq cangh mojlox lai, danghnaeuz ok rog ganjroen bietdingh hamz hing ndip daeuj cawz uq; seizhah 6 nyied, youh cumx youh hwngq, raemx bya raemx rij itdingh aeu begfanz lih gvaq cij gwn, caiqlij gwn gyaeujsuenq ndip, fuengz duznondoeg youq ndaw dungx sengsanj; youq mwh binghhraq riuzhengz, gak mbanj gyangde camhseiz mbouj hwnjroengz, ok rog ma ranz le ciengzseiz yungh Ywcuengh swiq ndang, neix daeuj siu uq gaij doeg; doiq bouxlaux ndang nyieg de, ciengz yungh gij yw siu uq gaij doeg roxnaeuz sawj ndang soeng haenx daeuj demh ninz; doiq gij lwgnyez ndangnyieg bingh lai haenx, ciengzseiz raek gij yw hom gaij doeg haenx; doiq boux gaenq fat bingh de, Ywcuengh cawjcieng gibseiz ywbingh. Youq gidij cauhcoz fuengmienh, gaengawq doegsez gij buvei, mbaeu naek, laeg feuh menh gip, gvet roxnaeuz deu, roemz roxnaeuz swiq, roxnaeuz ndaw rog bingh ceih. Itbuen ma gangj, doeg mbaeu bingh feuh cix lai yungh ywrogfap, doeg naek caemhcaiq binghcingz fukcab cix ndaw rog cungj yw, liggouz caenhvaiq sauq doeng gij gigih samroen songloh, cawz doeg siu uq. Youq giz dieg Bouxcuengh, cawz canghyw Bouxcuengh boux conhyez caixvaih, haujlai ginzcung lai noix hix rox yungh it ngeih cungj gisuz fuengz bingh yw bingh, sojyij mboujlwnh bingh laemx youq ndaw reihnaz, roxnaeuz henz byalueg, cungj seizseiz gamj ndaej yw, vih caenh'itbouh ywbingh hingz ndaej le seizgei, neix hix daejyienh le gij daegdiemj Ywcuengh ywbingh caenhlig ceng caeux, vunzlai fuengz bingh ywbingh de.

Cieng Daihngeih　Ywcuengh Ciliuzyoz Gij Laizyouz Caeuq Fazcanj

Bouxcuengh dangguh guekcoj baihnamz henzguek aen saujsu minzcuz vunz gig lai ndeu, dwg guek raeuz aen minzcuz ceiq caeux ndaem haeuxnaz caeuq ceiq caeux ndaem gofaiq ndeu, byasang dajciengx hix haemq fatdad. Caeuq cungj vuzciz swnghcanj hozdung neix doxwngq dwg Bouxcuengh yihyoz cugbouh cauxbaenz caeuq fazcanj. Daj Liujcouh、Gveilinz、Nanzningz daengj deihfueng fatvat gij doxgaiq gaeuqsizgi seizdaih caeuq saensizgi seizdaih ndawde louz roengzdaeuj haenx, Bouxcuengh ciuhgonq yungh gij hongdawz de miz gaiq gvetvat、gaiq yienghsoem、rinbenq、cim ndok caeuq dauzgi daengj, caemhcaiq miz gij rizgeq gaeb ndaej doenghduz caeuq yungh feiz haenx. Youq ndaw doengh gij hongndawz goekcoj neix, couh miz gij rincim、dauzgi、cim ndok ndaej hawj ywbingh yungh haenx. Ciuhnduj vunz youq rog ndoi conghgamj, daj ndaej dawz feiz daengz cauhguh dauzgi, dwk bya dwk nyaen gwn cug, doiq ndang vunz gak aen gi'gvanh daegbied dwg aen uk de fatmaj miz leih, caemhcaiq gemjnoix le baenz gij bingh dungxin. Youq ndaw swnghcanj hozdung, daj ropaeu gijgwn caiq daengz nyinhrox gak cungj yw, caiqlij cauhguh le genjdanh ywbingh gunghgi. Riengz dieg Bouxcuengh ginghci、cwngci、vwnzva fazcanj, Bouxcuengh yihyoz cugbouh guhbaenz gij daegsaek bonjfaenh caemhcaiq lienzdaemh fazcanj.

Ciet Daih'it　Seizgeiz Ciuhgeq Ywbingh Fuengfap Laizyouz

Yihyoz veiswngh gijyenz dwg gij bietyienz gezgoj vunzloih caeuq swyenz vanzging、bingh in、dengsieng、dungxiek daengj guh doucwngh. Boux canghyw hungmbwk Bahfujlozfuh ceijok: "Miz le vunzloih, couh miz yihliuz hozdung." Youq ndaw vanzging ciuhgeq iek mbouj genj gwn, gyoengqvunz ciengzseiz aenvih loek gwn mbangj di makcwx、byaekcwx cauhbaenz rueg bingh、dengdoeg, roxnaeuz gwn le moux di makcwx dauqfanj ndaej sawj moux di bingh in gemjmbaeu. Ginggvaq fanfoek niemhcingq le, Bouxcuengh senhminz cugciemh gaemdawz le gij saenqsik mbangj di doenghgo doiq ndang vunz miz doeg hoeng hix miz mbangj di doenghgo ndaej ywbingh haenx, baenzneix couh coicaenh le gij didnyez ciliuzyoz Ywcuengh ciuhnduj. Yihyoz ywrog miz lai cungj lai yiengh laizyouz caeuq fazcanj, lumjbaenz anqmoz、aeu raemx swiq ndang、aeu feiz cit、buq baez daengj, gyoengqde aiq dwg doengzseiz canjswngh hix aiq dwg seizbienh canjswngh, roxnaeuz youq mbouj doengz gyoengqvunz ndawde youh miz gonqlaeng faen. Gij laizyouz caeuq fazcanj Ywcuengh ciliuzyoz hix ciuqei aen gihbwnj gvilwd neix, Ywcuengh ywrogfap dwg Ywcuengh ciliuzyoz ceiq caeux cauhlaeb cungj ywbingh fuengfap ndeu.

It. Raemx Dwg Ywcuengh Ywrogfap Laizyenz

Raemx dwg gij doxgaiq vunzloih swnghhoz bietdingh mbouj ndaej noix haenx. Gyoengq vunzloih ciuhgeq diegyouq lai genj youq gwnz bya, caemhcaiq lai cawqyouq giz dieg ei bya baengh raemx. Gyoengqvunz moix ngoenz cungj caeuq raemx baedauq, vunz hozhawq le aeu gwnraemx, yienzhaeuh cugciemh cinva baenz cungj cujdung sihgiuz ndeu. 5 fanh bi gaxgonq, gij vunz Liujgyangh swnghhoz youq dieg baihnamz haenx doiq gij singqcaet raemx gaenq miz le lijgaij haemq laeg, gaenq nyinhrox daengz raemxlaeg、raemxfeuz、raemxcaem、raemxlae、raemxdamh caeuq raemxndaengq. Daegbied dwg youq mwh dienheiq hwngq, youq ndaw raemx liengz caep haenx, gij roxnyinh hawj vunz haenx cibfaen cwxcaih. Bouxcuengh ciuhgonq rox daengz, yungh raemxseuq caemxndang doiq gak cungj baksieng doxhab miz ndeicawq. Doiq gizsieng siengrog ganjyenj roxnaeuz gij nong uq youq gwnz naengnoh louz roengzdaeuj haenx, gyoengqde rox gag bae ra gij raemxrij seuqsat haenx daeuj swiq. Doeklaeng dang Bouxcuengh gizsieng deng ganjyenj, haujlai nanz mbouj yied seiz, couh gag ra raemxrij, raemxdah swiq, gij muzdiz de dwg cingcawz gizsieng, coicaenh baksieng caeux di hobndei. Neix dwg Bouxcuengh ciuhgonq gij yihliuz hozdung geizcaeux ndawde aen ndeu, dwg vuzlij ywfap—swhyienz caemxraemx ywfap gij haidaeuz haenx, gvihaeuj ywrogfap caeux de.

Ngeih. Feiz Dwg Goekgaen Ywrogfap Ywcuengh

Gaujgujyoz cihsiz naeuz raeuz rox, Yenzmoujyinz youq 170 fanh bi gaxgonq aiq haicauh le gij lizsij yungh feiz. Doengh boux Lamzdienz Yenzyinz, Meizbu Yenzyinz, Sinzvulingj Yenzyinz swnghhoz youq liz seizneix 80 fanh bi baedauq caeuq boux Baekging Yenzyinz swnghhoz youq liz seizneix 50 fanh bi baedauq haenx, cungj ndaej dawz swhyienz hojcungj yinxyungh daengz giz diegyouq bae vih swhgeij fuzvu. Gaujguj yenzgiu fatyienh, youq ndaw diegriz vunz Liujgyangh Bouxcuengh ciuhgonq, yienznaeuz mbouj raen miz gij haenzcik citfeiz mingzyienj de, hoeng youq giz diegriz Gveilinz Cwngbiznganz, fatyienh gij daeuh coemh gvaq haenx na daengz 2 mij lai. Daj neix ndaej doiduenh, daj vunz Liujgyangh gvaqlaeng, Bouxcuengh ciuhgonq youq dieg Lingjnamz haenx gaenq ndaej suglienh leihyungh feiz daeuj ciuqrongh、byoqfeiz、gangq nohnyaen. Hoeng feiz dwg seizlawz doiq Bouxcuengh ciuhgonq miz yihliuz yiyi ne? Gij dapanq aen vwndiz neix dwg youq gij cingzgvang aen uk Bouxcuengh fatmaj. Youq mwh codaeuz, gij duzgaeng ciuhnduj roeb nit ciemqfamh haenx, gaenjcij ndaej dawz ndangdaej suk baenz aen donz ndeu, roxnaeuz ndoj youq ndaw gamj dingj nit, neix dwg cungj bonjnaengz fanjying ndeu. Youq cinva gocwngz ndawde, danghnaeuz youq mwh nit bungz daengz ndoengfaex deng feiz hung coemh, gujyenzyinz ndaej gamjsouh daengz feiz raeuj, caemhcaiq coh feiz buet bae, neix hix dwg bonjnaengz fanjying. Youq mwh yungzlieng uk vunzloih cinva daengz 1000 hauzswngh baedauq (dangq 50 fanh bi gaxgonq Baekging Yenzyinz seizgeiz), gij gezgou baihndaw ukgyaeuj cujciz gaenq haemq fukcab, mwhneix caiq roeb daengz feiz hung ndoengfaex, gyoengqde rox wnggai ndwn youq giz haemq gyae, roxnaeuz ndwn youq gyaeuj rumz byoqfeiz aeu raeuj, caemhcaiq rox dawz gij mehfeiz yinxhaeuj dieg youq. Ciuqrongh byoqfeiz, cungj hingzveiz gag aeu feiz yungh feiz neix, cwngmingz le vunzloih youq aen vwndiz "aeu raeuj" fuengmienh gaenq cienzbouh baetduet le cungj hingzveiz bonjnaengz. Hoeng "cujdung yungh feiz ywbingh" aen hingzveiz neix couh engqgya fukcab lo. Aenvih de bietdingh aeu youq vunzloih fazcanj daengz ndaej faenbied gengangh caeuq baenzbingh mbouj doengz, cijmiz gojnwngz dawz gij rengzndat feiz haenx caeuq mbangj di ndangdaej mbouj cwxcaih lienzhaeh hwnjdaeuj, caemhcaiq youq gwnz giekdaej neix, dawz giz in de cawjdoengh depgaenh giz goek feiz, cungj cujdung hingzveiz neix cijmiz yihliuz yiyi. Daj bonjnaengz fanjying daengz cawjdoengh caux feiz, caemhcaiq yungh feiz daeuj gangq giz bingh de, cungj hingzveiz neix couhdwg gij cuzhingz aeu feiz daeuj cit ywfap.

Ciet Daihngeih　Cauxbaenz Cinz Han Gaxgonq Ywcuengh Ywbingh Fuengfap

Aen sevei daeuznduj, vunzloih swnghhoz ganhoj, vanzging yungyiemj, veiswngh diuzgen gig yaez; vunz caeuq duznyaen cabyouq, doxbungq doxhoenx nanzmienx, hoeng buloz doxdaeuq hix ciengzseiz fatseng, caiq gya hongdawz swnghcanj haemq codaeuz, youq ndaw lauzdung deng daengz loeklak sienghaih hix bietyienz haemq lai. Ndigah, sieng baihrog dwg ciengzseiz raen hix dwg gij yienzaen sawj vunz dai youqgaenj haenx. Boux ciuhnduj mwh bungz siengrog le baenzlawz cawqleix, seizneix gaenq nanz diucaz cwngmingz. Hoeng daj ciuhgyawj mbangj dieg gyaudoeng bixsaek, ginghci vwnzva doeklaeng, gyoengqvunz ciengzseiz aeu gij guhfap aeu namh、daeuhyieng、mbaw faex、ngawhrin、naeng faex、nywj ganj couhlienz myaiz daengj daeuj oep gizsieng haenx daeuj duenhdingh, boux ciuhnduj cugciemh fatyienh caemhcaiq cungjgez le mbangj di fuengfap caeuq ywdoj habyungh youq gemjmbaeu inget caeuq dingz lwed haenx. Senhcinz seizgeiz mbangj di sawgeq yincwng le Bouxcuengh cogeiz gij yihliuz sizcen hozdung haenx. Lumjbaenz Sangh Couh seizgeiz, 《Yizcouh Saw·Vangzvei Gaij》 geiq: "Cingqnamz Ouh、Dwng、 Gveigoz、Sunjswj、Canjlij、Bwzbuz、Giujginh、cingj aeu cuhgih、daimau、heujciengh、 vwnzsih、cuiyij、ginhhoz、donjgouj daengj guh yienq." Gij cuhgih (couhdwg caencaw)、daimau daengj Bouxcuengh ciuhgonq yiengq Sanghcauz gungq haenx, dangseiz aiq cujyau dangguh gij doxgaiq cangndang de boiqdaenj, hoeng hix mbouj baizcawz gij gyaciz ywyungh de. Gunghyenz gaxgonq 214 nienz, Cinzsijvangz bingzdingh Lingjnamz, Bouxcuengh、Bouxgun vwnzva gyauhliuz caenh'itbouh gyagiengz. Daj Cinzcauz daengz Suizcauz duenh seizgan neix, dwg gingniemh yihyoz Bouxcuengh cwkrom seizgeiz, biujyienh baenz gij binjcungj moq yozvuz haenx mboujduenh gyalai, mbangj di yozvuz yienzlaiz hix mboujduenh demgya saek di yunghcawq moq, yawjbingh ywbingh ginghyen ndaej daengz caenh'itbouh cwkrom caeuq cungjgez.

It. Cauxbaenz Ywcuengh "Aeu Rin Ywbingh" Ywrogfap

Daj gunghyenz gonq 6 sigij doxdaeuj, mbouj noix saw gaeuqgeq lumjbaenz 《Cojcon》《Sanhhaijgingh》《Gvanjswj》《Cangozcwz》《Hanzfeihswj》《Sucam》 《Lingzsuh》《Sijgeiq》《Hansaw》《Vaiznanzswj》《Sozvwnz Gaijcih》《Sozyen》 《Hanzsei Vaihcienz》《Daeqvangz Sigij》 nem《Megfap》《Hajcib Ngeih Bingh Fueng》 daengj moh Majvangzduih Handai oknamh haenx, cungj miz gvendaengz ciuhgeq yungh rin, gaiq ywbingh geiqloeg.

《Cojcon·Sienghgoeng Ngeihcib Sam Nienz》 geiq miz: "Gangj bingh ndei boujdangh aeu rincim bae yw bingh", Dunghhan Fuzgenz cugaij: "Rin, couhdwg aeu rin guh cim."

《Sanhhaijgingh·Dunghsanhgingh》 geiq: "Gij bya gauh si, gwnz de nyawh lai, laj de rincim lai." "Cinh" couhdwg cim. Cindai Goz Buz cugaij: "Ndaej aeu ma guh cim dij, yw boux baenz baez foeg." Cinghdai Hauj Yihingz《Sanhhaijgingh Cenhsuh》 geiq: "Cih dij wngdang dwg cih benh gij loek sij de, Nanzsijvangz Swnghyiz con yinxcu, neix ndaej guh cim rin."

《Sucam·Mbouj Doengz Fuengfap Hab Lwnh》 geiq: "Gij dieg baih doeng…… Gij bingh de cungj dwg baez naeuh, hab aeu cimrin daeuj yw." Dangzdai Vangzbingh cugaij: "Biensig, naeuz dwg aeu rin guh cim."

《Lingzsuh·Nyawh Banj》 geiq: "Sojyij gij gaenq baenz nong lwed de, caenh hab aeu rincim fagcax soemraeh haenx buq le baiz nong ok." 《Nangingh·Ngeihcib Bet Nanz》 hix naeuz: "Souh daengz sezdoeg ciemqhaeuj, cwkrom baenz foeg ndat, aeu rincim camz cuengq lwed daeuj yw de."

Biensig dwg cungj ringaiq lumj siet it yiengh soemraeh ndeu. Doenggvaq gij sawcih gwnzneix gangj haenx geiqsij mbouj nanz yawj ok, biensig couhdwg gij yienzyiengh midcim gimsug daihlaeng. Bouxcuengh gaxgonq, yienznaeuz mbouj miz gij sawcih bonj minzcuz gveihfan doengyungh, engq mbouj miz gij neiyungz mizgven biensig、rincim、cimgaiq daengj aeu saw bonj minzcuz geiqsij haenx, hoeng youq ndaw gaujguj saedhuq gaenq oknamh haenx, lumjbaenz gij fagfouj Gvangjsih Bwzswz dieggumh oknamh, liz seizneix 70~80 fanh bi gaeuqsizgi seizdaih gyagoeng gyaqciq haenx, Gvangjsih Lungzanh Yen Gyauzgencin Dalungzdanz saensizgi seizdaih oknamh gij canj rin song mbaq haenx, Gvangjsih Nanzningz Si Bauqswjdaeuz saensizgi seizdaih oknamh gij midcax mbongq congh haenx, cungj ndaej cwngmingz Bouxcuengh ciuhgonq vanzcienz miz naengzlig guh gij hongdawz habyungh youq yw bingh naeng baez naeuh. Youq Gveilinz Cwngbiznganz diegriz, Nanzningz Beigiuh diegriz, Liujcouh Bwzlenzdung diegriz, Ningzmingz Vahsanh caeuq Cuhsanh henzgyawj ndaw gamj, lij raen haujlai ringaiq caeuq rinbenq soem raeh, engqlij raen miz gij cimndok haenx. Doengh gij rinbenq、cimndok soem raeh neix, dwg mbouj dwg gij hongdawz yihliuz conyungh Bouxcuengh ciuhgonq, lij aeu caenh'itbouh gaujcingq, hoeng daj it gaiq lai yungh aen gozdu neix yawj, gyoengqde cienzbouh ndaej guh gij doxgaiq cimcamx caeuxgeiz haenx.

Ngeih. Cauxbaenz Ywcuengh Caeuxgeiz Cimgaiq Ywrogfap

Canghyw laux Bouxcuengh Guengjsae Cinz Baujlinz youq bonj saw 《Ywcuengh Cimdauz Gauj》 ndawde dwen daengz: Dieg Bouxcuengh itcig riuzcienz cungj fuengfap yungh gang'vax guh cim bae ywbingh. Mwh sizgi seizdaih ciuhgeq, Bouxcuengh ciuhgonq yungh rin cauhguh swnghcanj hongdawz, ginggvaq mboujduenh gaijndei cix cugciemh bienqbaenz gij gicaiz daj baihrog ywbingh. Haeuj daengz Cinghdungzgi seizdaih, haidaeuz miz gij cim aeu gimsug ma guh haenx. Youq ndaw sizgi seizdaih caeuq doengzgi seizdaih gyangde, aen seizdaih gang'vax vwnzva ronghsag haenx hix mbouj ndaej yawjlawq. Bouxcuengh ciuhgonq youq sizgi seizdaih caeuq cinghdungzgi seizdaih cungj miz cauhguh gij cimdawz haenx deng daihlaeng fatyienh, hoeng gang'vax vwnzva seizdaih ndaej leihyungh gang'vax daeuj guh cim youh baenzlawz ndaej laehvaih. Cinz Baujlinz geiqloeg gij "cimdauz" ywfap dieg Bouxcuengh haenx, itcig riuzcienz daengz seizneix, caemhcaiq giengzdiuh canghyw ndawbiengz Bouxcuengh ywbingh itloh aeu "cimdauz" guh cawjdaej. Youq Cunghyih "gouj cim" cauhbaenz gaxgonq, aenvih dieg Bouxcuengh deihleix vanzging, vunz daejcaet daegdiemj, bingh deihfueng bingh lai fat fuengzyw sihyau, caeuq Cinz Han seizdaih, baihnamz yungh diet caengz doh cingzgvang laj, Bouxcuengh ciuhgonq gaenq rox youq gwnz giekdaej rincim, dub benq gang'vax, hawj de beij rincim engqgya raeh soem, engq fuengbienh guh cim camz, gvej aeu ywbingh. Aenvih liuzyau caensaed, genjdanh heih guh, Ywcuengh cimdauz youq ndawbiengz riuzcienz mbouj sih, daengz seizneix vanzlij sawjyungh.

1985 nienz 10 nyied, gaujguj gunghcozcej youq Gvangjsih Vujmingz Yen Majdouz Yangh ndaw mohgoj Saecou muednienz daengz Cincou, vat ok le song fag cim camzfeuh doengzheu (ndawde fag ndeu oknamh seiz gaenq canzraek). Cimdaej baenz benj cangzfueng hingz, fag cim daengx raez 2.7 lizmij, rwzcim raez 2.2 lizmij, gvangq 0.6 lizmij, na 0.1 lizmij, ndang cim dinjiq, ngamq raez 0.5 lizmij, cigging 0.1 lizmij, laezcim soem raeh, ginggvaq gaujcwng nyinhnaeuz dwg song fag camz feuh ywbingh yungh cim, caeuq vunz ciuhnduj doiq "cim saeq" gij gangjsij de doxdoengz.

1976 nienz 7 nyied, Gvangjsih gaujguj gunghcozcej youq Gveiyen (seizneix Gveigangj Si) Lozbwzvanh Ithauh Hanmoh ndaw doxgaiq riengz cangq haenx raen miz 3 fag cimngaenz, baihrog de cauhyiengh doxlumj, rwzcim cungj dwg yiengh vaenxcag, ndang cim cungj dwg yiengh cuenq luenz, cigging 0.2 lizmij, laezcim raeh, 3 fag cimngaenz gij dingj rwzcim cungj miz congh luenziq ndeu, gij raez de faenbied dwg 9.3 lizmij, 9 lizmij, 8.6 lizmij. Daj baihrog daeuj yawj, 3 fag cimngaenz gij cauhyiengh caeuq gij cim cit seizneix gig doxlumj, ndaej nyinhdingh dwg gij cim ywbingh yungh haenx. Cungj rwzcim neix youq guek raeuz gij cim sij miz cungyau eiqsei, doiq ciuhlaeng gij rwzcim cauhyiengh haenx yingjyangj gyaeraez, itloh riengz yungh daengz ngoenzneix.

Dieg Bouxcuengh gonqlaeng raen gij cimdoengzheu caeuq cimngaenz nienzdaih ceiq caeux haenx, de caeuq 《Neigingh》 daezdaengz "gouj cim" hix mbouj cienzbouh doxdoengz, dieg wnq hix caengz raen gij cimdawz doxdoengz roxnaeuz doxlumj haenx, gij cim neix gojnaengz caenh youq dieg Bouxcuengh riuzcienz sawjyungh, goj raen Bouxcuengh ciuhgonq geijcaeux couh cwkrom gij cimcamx ywbingh gingniemh swhgeij dogmiz haenx. 《Sucam·Mbouj Doengz Fapfueng Hab Lwnh》 geiq: "Dieg baihnamz, diendeih soj ciengx, dwg giz yiengz soj hoengh, laj deih de, suijduj nyieg, moklox soj comz, gij beksingq haenx ngah gwn soemj hix gwn gij iep. Sojyij gij beksingq haenx cungj dwg ceihleix cix saek hoengz, gij bingh hwnjgeuj mazbi haenx, hab cim saeq yw. Sojyij, gouj cim hix daj baihnamz daeuj." Ndaw saw de "baihnamz" gizneix mbouj itdingh daegceij dieg Bouxcuengh, hoeng daj diegvih deihleix nem lizsij vwnzyen soj dwen caeuq gij dieg baihnamz gvangqlangh baudaengz Gvangjsih youq ndawde haenx daeuj yawj, dieg Bouxcuengh gig gojnwngz dwg giz dieggoek fat ok "gouj cim" ndawde giz ndeu. Daj neix ndaej raen, dieg Bouxcuengh yiennaeuz mbouj miz conzdungj vwnzsw doiq cimcamx guh geiqsij, hoeng gij laehcwng saedhuq oknamh caeuq cimdauz ndawbiengz riuzcienz haenx gaenq hawj ywrog ywfap Ywcuengh dih fazcanj daezhawj le cojcingq daeklig.

Sam. Cauxbaenz Gizyawz Ywrogfap

Youq ndaw swnghcanj lauzdung, gaenriengz swnghcanj hongdawz ndaej gaijndei nem caeuq binghvanh doucwngh gingniemh mboujduenh cwkrom, Bouxcuengh ciuhgonq cugciemh rox daengz cawz le yungh gij doxgaiq raeh soem lumj cim haenx daeuj gvej yw gij baenznong baihrog ndang vunz, yungh gizyawz mbangj di gunghgi hix ndaej miz gij yaugoj ywbingh haenx. Gyoengqde raen deng ngefaex, ndaek rin daengj bungq deng roxnaeuz vetdawz mouxdi bouhvih, cix ndaej gej soeng mouxdi bingh in, cawjdoengh yungh doxgaiq ndongj bae dub gwnz ndang moux giz, ndaej hoizsoeng ndangnoh innaet, aeu gij gok duznyaen ndaej sup ciemz gij lwed nong ndaw ndang loq laeg daengj, gij gingniemh lumj yienghneix, ginggvaq ciengzgeiz fanfoek sizcen, caenh'itbouh fazcanj baenz mbokgok ywfap、ywcuiz ywfap、gvet ywfap (lumjbaenz aeu yw gvet ywfap、gungndok gvet ywfap daengj) ywrogfap, gij gihbwnj hingzsik ywrogfap hix cugciemh fazcanj baenz doenghgo nem oep、swiq raemx、feizcit、camz oeng baiz nong daengj.

Ciet Daihsam   Cinz Han Daengz Cunghvaz Yinzminz Gunghozgoz Laebbaenz Gaxgonq Ywcuengh Ywbingh Fuengfap Cauxbaenz Caeuq Fazcanj

Youq mboengq lizsij seizgeiz gig raez ndeu ndawde, Bouxcuengh ciuhgonq youq dieg sienghdui haemq cizcungh caiqlix gig noix fatseng daih gveihmoz yinzgouj senj diegyouq, ligciuz ligdaih cungj swnghhoz sengfat youq sijliu soj geiqsij aen guek Gujgoz Sih'ouh, Lozyez de, couhdwg Lingjnamz bien baihsae guek raeuz rangh dieg ndoibo diegbya de. Gyahwnj dieg Bouxcuengh youq duenh seizgeiz haemq raez ndeu ndawde swnghcanjliz sienghdui doeklaeng, caemhcaiq gij vunqsik senglix buloz caeuq buloz sienghdui doglaeb de sawj bonj minzcuz mbouj miz aen vwnzva dijhi doengjit ndeu, hawj Bouxcuengh itcig mbouj miz saw bonj minzcuz riuzcienz youq gwnzbiengz. Ndigah yihyoz Bouxcuengh youq duenh lizsij seizgeiz maqhuz raez ndeu ndawde fazcanj haemq menh, hoeng daj Cinz Han seizgeiz itcig daengz Cunghvaz Yinzminz Gunghozgoz laebbaenz gaxgonq, gij fuengfap ywbingh Ywcuengh riengz sevei fazcanj cix cugciemh fazcanj.

It. Ywcuengh Sawjyungh Caeuq Fazcanj

Daj gij saw gaeuqgeq ndaej rox, daj Handai hainduj Bouxcuengh couh gaenq sawjyungh haujlai ywdoj daeuj ywbingh lo. Gij yw doenggvaq gij vwnzvuz oknamh bae aeu ndaej haenx miz Gveigangj Lozbwzvanh Ngeihhauh Hanmoh oknamh gij mbaw dezdunghcingh、ceh makgyamj、lozfuzgauj、Gvangjdungh hanzsiu、vagimngaenz、vaciu、hing caeuq Bingzloz Yinzsanhlingj Hanmoh oknamh gij haeuxroeg daengj.

《Hajcib Ngeih Bingh Fueng》Majvangz Doi Hanmoh oknamh haenx dwg baengz sawyw ceiq caeux Cungguek. Lumjbaenz youq fueng daih'it yw baezhangx ndawde soj gangj "nya'nyungz, coh gingh heuhguh hoz. Gij ut de coh gingh heuhguh luzyiz" caeuq houbuz daengj cungj dwg gij dojcanj yozvuz baihnamz. Ndigah gij yw baihnamz geiq youq 《Hajcib Ngeih Bingh Fueng》 haenx wngdang baudaengz bouhfaenh Ywcuengh ndeu.

《Saenznungz Bwnjcauj Gingh》 dwg bwnjcauj conhcu Cungguek seizneix conzmiz ceiq caeux haenx, youq Dunghhan nienzgan baenz saw, ndawde geiqsij miz 365 cungj yw, gin'gvei、mujgvei、haeuxroeg、danhsah、cunghhyujsiz daengj gij dieg Bouxcuengh laicanj haenx hix deng sou haeujbae. Gangjmingz youq Hancauz, Bouxcuengh ciuhgonq gaenq rox yungh le bouhfaenh gisuz gyagoeng yw, Hozbuj Vangniuzlingj moh Sihhan caengzging oknamh gij lwggyuk, rum aeu doengz guh baenz haenx.

Cindai Gih Hanz youq bonjsaw 《Baihnamz Nywjfaex Yiengh》 ndawde geiqsij le haujlai gij yw Bouxcuengh ciuhgonq sawjyungh haenx, lumjbaenz gizlicauj、 byaekmbungj、va gogienghak daengj. Goz Hungz youq 《Coujhou Fangh》 ndawde geiqsij mizgven Ywcuengh hix mbouj noix, lumj ndaw saw cawz le geiq miz dieg Lingjnamz yw gafungheiq、fuengzyw doeg samaet, lij geiq le Bouxlij (Bouxcuengh ciuhgonq) yungh doeg fuengfap caeuq Gvangjsih canj gij nyagemzbuh、gofeq manh、hing hawq、ginghyez daengj, dawz ma gwn roxnaeuz oep baihrog, ndaej yw ngwz doeg haebsieng. Doengzseiz lij ceijok le gij danyw soj yungh lumj hing ndip、 cangzsanh、dojcangzsanh、vangzdwngz、duhlinzdwngz、ganhlanzsiz、bwzvahdwngz、 ganhcauj、oij、gyoij daengj "Lingjnamz cungj miz".

Suizcauz Cauz Yenzfangh youq ndaw bonj saw 《Lwnh Gak Cungj Bingh Laizyouz》 geiq le Lingjnamz Bouxlij haj cungj ywdoeg couhdwg ywmboujgiengz、 ywlamz、ywsiudoengz、ginhyoz、ginyoz caiqlij gij fuengfap duenqbingh dengdoeg. Bouxcuengh ciuhgonq rox cauhguh ywdoeg, lij rox haujlai mizgven cihsiz gouqyw dengdoeg, doengh gij cihsiz neix gaenlaeng hix cienz haeuj dieg Cunghyenz. Riengz Ywcuengh doiq sa、cangh、guj、doeg、fungh、saep daengj bingh yinsiz haeujlaeg, youq fuengmienh neix rom ndaej gij yw bingh ginghyen Ywcuengh haenx hix mboujduenh demgya, caemhcaiq cugbouh gaemdawz mbangj wngqyungh gvilwd Ywcuengh.

《Saen Coih Bwnjcauj》 dwg yozdenj Dangzdai fatbouh, ndawde soumiz mbouj noix gij yw dieg Lingjnamz okcanj haenx.

Dangzdai Cinz Cangzgi yawj daengz 《Saen Coih Bwnjcauj》 giz lauq luenh mbouj noix, yienghneix gvangq saeuj vwnzyen, cix soucomz gij yungh yw ginghyen ndawbiengz, bien 《Bwnjcauj Gipdoek》, sou geiq le dangseiz youq dieg Bouxcuengh gaenq cauxbaenz binjbaiz song cungj ywgaijdoeg mizmingz——Ranz Cinz bwzyoz caeuq ranz Gam bwzyoz. Dangzdai Liuz Sinz 《Lingjbyauj Luz Yi》 caeuq Vujdaih Lij Sinz 《Haij Yw Bwnjcauj》 geiqsij miz daihliengh gij yw dieg Bouxcuengh gag miz caeuq cujcanj haenx. 《Rog Lingj Daiq Dap》 ciengzsaeq geiq miz gij fuengfap ndawbiengz Bouxcuengh coemh lienh raemxngaenz: "Boux vunz Yunghcouh lienh sadan guh baenz raemxngaenz, aeu diet guh baenz aen rek baihgwnz, aen rek baihlaj, aen rek gwnz coux sa, yungh vengq diet sasaeq daeuj gek dwk, aen rek laj coux raemx haem youq gak dieg, gij bak song aen rek gyoeb youq gwnz namh fung red dwk, caux feiz rem, sadan ndaej fwi raemx bienqbaenz mok hoengh, ndaej raemx boiqhab, cienq cix doek roengzdaeuj, couh baenz raemxngaenz." Cungj fung red cwnglouzfap neix hab gohyoz yenzlij, dwg gwnz lizsij swyenz gohyoz geiq haemq caeux. Sungdai cucoz bwnjcaujyoz mizmingz neix, lumj 《Cwng Loih Bwnjcauj》《Bwnjcauj Dozging》《Yizvazswj Bwnjcauj》《Daibingz Swng Vei Fangh》《Lingjnamz Veiswngh Fangh》《Gveihaij Yiz Hwngz Ci》 daengj, cungj geiq miz daihliengh ginghyen yihyoz Bouxcuengh, fanjyingj le gij fazcanj suijbingz Ywcuengh aen seizgeiz neix.

Mingzdai Lij Sizcinh sojsij 《Bwnjcauj Gangmoeg》 dwg bouh saw yihyozyoz hungloet neiyungz fungfouq、sousij gvangqlangh ndeu, bonj saw neix soumiz mbouj noix yihyoz Bouxcuengh youq giz dieg baihnamz. Daj moux cungj cingzdoh gwnzde fanjyingj le dangseiz gij yihyoz Bouxcuengh fazcanj suijbingz caeuq gij cingzgvang haifat leihyungh Ywcuengh. Ndawde gij ceiq duzcuz de dwg yinzminz Bouxcuengh doiq mingzgviq Ywcuengh dienzcaet haifat caeuq wngqyungh. Dienzcaet bwnjlaiz heuhguh samcaet, cawjcanj youq Gvangjsih Cingsih、Dwzbauj、Nazboh caeuq Yinznanz Vwnzsanh rangh dieg neix (cungj dwg giz dieg Bouxcuengh comzyouq), ciz sanq youq Denzcouh (seizneix Gvangjsih Denzdungh、Denzyangz rangh dieg neix, hix dwg giz dieg Bouxcuengh comzyouq), sojlaiz cwng dienzcaet, dwg daudi yozcaiz. Mingzdai gaxgonq, cunghyenz yihgyah lij mboujcaengz rox dienzcaet dwg gijmaz doxgaiq, hoeng boux ndaem yw ndawbiengz Bouxcuengh senq gaenq fatyienh caeuq yawjnaek aen yw neix, caemhcaiq dawz de daj ndaw cwx bienqbaenz yinzgungh dajndaem, daihliengh wngqyungh youq ndaw linzcangz. Dienzcaet cienz haeuj dieg Cunghyenz le, hawj Cunghyih gvangqlangh wngqyungh, baenz le gij cunghyozcaiz gviqnaek he. Gaengawq 《Bwnjcauj Gangmoeg》 geiq sij, dienzcaet "seng maj youq Gvangjsih Nanzdanh gak aen couh, youq ndaw bya laeg fanh dung" "Gij yw neix gaenh seiz cij ok, ginhdui baihnamz ndawde aeu ma yungh guh cawjjyw naq cax deng sieng, naeuz miz geizheih goenghauh", lij geiq miz gij sawjyungh fuengfap de, danhfanz faex dwngx moeb deng sieng, lwed riuz nyoenxnyoenx, sikhaek nyaemj yungz, oep dwk lwed cix dingz lo, gij heu gawh doq siu. Danghnaeuz deng dwngx moeb, ndoet gwn it ngeih cienz gonq, lwed cix mbouj cung sim, deng dwngx moeb le engqgya wnggai gwn lo. Canj gvaq gwn hix caemh baenz. Daihgaiq gij yw neix heiq on, feih diemz loq haemz, dwg gij yw lwed faen yangzmingz、gyozyinh, sojlaiz ndaej yw yienghyiengh bingh lwed. Dienzcaet daengz seizneix lij cawj canj youq dieg Bouxcuengh (Gvangjsih caeuq Yinznanz Vwnzsanh), caemhcaiq gaenq cauxbaenz gij canjyez gveihmoz maqhuz hung haenx, dwg aen denjhingz cwngzgungh haifat leihyungh gij swhyenz Ywcuengh ndeu. Dienzcaet fatyienh caeuq haifat leihyungh, yinzminz Bouxcuengh youq conzdungj yihyoz fuengmienh miz gungyen hungnaek.

《Bwnjcauj Gangmoeg》 lij sou ndaej le dieg Bouxcuengh haujlai cungj yw dwzcanj caeuq lai canj haenx, caemhcaiq gaisau gij gyagoeng caeuq linzcangz wngqyungh ginghyen de, lumj fouzmingzyi、rinvadauz、gamcauj、sezvangz、sizliuzvangz、Lingjnamz gyuhoengz、suijyingh、godiengangh、nyagemzbuh、duhguenjcauj、vuengzlienz、swjcauj、canghsuz、sahsinh、cunghyuijsiz、bujguzcih、goyiginh、yuzdougou、mbawgyajlouz、goyizci、gogouxgax、ginjdiloz、ginghgun、cwzlanz、maedleih、fuswj、gaeunguenx、goseganh、ragduhbya、sawjginhswj、maenzbyaj、dujlozcauj daengj, cungfaen fanjyingj gij gingniemh Ywcuengh sawjyungh yw daeuj ywbingh gaenq haemq fungfouq.

Ngeih. Ywcuengh Ywrogfap Cauxbaenz Caeuq Fazcanj

Ywcuengh ywrogfap cujyau faenbaenz yungh yw vuzlij ywfap caeuq swnz vuzlij ywfap song daih loih. Aenvih dieg Bouxcuengh diegyouq yayezdai, doenghgo fouqmiz, gij doenghgo yungh daeuj guh yw de cungjloih gig lai, gij fuengfap Ywcuengh yungh gak cungj yw doenghgo daj baihrog ywbingh haenx hix mbouj geq ndaej caez.

1. Ywdoj roemz swiq

Dieg Bouxcuengh okcanj 1000 lai cungj yw'nyaq ndip ndawde, canghyw ndawbiengz Bouxcuengh daih bouhfaenh cungj yungh daeuj aeu raemx cienq dwk daeuj caemx swiq ywbingh roxnaeuz cwng cawj oenq gug ywbingh. Fanzdwg bingh vaihgamj、bingh siengndaw、bingh fungsaep、bingh mazbi、bingh gipsa, Ywcuengh ciengzseiz yungh lai cungj ywdoj cujhab, aeu raemx cienq dwk daeuj caemx swiq roxnaeuz oenq cwng. Aenvih gij yw daj baihrog sawjyungh haenx gimqgeih haemq noix, aeu gij yw rengz hung de, roemz swiq le ciengzseiz roxnyinh baenzndang riengjret, gak cungj bingh hoizsoeng ciemh ndei.

2. Dawzyw raekyw

Canghyw Bouxcuengh ciengzseiz genj yungh gij yw rag rum faex roxnaeuz gij yw singq rangrwt daeuq cuenh haenx, oet haeuj ndaw daeh man bae roxnaeuz aeu maesei roix cug dwk, hawj bouxbingh raekvenj youq gwnz hoz roxnaeuz gengoenh. Lwgnyez ndang nyieg bingh lai, mehmbwk caeuq bouxbingh bouxlaux lai yungh gij fuengfap raekyw dawzyw haenx, hix ndaej yaugoj ndei.

3. Ywcuiz nem'oep

Canghyw Bouxcuengh yw baezhaem baezding, laemxdwk deng sieng, maenh yungh ywdoj nem'oep. Ciuq gij cingzgvang baezhaem baezding caeuq deng sieng, genj aeu gak cungj ywdoj ndip dub yungz caeuqlienz raemxyw ndip nem'oep gizin, doengciengz ngoenz daengz song ngoenz vuenh baez, maqhuz raen yaugoj ndei. Hix miz guhbaenz ywgau、ywmba, seizseiz bwh yungh.

4. Cienqyw swiq rog

Vaigoh Ywcuengh daegbied yawjnaek siu doeg. Gij fuengfap de dwg genj yungh gobug、makmoed、gorenh、gocueng、gogoux、goraeu caeuq gaeugimfaenz daengj, dwk raemx cienq cawj, aeu daeuj cung swiq dieg bingh, gizsieng bouxbingh, caiqlij cwng cawj gigai, boux canghyw aeu gij raemxyw neix swiq fwngz, cwngheuh "cawzviq". Giz bingh bouxbingh, gij fwngz boux canghyw caeuq hongdawz ywbingh baez ginggvaq cawzviq, bouj hawj caiq caeuq gij doxgaiq dauqrog bungq deng, cij ndaej doiq bouxbingh guh gij fuengfap ywbingh.

5. Swiq ndaeng roxnaeuz mokvaqfap

Ywcuengh doiq bingh ndaeng, bingh conghhoz, gij bingh diemheiq hidungj, ciengzseiz hawj bouxbingh sup haeuj gij raemx ywdoj cienq cawj haenx daeuj swiq ndaeng, roxnaeuz cwng cawj ywdoj bienqbaenz heiq mok, hawj bouxbingh sup haeuj daeuj ywbingh. Gij fuengfap neix caemx goekgaen youq Ywcuengh ciuhgonq, gawq 《Han Suh·Gyaz Genhcih Con》 ndawde geiq miz: "Gij vunz Lozyez, boh lwg doengz dah caemx ndang, doxgvenq aeu ndaeng sup gwn raemx." Sungdai Couh Gifeih 《Rog Lingj Daiq Dap·Gienj Cib》 geiq: "Ndaw lueg rij Yunghcouh caeuq lajmbanj Ginhcouh, haujlai giz miz ndaeng sup gwn raemx fungsug. Fuengfap dwg, aeu beuz coux di raemx he, cuengq gyu caeuq geij diemj raemx hingcwx haeuj ndaw raemx bae. Aen beuz miz congh, dam diuz guenj iq lumj bak bingz cap haeuj congh ndaeng bae, yinx raemx swng daengz ukgyaeuj, caiq swnh henz uk doxroengz, haeuj conghhoz...... Seiz gwn raemx ndaw bak itdingh gamz benq yizcu ndeu, yienzhaeuh raemx anyienz riuz haeuj ndaeng, mbouj caeuq heiq doxgik. Gwn raemx sat itdingh diemheiq, aeu yienghneix daeuj hawj gyaeuj liengz dungx soeng, mbouj miz maz beij ndaej gij neix lo." Anvih seizde dieg Cunghyenz caeuq dieg Bouxcuengh vwnzva cabied gig daih, Bouxcuengh ndaeng sup gwn raemx ndaw vwnzyen geiqloeg haenx mbouj deng Bouxgun roxyiuj. Dawz gij ywfap ciuhgeq Ywcuengh sawjyungh caeuq gij mokvaq supsou yihyoz yienhdaih doxbeij, song yiengh neix miz giz doxdoengz de.

6. Gekliz lawhbuh fap

Bouxcuengh fungsug, youq binghraq lah seiz, ranz miz bingh haenx ciengz mbouj hawj cetranz, ndaw mbanj camhseiz mbouj baedauq, mbouj gag naeuz ranz ndeu hoh ndeu, gij saed gij eiqsei de dwg vunzlai gekliz. Youh lumj Bouxcuengh daj dieg gyae ma ranz, ciengz dingz youq rog mbanjranz engqlij geij leix gyae, caj vunz ranz de riuj lamz coux buh bae ciep, lawhbuh caemhcaiq dawz gij buh lawh haenx dumq roxnaeuz naengj, gij eiqsei de dwg siu uq cawz viq, siu doeg sa naenz.

7. Gok sup ywfap

Ywcuengh gok sup ywfap dwg aeu gok cwz, gok yiengz, gok gijswj, gok yiengzging guh hongdawz, ciuq gak cungj binghcwng genj dingh mbouj doengz giz biujmienh ndangdaej, doq yiengq aen mbokgok ndawde ndek feiz roxnaeuz siemj feiz, sikhaek ciemz sup, sawjyungh fuengbienh vaiqvit, ancienz baenghndaej. Gij fuengfap neix ceiq caeux raen youq Cindai 《Coujhou Bwhgip Fueng》, bouxsij Goz Hungz vih le saedniemh lienhdan swd gouz guh Yungzcouh Gouhlaeuling, caengzging daengz gvaq dieg Bouxcuengh, caen raen dang dieg ndawbiengz gok sup ywfap, caemhcaiq geiqloeg youq ndaw anq. Daj baezneix gvaqlaeng, daj Dangzdai hainduj bujgiz daengx guek, hoeng aenvih sawjyungh gunghgi mbouj doengz gaenq bienqvaq gij mingzcwngh de lo, cijmiz Ywcuengh daengz seizneix lij sawj yungh caiqlij cwng de guh gok sup ywfap.

8. Gvetfap

Gvetfap faen guh gungndok gvetfap caeuq yw gvetfap. Ywcuengh doiq seiq seiz vaihgamj, bingh neigoh cab lai yungh gungndok gvet yw, hongdawz dwg yungh duzmax、maxloeg、gijloeg、mizloeg daengj gij ndoksej doenghduz guh baenz gung ndok gvet, gaengawq gij bingh mbouj doengz, genj youq baihlaeng、ndokleq、gencueg、doeggup daengj buvei bouxbingh guh gvet yw. Ywcuengh mboujdan yungh gungndok gvet ywbingh, doiq haujlai binghgip lij aeu yozvuz daeuj guh gvet yw, lumj doiq bingh doegndat ciengz yungh rag go'gyoij caemj raemxhoi gvetyw, doiq sezdoeg haeuj laeg cix aeu rag golwxlawz gvet yw, doiq binghcwng wnq ciengz yungh gak cungj rag ganj goyw hab'wngq haenx gvet yw.

9. Gabnep fap

Beksingq Bouxcuengh youq mwh guhhong de roxnyinh ndang naet naiq baeg, gaenjgip baenz bingh, ganj mbouj gip aeu yw roxnaeuz sawjyungh gizyawz ywfap, cix ciengz cigciep yungh gabnep fap ywbingh. Couhdwg youq henznaz hamqreih, henzroen gyaeujgiuz, canghyw yungh fwngzyinx、fwngzgyang utvan baenz yiengh gimz nep, doiq gyaeuj、najbyak、hoz、aeklaeng、gencueg、doeggup daengj buvei bouxbingh guh gabnep, cauhcoz fuengbienh, raen yauq hix vaiq. Ndigah, miz di bingh ciengzraen ndawbiengz Bouxcuengh hix ciengz aeu gabnep fap daeuj yw.

10. Ywcuengh citfap

Ywcuengh citfap dwg ceij doenggvaq diemjdawz itdingh moizgai hongdawz, lumj nyenengznuengx、mwnhdwnghcauj、ngaih yungz、riengzva mazvuengz、faiqgeu roxnaeuz maeyw daengj, cigciep roxnaeuz ganciep coemh lag roxnaeuz oenq gangq itdingh hezvei roxnaeuz gizbingh biujmienh ndangdaej, sawj gizbu mizok raeuj ndat roxnaeuz coigik lag'in mbaeu haenx, daeuj diuzcez vunzndang heiqlwed doxbingz, coisawj ndang vunz mbwn、vunz、deih samheiq doengzbouh bingzyaenx, baenzneix dabdaengz re bingh yw bingh moegdik dih itloih fuengfap. Ywcuengh citfap miz diuzcingj heiqlwed、siufoeg dingz in、cawz fung dingz humz、fuz cingq gaij doeg、 giengz ndang genq daej caeuq baujgen fuengz bingh daengj lai cungj gunghyau, gvangqlangh yungh youq linzcangz gak goh. Ywcuengh citfap cujyau baumiz Ywcuengh maeyw diemj cit ywfap、riengva mazvuengz cit ywfap、faiqyw coemh lag cit ywfap、raemx feiz boq cit ywfap、doengzcuk cit ywfap、huj goen ywfap、ngaih yungz liuzvuengz cit ywfap、mbaw vasien daeuq yez ywfap daengj 10 lai cungj.

11. Ywcuengh cimfap

Ywcuengh cimfap dwg cungj ywbingh fuengfap ndawbiengz Bouxcuengh ciengzseiz yungh ndeu, dwg Ywcuengh ywrogfap aen gapbaenz youqgaenj ndeu. Ywcuengh cimfap lizsij gyaeraez. Gaujguj swhliu, oknamh vwnzvuz caeuq sawgeq geiqsij daengj cungj ndaej cingqmingz, Ywcuengh cimfap youzlaiz gaenq nanz, youq ndawbiengz Bouxcuengh ciengzgeiz sawjyungh caemhcaiq mboujduenh fazcanj, goj raen Ywcuengh cimfap neiyungz fungfouq lai saek caemhcaiq liuzyauq yienhda. Ciengz yungh cimfap miz cim deu ywfap、deu baenzhangx ywfap、deusa ywfap、 deugam ywfap、mengcim ywfap、seyangh cimfap、cizcim ywfap、naengcim ywfap、 camzlwed ywfap、baenq genz cienq gunh cimfap daengj 10 lai cungj, gvangqlangh wngqyungh youq Ywcuengh linzcangz gak goh.

Ciet Daihseiq　Cunghvaz Yinzminz Gunghozgoz Laebbaenz Gvaqlaeng Saen Fazcanj Seizgeiz

Cunghvaz Yinzminz Gunghozgoz laebbaenz gvaqlaeng, Dangj caeuq guekgya doiq minzcuz yihyoz gunghcoz yawjnaek ligdoh mboujduenh gyadaih. Souh Dangj caeuq Cwngfuj gvansim, yawjnaek caeuq cihciz, gaenh 30 bi daeuj, gij yihyoz Bouxcuengh saehnieb guek raeuz ndaej daengz fazcanj haemq daih. Ginggvaq daih gveihmoz、miz cujciz、miz giva bae haivat caeuq yenzgiu daezsang, yihyoz Bouxcuengh gaenq gihbwnj cauxbaenz aen lijlun dijhi caeuq linzcangz dijhi bonjfaenh daegmiz de, laebhwnj aen gihgou yihyoz、gyauyoz、yenzgiu swhgeij, youq ndaw guekgya yihliuz veiswngh lingjyiz gij diegvih caeuq cozyung de mboujduenh daezsang, yinzminz ginzcung doiq yihyoz Bouxcuengh sihgiuz ngoenz lai gvaq ngoenz, yihyoz Bouxcuengh coux daeuj le aen fazcanj seizgei ndei cienbi nanz bungz haenx.

Gaenriengz yihyoz Bouxcuengh lingjyiz gij gunghcoz haivat cingjleix de mboujduenh haeujlaeg, yied daeuj yied lai Ywcuengh linzcangz ywbingh gifaz deng fatyienh caeuq cingjleix. Cungqvunz fatyienh gij neiyungz Ywcuengh ywrogfap ndaw lingjyiz yihyoz Bouxcuengh gig fungfouq, youq daengx aen Cunghyih dijhi ndawde ciemqmiz diegvih youqgaenj. Aen gaihdon seizneix daj ywbingh、sonhag、gohyenz daengj gak aen lingjyiz, ciuq aen muzdiz bujgiz caeuq daezsang, ciepswnj caeuq fazyangz Ywcuengh ywrogfap, roxnaeuz guh vwnzyen cingjleix, roxnaeuz cimdoiq moux cungj bingh ceihdingh yenzgiu fuengfap guh linzcangz cazyawj, youq gwnz giekdaej linzcangz niemhcingq neix, yungh yienhdaih gohyoz saedniemh soujduenh bae yenzgiu gij ywbingh yienzleix de daengj, gak hangh yenzgiu cwngzgoj cugciemh yienh okdaeuj caiqlij doenggvaq gienzvi gihgou niemhcingq caeuq gamqdingh, ndaej daengz le haujlai gohyenz cwngzgoj ciengj hangh. Neix doiq Ywcuengh ywrogfap ndaej cauxbaenz caeuq fazcanj, ciepswnj caeuq fazyangz miz cozyung gig youqgaenj.

1986 nienz lajbyonghbi, gaengawq Guekgya Minzveij aen cijsi cingsaenz gvendaengz cingjleix gij saw ciuhgeq siujsoq minzcuz, youq Cinz Yinggih、Ganh

Guj、Cangh Swnghcin、Cinz Boh、Yiz Dazgyah、Vangz Genginh、Banh Siuvwnz daengj bouxlingjdauj ganbu Bouxcuengh daihlaux caeuq yihyoz conhgyah cang'yi laj, yenz Gvangjsih Bouxcuengh Swcigih Veiswnghdingh laebbaenz le Gij Saw Ciuhgeq Saujsu Minzcuz Yihyoz Bujcaz Cingjleix Lingjdauj Siujcuj, youz yenz dinghcangj Lanz Fanghsinh giem nyaemh cujcangj, laj de laeb bangunghsiz, gvaqgauq youq Gvangjsih Minzcuz Yihyoz Yenzgiuyen. Gak veiswnghgiz yienhsi mizgven hix laebbaenz le lingjdauj siujcuj caeuq bangunghsiz doxwngq haenx. Daj 1986 nienz nienzdaej haidaeuz, Gvangjsih gungh coudiuh 200 lai vunz conhyez diucaz duivuj, faen 3 buek ginggvaq 6 bi seizgan doiq siujsoq minzcuz yinzgouj youq 1 fanh vunz doxhwnj 70 lai aen si、yen (gih) guh minzcuz yihyoz bujcaz gunghcoz. Neix dwg Gvangjsih youq Cunghvaz Yinzminz Gunghozgoz laebbaenz gvaqlaeng cujciz baez gveihmoz ceiq hung、cujciz gij minzcuz yihyoz diucaz hozdung haemq yiemzmaed ndeu. Muzdiz dwg lumhcing Gvangjsih minzcuz yihyoz baudaengz yihyoz Bouxcuengh youq ndawde dih lizsij caeuq gij cingzgvang seizneix、daegsaek caeuq youhsi caeuq minzcuzyih、minzcuzyoz swhyenz faenbouh cingzgvang daengj, vih Gvangjsih minzcuz yihyoz saehnieb caenh'itbouh fazcanj dajcauh giekdaej.

Ginggvaq sinhoj saeqnaeh dwk bae soucomz vwnzyen caeuq gvangqlangh haeujlaeg bae guh saeddeih diucaz gaujcaz, gohyenz yinzyenz dauqdaej daj geij bak cungj deihfuengciq caeuq gizyawz mizgven swhliu Sawgun ndawde, gyoebcomz le daihliengh sawcih swhliu geiqloeg yihyoz Bouxcuengh haenx, soucomz le gij niemhfueng、maedfueng yihyoz Bouxcuengh de baenz fanh diuz, haivat cingjleix le lai cungj Ywcuengh gij yw bingh duenq bingh fuengfap daegbied yungh cix mizyauq haenx, ndaej daengz le buek vwnzvuz caeuq bonj fwngzcau yihyoz Bouxcuengh ndeu, comz ndaej《Binghsa Cimfueng Dozgaij》《Lwg Bouxiq Doz Ywcit》 daengj ywrogfap conhcu Ywcuengh, cauhcek daenghgeiq le 3000 lai boux canghyw Bouxcuengh miz bonjsaeh youh mizmingz haenx. Youq gwnz giekdaej neix, fazbyauj le《Cingsih Yen Ndawbiengz Bouxcuengh Yihyoz Cingzgvang Gaujcaz Baugau》 《Bouxcuengh Ciuhgonq Sawjyungh Cim'iq Gauj》daengj lunvwnz, okbanj le baenz gyoengq yihyoz Bouxcuengh conhcu. Gvangjsih Cunghyihyoz Dayoz caeuq Gvangjsih Minzcuz Yihyoz Yenzgiuyen boux gohyenz yinzyenz yungh conzdungj

caeuq yienhdaih soujduenh fuengfap, doiq Ywcuengh maeyw diemjcit ywfap caeuq
Ywcuengh ywguenq ywfap haeujlaeg bae guh vataeu cingjleix yenzgiu, ndaej
daengz le cwngzgoj laidaih, caemhcaiq cugbouh youq gwnz linzcangz doigvangq
wngqyungh.《Ywcuengh Maeyw Diemjcit Ywfap》《Ywcuengh Cimdeu Ywfap》
《Minzcuz Minzgenh Yihliuz Gifaz》《Ywcuengh Maeyw Diemjcit Ywfap
Gisuz Caucoz Gveihfan Caeuq Wngqyungh Yenzgiu》《Ywcuengh Mbokyw
Ciemzguenq Ywfap Gisuz Caucoz Gveihfan Caeuq Wngqyungh Yenzgiu》
《Ywcuengh Camzlwed Ywfap Gisuz Caucoz Gveihfan Caeuq Wngqyungh
Yenzgiu》《Cungguek Ywcuengh Cinhswyoz》《Cungguek Ywcuengh
Ginghginhyoz》《Cungguek Ywcuengh Vaiciyoz》daengj buek cucoz Ywcuengh
ywrogfap ndeu hix laebdaeb cingjleix okbanj. Gij conhcu neix cingjleix okbanj,
mboujdan fungfouq le gij lijlun giekdaej Ywcuengh ciliuzyoz, caemhcaiq sawj
Ywcuengh ciliuzyoz lijlun dijhi ndaej daengz le hungcoek caeuq fazcanj.

　　Youq yihyoz Bouxcuengh vaiqriengj fazcanj ngoenzneix, Ywcuengh ywrogfap
gaenq doenggvaq sawcih、ciendaez gyangjsiz、ciuhai yozsuz daihhoih hingzsik youq
ndaw guek rog guek gvangqlangh cienzboq, daegbied dwg maeyw diemjcit ywfap,
Ywcuengh ginggaen ywfap gaenq mizmingz youq ndaw guek rog guek. Linghvaih,
Gvangjsih Cunghyihyoz Dayoz gaenq youq 2002 nienz doxbae cingqsik ciusou
Cunghyihyoz conhyez (Ywcuengh fuengyiengq) bwnjgohswngh, hidungj beizyangj
yihyoz Bouxcuengh conhyez yinzcaiz. 2011 nienz, Cunghyihyoz conhyez (Ywcuengh
fuengyiengq) gaenq deng Gyauyuzbu bihcunj guh Ywcuenghyoz conhyez, vih
Ywcuenghyoz gyauyuz、yozsuz yenzgiu、linzcangz yingyung caeuq cienzboq
cienzciep haicauh le aen gizmen moqsag.

　　Gyonj daeuj gangj, Ywcuengh ywrogfap dwg monz yozgoh faennga gaeuqgeq
youh moqsag ndeu, baezlaeng riengz gij gohyoz fazcanj ngoenz moq ngoenz mbouj
doengz ngoenz, yaek ndaej daengz mboujduenh cungsaed caeuq daezsang.

Cieng Daihsam Ywcuengh Gihcuj Lijlun

Ywcuengh gihcuj lijlun dwg Ywcuengh doiq aen ndang vunz caeuq daswyenz gvanhaeh dih hungzgvanh yinsiz, dwg doiq aen ndang vunz bonjfaenh gij dungxsaej caeuq gij goengnaengz de dih lauxsaed lijgaij, dwg aen conzdungj yihyoz lijlun miz gij conzdungj vwnzva beigingj caeuq daegdiemj Bouxcuengh daegbied, cujyau baumiz Ywcuengh yaem yiengz guh goek、samheiq doengz bouh lijlun de.

Ywcuengh lijlun gihcuj dijhi cauxbaenz, dwg aen byauhci youqgaenj Ywcuengh dangguh monz minzcuz conzdungj yihyoz sienghdui doglaeb caeuq miz daegsaek ndeu, hix dwg gij daejyienh yihyoz Bouxcuengh youq yozsuz fuengmienh ndaej haemq cingzsug de. Ywcuengh gihcuj lijlun dwg Ywcuengh lijlun dijhi ndawde aen bouhfaenh ceiq haedsim haenx, dwg Ywcuengh gak linzcangz yozgoh lijlun giekdaej.

Ciet Daih'it Yaem Yiengz Guh Goek

Bouxcuengh ciuhgonq doenggvaq ciengzgeiz cazyawj caeuq cungjgez, roxdaengz gwnz digiuz fanh saeh fanh yiengh bienqvaq cungj dwg youz yaem yiengz bienqvaq yinxhwnj, neix couhdwg gij hamzngeih yaem yiengz guh goek. Goek couhdwg goekgaen, yaem yiengz guh goek couhdwg aeu yaem yiengz guh goekgaen.

Gij saehsaed Ywcuengh yinhyungh yaem yiengz daeuj cekgej yihyoz dauhleix, fanjyingj youq ndaw bouhfaenh Gvangjsih deihfueng lizsij ceiqci caeuq bonj fwngzcau ndawbiengz Bouxcuengh, lumj Mingzdai《Gvangjsih Dunghci·Genj Cibcaet》sij naeuz: "Ndawbiengz Bouxcuengh baenzlawz cungj saenq yaem yiengz." Gvangjsih Dwzbauj Yen boux canghyw Bouxcuengh laux mizmingz gaenq gvaqseiq neix Loz Gyah'anh youq ndaw《Sacwng Cimfueng Dozgej》de, couh mingzbeg aeu yaem hoengh yiengz nyieg、yiengz hoengh yaem nyieg、yaem hoengh yiengz hoengh doiq gak cungj binghsa faenloih, caiqlij aeu neix guh linzcangz benci canhgauj.

It. Ywcuengh Yaem Yiengz Guh Goek Dinghngeih

1. Nyinhrox Ywcuengh doiq yaem yiengz guh goek

Daj miz le vunzloih, couh miz le codaeuz yihliuz hozdung. Yihyoz cihsiz gij goekgaen de dwg vunzloih cizdij gingniemh cwkrom hwnjdaeuj, dwg youq caeuq binghhaih guh doucwngh ndawde okdaeuj. Yihyoz cihsiz boeksaed haenx daj codaeuz mboujduenh cwkrom daengz gvaqlaeng fazcanj baenz yihyoz dih gocwngz, itdingh caeuq dangseiz dangdieg sevei vwnzva miz gvanhaeh maedcaed.

Gyae'gyae youq mwh dajndaem seizdaih ciuhgeq, Bouxcuengh ciuhgeq caeuq gyoengq vunz gizyawz minzcuz ityiengh, cazyawj daengz gij yienhsiengq nyaed nyied ngoenz hwnz caeuq dienheiq gij bumz rongh、hanz sawq daengj bienqvaq, fatyienh daihliengh yienhsiengq gawq dox lienzhaeh youh doxfanj doxbaenz haenx, lumjbaenz youq ndaw nungzyez swnghcanj fatyienh yiengq yiengz cix ndaej fungsou、boiq yaem cix gemjcanj daengj yienhsiengq, couh miz ok le gij gvanhnen yaem yiengz. Riengz Bouxcuengh caeuq Bouxgun vwnzva gyauhliuz, Bouxcuengh ciuhgonq hix sawq yinxyungh gij gainen yaem yiengz daeuj cekgej seiqgyaiq fanh yiengh bienqvaq. Souh gij neix yingjyangj, Ywcuengh dawz gij gainen yaem yiengz dangguh gij gangjleix hongdawz cekgej ndang vunz sengleix binghleix gak cungj fukcab gvanhaeh.

Ywcuengh nyinhnaeuz, fanh saeh fanh faed bienqvaq cungj dwg youz yaem yiengz siu maj bienqvaq cix yinxhwnj, yaem yiengz yindung bienqvaq cauhbaenz le gij vuzciz seiqgyaiq cien yiengh bak yiengh haenx. Gaengawq conhgyah gaujcwng, Bouxcuengh ciuhgonq mizok aen gainen yaem yiengz, caeuq Bouxcuengh comzyouq caeuq dieg faenbouh cujyau gyonjcomz youq giz dieg yayezdai givwnh haemq sang, fwndoek soqliengh cuk haenx miz itdingh gvanhaeh. Bouxcuengh ciuhgonq doenggvaq ciengzgeiz cazyawj gij yienhsiengq ndwenngoenz baebae dauqdauq、hwnzngoenz doxlawh、doeng bae cin daeuj、hanz sawq gemj noix dem lai haenx, cauxbaenz aen gainen yaem yiengz.

Yaem yiengz, dwg yinzminz Bouxcuengh doiq ndaw yijcou gawq dox lienzhaeh youh doxfanj doxbang gij saehfaed caeuq yienhsiengq song mbiengj suzsing de gyoebgyonj baenz. Doengh gij saehfaed caeuq yienhsiengq neix gojyij doenggvaq doxbeij, yienh'ok song fueng cabied caeuq gak fueng daegdiemj, ndigah yaem yiengz gawq ndaej byauhsi song cungj saehfaed roxnaeuz yienhsiengq doenggvaq doxbeij yienh'ok sugsingq doxbyonj haenx, hix ndaej byauhsi doengz cungj saehfaed roxnaeuz yienhsiengq ndawde song fuengmienh doxdingj haenx.

2. Ywcuengh yaem yiengz guh goek dinghngeih

Dinghngeih yaem yiengz guh goek Ywcuengh: Yaem yiengz mizyouq caeuq yindung bienqvaq dwg gij goekgaen diendeih fanhfaed yindung bienqvaq haenx. Yaem yiengz yindung bienqvaq dwg diendeih fanhfaed dauqcawq miz cungj gwzgvanh yienhsiengq ndeu. Aeu ndang vunz ma gangj, ndang vunz sengleix binghleix gak cungj bienqvaq, gak cungj yw caeuq ywbingh gifaz soj miz gij cozyung haenx, binghcingz bienq rwix roxnaeuz bienq ndei daengj, cungj dwg gij gezgoj baihndaw ndang vunz yaem yiengz yindung bienqvaq.

Gij gainen yaem yiengz guh goek ceiq caeux dwg youz Ywcuengh daswh Vangz Hanyuz gyausou youq《Ywcuengh Gihcuj Lijlun Dijhi Daihgaiq Gangj》 bien faenzcieng neix ndawde daezok, nyinhnaeuz yaem yiengz guh goek dwg dien vunz swyenzgvanh Ywcuengh, daez ok "Ywcuengh nyinhnaeuz daswyenz gak cungj bienqvaq, cungj dwg gij fanjyingj caeuq gezgoj yaem yiengz doiqdingj、yaem yiengz doxgaen、yaem yiengz gemjnoix demlai、yaem yiengz doxdaengh、yaem yiengz doxbienq". Yaem yiengz guh goek couhdwg gij eiqsei yaem yiengz guh goekgaen, yaem yiengz guh goekrag.

Ywcuengh nyinhnaeuz yaem yiengz gviloih dwg doiq saehfaed suzsing gviloih cungj fuengsik ceiq gihbwnj caeuq ceiq genjdanh de. Diendeih fanhfaed cien yiengh fanh yiengh, sengmingh yienhsiengq lai yiengh fukcab, doiq gij suzsing saehfaed gviloih miz lai cungj fuengsik, lumj aeu heiqhaeuh ma gangj, goj faen guh yezdai geiqfung heiqhaeuh、yayezdai geiqfung heiqhaeuh、vwnhdai geiqfung heiqhaeuh、vwnhdai daluzsing heiqhaeuh、gauhyenz (byasang) heiqhaeuh daengj; aeu geiqciet daeuj gangj, miz seizcin、seizhah、seizcou、seizdoeng. Aeu doenghduz daeuj gangj, ndaej faen doenghduz miz gizlungz caeuq doenghduz mbouj miz gizlungz. Aeu gij sezdoeg yinxhwnj binghhaih daeuj gangj, miz sa、 cieng、guj、doeg、fung、saep daengj. Youq ndaw gviloih fuengfap sojmiz de, ceiq gihbwnj、ceiq genjdanh dwg ciuq yaem yiengz sugsingq bae gviloih, neix dwg yaem yiengz guh goek lijlun gij yausu ceiq gihbwnj haenx ndawde aen ndeu. Lumjbaenz aeu swyenzgai daeuj gangj, cungjdaej ndaej faen baenz denhgai caeuq digai, mbwn gvi yiengz、deih gvi yaem. Aeu heiqhaeuh bienqvaq daeuj gangj, miz gij heiqhaeuh nit raeuj, gij raeuj de gvi yiengz、gij nit de gvi yaem. Aeu geiqciet bienqvaq daeuj gangj, bi ndeu miz seiq geiq, mwh seizcin seizhah haemq raeuj ndat gvi yiengz、mwh cou doeng haemq caep nit gvi yaem. Aeu gij bienqvaq ngoenz ndeu daeuj gangj, miz doengxngoenz caeuq doengxhaemh faenbied, doengxngoenz gvi yiengz、doengxhaemh gvi yaem. Aeu raemx feiz daeuj gangj, raemx gvi yaem、feiz gvi yiengz. Aeu yinhdoengh cangdai daeuj gangj, swnghwnj gvihaeuj yiengz、doeklaj gvihaeuj yaem, gij doengh de gvihaeuj yiengz、gij dingh de gvihaeuj yaem. Aeu doenghduz daeuj gangj, goj faen guh boux meh song loih, duzboux gvihaeuj yiengz、duzmeh gvihaeuj yaem. Aeu vunzloih daeuj gangj, bouxsai gvihaeuj yiengz、mehmbwk gvihaeuj yaem. Aeu ndang vunz gak gidij buvei daeuj gangj, baihlaeng gvi yiengz、dungx gvi yaem, dungxsaej gvi yiengz、daepbet gvi yaem, baihrog gvi yiengz、baihndaw gvi yaem, gwnz gvi yiengz、laj gvi yaem. Yungh yaem yiengz doiq saehfaed sugsingq guh gviloih dwg ceiq gihbwnj, ceiq genjdanh, hix dwg cungj gviloih fuengsik ceiq mizyauq ndeu.

Daihgaiq daeuj gangj, gij saehfaed caeuq yienhsiengq ndawde fanzdwg miz vwnhyez、swnghwnj、vaicoh、sanqgvangq、doidoengh、haengjheiq、cunghoengq daengj sugsingq haenx ndaej gvi baenz yiengz, gij saehfaed caeuq yienhsiengq miz liengz nit、doekdaemq、soundaw、gietcomz、naenxhaed、caemdingh、saeddaej daengj sugsingq haenx ndaej gvihaeuj yaem. Ywcuengh doiq ndaw yaem yiengz caiq faen yaem yiengz, hoeng youq ndaw linzcangz saedcaeh yinhyungh bingh mbouj lai.

Ngeih. Gij Gihbwnj Neiyungz Yaem Yiengz Guh Goek Lijlun

1. Yaem yiengz yinhdoengh dwg gij goekgaen yijcou fanhfaed bienqvaq

Ywcuengh ciuhgonq nyinhnaeuz, fanh bienq cungj dwg aenvih yaem yiengz yinxhwnj, yaem yiengz yindung bienqvaq mizyouq ndaw diendeih fanh yiengh, diendeih yaem yiengz song heiq gyaugamj doxhab、dox cozyungh canjswngh le fanhfaed lij doidoengh fanhfaed fazcanj bienqvaq. Diendeih gyangde daengngoenz、ronghndwen、digiuz nem gizyawz ndaundeiq gawq dox gaepyinx, youh dox caenxdeuz, sawj daengx aen yijcou ndaej mizyouq roengzbae; swyenzgai doenghduz、doenghgo、boh meh gyaugamj, sawj sengmingh ndaej mizok, lienzdaemh roengzbae, cungjcuz ndaej sengfat.

Yaem yiengz guh goek gawq giengzdiuh yaem yiengz doiq saehfaed caeuq yienhsiengq gviloih, engq yawjnaek cazyawj swyenzgai vihmaz ndaej mizok gak cungj bienqvaq, hix couhdwg aeu gangjmingz diendeih vih gijmaz ndaej yindung、yaek bienqvaq, gij goekgaen yinhdoengh bienqvaq de dauqdaej youq gizlawz. Aenvih gwnz lizsij Bouxcuengh mbouj miz gij sawcih swhgeij gveihfan doenghengz haenx, Ywcuengh doiq yaem yiengz yinhdoengh bienqvaq gij yinsiz de mbouj gaeuq hidungj、cienzmienh, mbouj ndaej gig cingcuj dwk yinsiz yaem yiengz dwg baenzlawz doiqdingj、baenzlawz doxbaengh、baenzlawz siu maj、baenzlawz cienjvaq. Hoeng, Bouxcuengh ciuhgonq gaenq cazyawj raen daengz, yaem yiengz yinhdoengh bienqvaq dwg diendeih fanhfaed yinhdoengh bienqvaq dih cujyau goekgaen. De doiq gij yinsiz yaem yiengz dwg gaengawq hungzgvanh gaemdawz cix mbouj dwg gij sizyen veizgvanh haenx. Lumj aeu dienheiq bienqvaq daeuj gangj, yaem hoengh cix dienheiq liengxsangj di, yiengz hoengh cix dienheiq bienq hwngndat di, yaem gig hoengh cix baenz hanzdoeng, yiengz gig hoengh cix baenz aenghah; aeu hwnzngoenz bienqvaq daeuj gangj, yiengz hoengh cix dwg doengxngoenz, yaem hoengh cix dwg doengxhaemh; aeu doenghduz doenghgo gij seng、maj、cangq、laux、dai de daeuj gangj, hix dwg aen gocwngz yaem yiengz yindung bienqvaq, daj seng daengz cangq dwg aen gocwngz yaem cugciemh baih、yiengz cugciemh hwnghoengh ndeu, daj laux daengz dai cix dwg aen gocwngz yaem cugciemh baih、yiengz cugciemh baih ndeu, dai bae couhdwg gij gezgoj yaem yiengz "gvi lingz" de; aeu baenz bingh gocwngz daeuj gangj, yaem heiq bienq hoengh couh biujyienh baenz yinhcwng roxnaeuz hanzcwng; yiengz hoengh cix biujyienh baenz yangzcwng roxnaeuz yezcwng.

2. Yaem yiengz doxfanj

Bouxcuengh ciuhgonq cazyawj daengz, swyenzgai miz daihliengh saehfaed caeuq yienhsiengq sugsingq doxfanj haenx, lumjbaenz fuengvih miz doeng sae、namz baek mbouj doengz; bya hix miz sang daemq mbouj doengz; doengxngoenz miz daengngoenz, doengxhaemh miz ronghndwen; bi ndawde miz seizcin、seizhah、hix miz seizcou、seizdoeng. Vunzloih miz bouxsai, hix miz mehmbwk, neix cungj dwg gij yienhsiengq yaem yiengz doxfanj. Dawz doengh gij saehfaed, yienhsiengq neix yungh gij lijlun yaem yiengz guh goek bae gvinab, swyenzgai haujlai saehfaed caeuq yienhsiengq cungj miz song fuengmienh doxfanj.

Yaem yiengz guh goek lijlun ndawde yaem yiengz doxfanj daihdaej ndaej daj song fuengmienh lajneix bae lijgaij.

Daih'it, yaem yiengz song fueng singqcaet doxfanj, lumj gwnz caeuq laj、swix caeuq gvaz、dien caeuq deih、ndaw caeuq rog、doengh caeuq dingh、ok caeuq haeuj、swng caeuq gyangq、raemx caeuq feiz、giengz caeuq nyieg、heiq caeuq lwed、vunzsai caeuq vunzbaz daengj. Saehfaed caeuq yienhsiengq gij yaem yiengz sugsingq haenx mbouj doengz, dwg doenggvaq doxbeij cix biujyienh okdaeuj, couhdwg doenggvaq doxbeij daeuj yienh'ok song fueng cengca mbouj doengz. Miz di yaem yiengz song fueng singqcaet doxfanj haenx dandan biujyienh ok cengca mbouj doengz, mbouj itdingh miz gij gvanhaeh dox hanhhaed.

Daihngeih, saehfaed caeuq yienhsiengq yaem yiengz song fueng youq gwnz giekdaej singqcaet doxfanj haenx lij miz gij gvanhaeh dox hanhhaed, couhdwg yaem yiengz song fueng dox nyaenxhaed, ciengzseiz biujyienh baenz dox doucwngh、dox hanhhaed, cungj hanhhaed caeuq doucwngh neix dwg aen goekgaen sawj saehfaed fazcanj bienqvaq. Lumjbaenz mwh seizcin seizhah seizcou seizdoeng miz gij bienqvaq raeuj ndat liengz nit, couhdwg yaem yiengz song fueng doucwngh hanhhaed cijmiz okdaeuj. Daj seizcin daengz seizhah, givwnh cugciemh swngsang, neix dwg gij yangzgi swyenzgai cugciemh demmaj, doengzseiz yinhgi cugciemh gemjnoix; hoeng daj seizcou daengz seizdoeng, givwnh cugciemh gyangqdaemq, couhdwg gij yinhgi swyenzgai cugciemh demmaj, doengzgi yangzgi cugciemh gemjnoix. Bouxcuengh caeuq gizyawz minzcuz ityiengh, hix rox daengz yaem yiengz song fueng hanhhaed caeuq doucwngh coicaenh le saehfaed cingqciengz fazcanj bienqvaq.

Yaem yiengz doxfanj lij daezsi le youq moux di yinhsu yingjyangj lajde, yaem yiengz ndawde gvanhaeh cingzgvang mbouj cingqciengz. Lumjbaenz mbiengj gvihaeuj yiengz de lai ak gvaqvangh, hanhhaed gvaqbouh, couh yaek cauhbaenz mbiengj gvihaeuj yaem de mbouj ndaej cingqciengz hungmaj; fanj gvaqma, mbiengj gvihaeuj yaem de hung'ak gvaqvangh, hix yaek cauhbaenz mbiengj gvihaeuj yiengz haenx mbouj ndaej cingqciengz hungmaj hwnjdaeuj.

3. Yaem yiengz doxbang

Yaem yiengz doxbang dwg ceij saehfaed roxnaeuz yienhsiengq ndawde song mbiengj yaem yiengz dox doiqdingj haenx mboujdan miz gij gvanhaeh singqcaet doxfanj caeuq dox hanhhaed haenx, lij miz gij gvanhaeh doxbaengh caeuq dox coicaenh. Couhdwg yaem liz mbouj ndaej yiengz, yiengz hix liz mbouj ndaej yaem.

(1) Yaem yiengz song fueng dox baenghyouq. Yaem yiengz doenggvaq doxbeij daeuj biujyienh ok song fueng cengca, yaem yiengz song mbiengj danghnaeuz saet bae le ndawde mbiengj ndeu, lingh mbiengj hix couh mbouj miz lo. Hix couhdwg yaem yiengz mboujlwnh mbiengj lawz cungj mbouj ndaej duetliz lingh mbiengj cix dandog mizyouq, yaem yiengz song fueng cungj aeu gij mizyouq doiqfueng dangguh gij cenzdiz caeuq diuzgen bonjfaenh mizyouq. Gij yangzgi ndang vunz dwg aeu gij mizyouq yaem cing guh giekdaej, baengh yaem cing hamzcwk. Hoeng gij yaem cing ndang vunz dwg aeu gij mizyouq yangzgi guh diuzgen, baengh yangzgi soujmaenh. Lumjbaenz lwed gvihaeuj yaem, heiq gvihaeuj yiengz, danghnaeuz ok lwed lai, ndaej cauhbaenz heiq duetsaet, aenvih daihliengh ok lwed ndaej sawj gij yaem ndaw ndang vunz gaed, cix gij yiengz ndaw ndang de mbouj miz gij baenghgauq haenx cix duetsaet; fanj gvaqdaeuj, yangzgi duetsaet, mbouj ndaej soujmaenh lwed, hix ndaej cauhbaenz lwed duetsaet.

(2) Yaem yiengz song fueng dox coicaenh. Yaem yiengz doxbang mboujdan biujyienh youq yaem yiengz song fueng doxbaengh, lij biujyienh youq yaem yiengz song fueng miz gvanhaeh dox coicaenh, hix couhdwg ceij yaem yiengz song fueng youq gwnz giekdaej dox baenghyouq, lij miz song fueng mboujduenh dox didmaj,

coicaenh caeuq bangcoengh gvanhaeh. Lingjnamz digih givwnh haemq sang, yinzminz Bouxcuengh doiq yaem yiengz gij gvanhaeh dox coicaenh de miz yinsiz engq laeg, lumj youq dienheiq diuzgen hwngqndat lajde, raemx ciengzseiz ndaej gyavaiq cwngfat baenz raemxfwi, daj neix couh miz mok heiq haemq lai, roxnaeuz cauxbaenz mokbya heiqcangh. Fanj gvaqdaeuj, givwnh doekdaemq cix yaek coisawj heiqmok siusanq, sawj hoengheiq haemq sangj caeuq hawqsauj. Doiq ndang vunz ma gangj, heiq caeuq lwed, vuzciz caeuq goengnaengz ndawde cungj miz cungj gvanhaeh dox coicaenh neix. Gij cinglwed raemxyig ndang vunz sug yaem, heiq daepbwt ndaej vaqseng cinglwed raemxyig, baenzneix couh sawj cinglwed raemxyig cungcuk. Gij yaem cing caeuq yiengz heiq ndang vunz dox didmaj, dox coicaenh, doengzcaez veizciz cingqciengz sengmingh hozdung. Danghnaeuz moux ngoenz ndeu yaem cing veisied, yiengz heiq hix riengz de haw nyieg; yiengz heiq haw nyieg, yaem cing hix riengz de mboujcuk, bingh hix couh fatseng. Caiq lumj doengxngoenz cungfaen guhhong caeuq vuenheij, doiq banhaemh gij ninz ndei haenx miz bangcoh, hoeng gij naenxhaed caeuq ninz banhaemh cungcuk haenx doiq doengxngoenz daezsang yozsiz caeuq gunghcoz yauliz miz bangcoh.

4. Yaem yiengz gemjnoix demlai

Doxfanj doxbaenz song mbiengj yaem yiengz mbouj dwg dingh dwk mbouj bienq, cix dwg youq itdingh hanhdoh caeuq seizgan ndawde guh siugemj roxnaeuz demlai bienqvaq, yaem yiengz siugemj demmaj dwg saehfaed fazcanj lienghbienq gocwngz, cujyau miz song cungj hingzsik.

It dwg laeb youq gwnz giekdaej yaem yiengz doxfanj haenx gij yaem demmaj yiengz siunoix, yiengz demlai yaem gemjloix. Youq ndaw gocwngz yaem yiengz song mbiengj doiqdingj hanhhaed, yaem caeuq yiengz ndawde ndaej miz fueng ndeu demlai cix lingh fueng doengzseiz siugemj, roxnaeuz mbiengj ndeu siugemj cix lingh fueng doengzseiz demlai gij bienqvaq dox guh siumaj haenx, neix dwg yaem yiengz doiqdingj hanhhaed gvanhaeh cauhbaenz. Lumjbaenz swyenzgai seiqseiz gihou bienqvaq, daj seizdoeng daengz seizcin caeuq seizhah, gihou daj gyoetnit cugciemh cienq raeuj bienq hwngq, dwg aen gocwngz yiengz demlai yaem gemjnoix. Hoeng daj bi ndeu cungjdaej daeuj dagrau, seiqgeiq yaem yiengz vanzlij dwg cawqyouq dungdai bingzyaenx ndawde. Youh lumj baenz sengleix hozdung ndang vunz, doengxngoenz yiengzheiq hoengh, ndang vunz gihnwngz aeu haengjheiq guh cawjdaeuz; doengxhaemh yaemheiq hoengh, ndang vunz gihnwngz aeu naenxhaed guhcawj. Gyanghhwnz ceijseiz yiengzheiq seng, daengz banngoenz yiengzheiq hwng, ndangnaengz gihnwngz youz naenxhaed cugciemh cienjyiengq haengjheiq, neix dwg aen gocwngz yiengz demlai yaem siunoix. Gyonj hwnjdaeuj, yaem yiengz ndawde mboujduenh guh aen yinhdoengh dox guh siujcangj, doengzseiz youq mboujduenh siujcangj yinhdoengh ndawde veizciz sienghdui yindung cangdai ndaej doxdaengh.

Ngeih dwg laebhwnj youq gwnz giekdaej yaem yiengz doxbaenz dih yaem maj yiengz hix caemh maj, yiengz maj yaem hix caemh maj. Youq ndaw gocwngz yaem yiengz song fueng dox coicaenh, ndawgyang yaem yiengz ndaej miz fueng ndeu demmaj cix lingh fueng hix demmaj, roxnaeuz fueng ndeu siugemj cix lingh fueng hix siugemj cungj siumaj bienqvaq cienz siu cienz gemj haenx, neix dwg youz yaem yiengz doxbaenz couhdwg dox coicaenh gvanhaeh cauhbaenz. Lumjbaenz, youq ndaw seiqgeiq gihou bienqvaq, dieg Bouxcuengh diegyouq baihnamz seizcin seizhah givwnh bien sang, doengzseiz fwnraemx soqliengh hix demlai, neix couhdwg gij bienqvaq yaem yiengz cungj demmaj. Youh lumjbaenz aen sengmingh hozdung gocwngz seng、maj、cangq、laux ndang vunz, mwh majhung de, aen ndang mboujduenh suphaeuj gak cungj doxgaiq gwn yungh daeuj vaqseng yingzyangj, gawq demgiengz le ndoknoh dungxsaej, sawj de ndangcangq cingzsug, youh demlai le swnghlij gihnwngz, sawj de gencienz hoenghhwd, neix dwg yiengz riengz yaem demlai dih yaem yiengz song fueng cungj demlai dih bienqvaq. Mwh cangq laux riengz gihnaengz cugciemh gemjnoix, gij ndoknoh cujciz gi'gvanh bouxvunz hix cugciemh bienq geq nyieg, neix dwg yaem riengz yiengz siunoix dih yaem yiengz song fueng cungj siunoix dih bienqvaq.

Itbuen ma gangj, vunz youq mwh hauxseng cungnienz, aenvih gij heiq dungxsaej cugciemh hwnghoengh, sawj cinglwed raemxyig daengj cing meiz vuzciz mboujduenh vaqseng cix cugciemh cungcuk. Cinglwed raemxyig daengj cing veizvuzciz cungcuk youh coicaenh le dungxsaej goengnaengz mboujduenh hwnghoengh. Youq binghhleix cingzgvang laj, lumj mwh binghhhwngq geizlaeng, aenvih cinglwed raemxyig daengj cing veizvuzciz deng sonjhaih youqgaenj, dungxsaej cujciz mboujndaej nyinhciengx, ndigah cugciemh haw baih; dungxsaej cujciz hawbaih youh sawj cinglwed raemxyig daengj cing veizvuzciz vaqseng engqgya mbouj cuk, vihneix vei haw engq youqgaenj, ndigah youq gwnz linzcangz binghndat geizlaeng ciengzseiz yienh'ok yaem yiengz cungj haw binghcwng.

Gij yaem yiengz swyenzgai caeuq ndang vunz seizseiz cawqyouq mboujduenh siucangj yindung ndawde, youq cingqciengz cangdai lajde, yaem yiengz song mbiengj mbouj yienh'ok mingzyienj bien hoengh bien nyieg, baenzneix veizciz swyenzgai caeuq aen ndang vunz dungdai doxdaengh. Dang yaem yiengz siumaj yindung mauhgvaq le itdingh hanhdoh, gij doxdaengh swyenzgai caeuq ndaw ndang vunz deng dwkvaih, gij bienqvaq swyenzgai couh yaek yienh'ok mbouj cingqciengz, ndang vunz hix ndaej fat bingh. Ndigah, yaem yiengz siumaj dwg cezdui, hoeng yaem yiengz doxdaengh dwg sienghdui.

5. Yaem yiengz doxbienq

Yaem yiengz song fueng doxfanj doxbaenz haenx youq "soqliengh" demmaj daengz dingj cungj diuzgen neix lajde ndaej yiengq doiqfueng cienjvaq, cixdwg yaem ndaej bienqbaenz yiengz, yiengz hix ndaej bienqbaenz yaem.

Yaem yiengz doxbienq dwg yaem yiengz yindung bienqvaq youh cungj hingzsik ndeu, itbuen okyienh youq duenh seizgan giggeiz yaem yiengz song fueng siumaj lienghbienq yinhdoengh, hix couhdwg "faed gig biet fanj", mwhneix saehfaed sugsingq yaek fatseng cienjvaq, couhdwg youq gwnz giekdaej lienghbienq mizok caetbienq. Lumjbaenz gwnz dieg raemx dwg yaem, youq nditndat ciuqrongh cozyung laj, raemx cwngfat bienqbaenz raemxfwi, swnghwnj daengz gwnzmbwn cix baenz yiengz. Gij raemxfwi gwnzmbwn dwg yiengz, youq gyoetnit cozyung laj, raemxfwi gietcomz baenz raemxfwn, doekroengz gwnznamh cix baenz yaem. Caiq lumj it bi seiqgeiq dienheiq bienqvaq, gij seizdoeng gvihaeuj yaem haenx youq doengceiq gvaq le couh yiengq gij seizhah gvihaeuj yiengz haenx cienjvaq, gij seizhah gvihaeuj yiengz haenx youq hahceiq gvaq le couh cugciemh cienjvaq baenz gij seizdoeng gvihaeuj yaem haenx. Bingh cwng ndang vunz, gij bingh ndat gvihaeuj yiengz haenx ndat daengz dingj cix ndaej cienjvaq baenz gij binghnit gvihaeuj yaem haenx, gij bingh nit gvihaeuj yaem haenx hix ndaej cienjvaq baenz gij binghndat gvihaeuj yiengz haenx.

Yinzminz Bouxcuengh cazyawj swyenzgai bienqvaq, nyinhnaeuz yaem yiengz cienjvaq itbuen miz song cungj hingzsik.

Daih'it, yaem yiengz cienjvaq aeu gij fuengsik yaemndoj、mbouj yungzheih yawjraen haenx cugciemh fatseng, lumjbaenz ngoenzhwnz moix diemjcung gij yaem yiengz siumaj cienjvaq dwg ciemhciemh fatseng, cauxbaenz bouxvunz gij dijciz nitndat de hix dwg cugciemh bienqvaq cij cauxbaenz.

Daihngeih, yaem yiengz cienjvaq gojyij sawqmwh fatseng, lumjbaenz dienheiq fwt caep fwt ndat caeuq binghcingz nitndat fwt bienq daengj.

Yaem yiengz siucangj dwg aen lienghbienq gocwngz ndeu, yaem yiengz doxbienq dwg aen caetbienq gocwngz ndeu, lienghbienq yinxhwnj caetbienq. Bingh fazcanj mbouj doengz gaihdon roxnaeuz youq gwnz ndang boux bingh mbouj doengz, cungj ndaej biujyienh baenz yinhcwng roxnaeuz yangzcwng. Yinhcwng caeuq yangzcwng youq ndaw ywbingh de ndaej fatseng gaijbienq ndei saed, gaengawq binghcwng yaem yiengz bienqvaq ndaej buenqdingh binghcingz mbaeu naek. Lumjbaenz ginggvaq ciliuz le binghcwng youz yinhcwng cienjbaenz yangzcwng, itbuen dwg ndang vunz cingqheiq cugciemh hwnghoengh, bingh coh aen fuengyiengq ndei de fazcanj. Danghnaeuz ywbingh le lij dwg youz yangzcwng cienjbaenz yinhcwng, itbuen dwg bingh cugciemh gya naek, engqlij aiq fazcanj baenz dai.

6. Yaem yiengz doxdaengh dawzbanj

Yaem yiengz guh goek lijlun ceiq giengzdiuh doxdaengh. Diendeih fanhfaed, doxdaengh dwg aen swyenz fazcwz ndeu, daiq lai caeuq mbouj gib cungj dwg yiengh cangdai mbouj cingqciengz. Lumjbaenz Sihyihyoz ndawde gij cijbyauh sengvaq haenx, daiq sang caeuq daiq daemq cungj dwg bingh leix cangdai, lumjbaenz bwzsibauh daiq lai miz gojnwngz dwg gij yenzcwng roxnaeuz gij bingh bwzhezcwng. Bwzsibauh daiq noix aiq dwg dijgangliz doekdaemq roxnaeuz miz gizyawz bingh.

Ywcuengh daegbied giengzdiuh yaem yiengz youq ndaw siumaj gocwngz gij dungdai bingzyaenx de. Youq cingqciengz cangdai lajde, yaem yiengz baujciz cungj yienghceij sienghdui dungdai bingzyaenx ndeu, neix dwg gij goekgaen diendeih fanhfaed baujciz gonqlaeng cingqciengz cangdai. Swyenzgai gak cungj saehfaed caeuq yienghsiengq cungj dwg mboujduenh yinhdoengh bienqvaq, lumjbaenz daengngoenz ronghndwen ndaundeiq yinhhengz、seiqseiz hanzsawq doxlawh、rumz fwj byaj fwn cauxbaenz、doenghgo seng maj vaq sou yo、doenghduz seng maj cangqmaenh laux dai daengj, cungj dwg gvihaeuj gij bienqvaq yaem yiengz song fueng miz bouhloh haenx. Bouxvunz sengmingh hozdung ndaej cingqciengz bae guh, gij bienqvaq seng maj cangq laux dai hix dwg ndaw ndang song mbiengj miz bouhloh bienqvaq. Hix couhdwg naeuz, yaem yiengz veizciz sienghdui dungdai doxdaengh, diendeih fanhfaed couh cawqyouq cungj cangdai miz bouhloh ndeu, youq ndang vunz cix dwg sengleix cangdai. Giz yaem yiengz saet bae le gij cangdai dungdai bingzyaenx, couh yaek cauhbaenz moux cungj fouz cawh cangdai mbouj cingqciengz, lumj fatseng gizdonh dienheiq, canjswngh gij bingh ndang vunz daengj. Youq itdingh hanhdoh ndawde, ndang vunz yaem yiengz bienqvaq ndaej hab'wngq diendeih yaem yiengz bienqvaq, neix dwg aen goekgaen youqgaenj sawj ndang vunz ndaej veizciz swnghlij cangdai haenx. Ndigah, Ywcuengh dawz veizciz ndang vunz yaem yiengz bingzyaenx caeuq baujciz vunz caeuq swyenzgai yaem yiengz doxdaengh dangguh aen yenzcwz youqgaenj ciengx mingh ywbingh.

Sam. Yingyung Ywcuengh Doiq Yaem Yiengz Guh Goek Lijlun

Ndawbiengz Bouxcuengh miz "lauxsaed saenq yaem yiengz" gij gangjfap de, Ywcuengh youq ndaw ywbingh gocwngz cungj aeu yaem yiengz guh goek. Gaengawq diucaz swhliu, ndawbiengz canghyw Bouxcuengh saedsaeh yinhyungh yaem yiengz haemq lai, Ywcuengh yaem yiengz guh goek lijlun cauxbaenz le, gij yingyung de cujyau daejyienh youq fuengmienh lajneix.

1. Doiq ndang vunz cujciz gezgou sugsingq guh gviloih

Ndang vunz dwg aen youjgih cingjdaej ndeu, gapbaenz ndang vunz gij dungxsaej、ndoknoh、heiqlwed、samroen songloh daengj gawq dwg youjgih lienzhaeh, youh sienghdui doglaeb haenx, ndaej yungh yaem yiengz bae gviloih gij sugsingq de.

Aeu ndang vunz gwnzlaj buvei daeuj gangj, gyaeuj youq baihgwnz guh dien bouh, gvihaeuj yiengz, din youq baihlaj guh deih bouh, gvihaeuj yaem. Aeu ndaw rog ndang vunz daeuj gangj, rog ndang gvihaeuj yiengz, ndaw ndang gvihaeuj yaem. Aeu gonq laeng daeuj gangj, baihlaeng gvihaeuj yiengz, aek dungx gvihaeuj yaem. Aeu dungxndaw daeuj gangj, dungxsaej gvi yiengz, daepdaw gvi yaem. Aeu sim bwt daeuj gangj, sim gvi yiengz, bwt gvi yaem. Aeu daep mak daeuj gangj, daep gvi yiengz, mak gvi yaem. Aeu lohlungz lohfeiz daeuj gangj, lohfeiz gvi yiengz, lohlungz gvi yaem. Aeu heiq lwed daeuj gangj, heiq gvi yiengz, lwed gvi yaem. Aeu ndok noh daeuj gangj, ndok gvi yiengz, noh gvi yaem. Ywcuengh cujyau dwg daj hungzgvanh caengzmienh dawz gij sugsingq ndang vunz cujciz gezgou gvi baenz yaem yiengz song loih, youq ndaw saedsaeh yinyung bingh mbouj dawz yaem yiengz guh fouzhanh vehfaen, couhdwg youq daih dingzlai cingzgvang lajde, mbouj guh yaem yiengz lajde caiq faen yaem yiengz gij lai caengz vehfaen de. Neix caeuq Cunghyih "yaem yiengz, geq de ndaej cib, doiyienj de ndaej bak, geq de ndaej cien, doiyienj de ndaej fanh, fanh gig hung, geq hix bouj liux" (《Sucam·Lwnh Yaem Yiengz Lizhab》) miz haujlai mbouj doengz.

2. Gejhoiz ndang vunz sengleix gihnwngz

Ndang vunz dwg aen cingjdaej youz haujlai dungxndaw、cujciz、gi'gvanh gapbaenz haenx, gij swnghlij gihnwngz ndang vunz gak dungxndaw、cujciz、gi'gvanh ndaej yungh gij lijlun yaem yiengz guh goek bae gaigoz. Lijlun yaem yiengz guh goek nyinhnaeuz, swnghlij cangdai couhdwg gengangh cangdai, gawq dwg bouxvunz caeuq swyenz yaem yiengz hezdiuz ndaej daeuj, hix dwg daejyienh youq baihndaw ndang vunz yaem yiengz doxdaengh. Gidij daeuj gangj, couhdwg vunz caeuq diendeih habdangq, ndang vunz gij gezgou baihndaw de caeuq goengnaengz dungjyiz、gwnz laj ndaw rog hezdiuz、heiqlwed raemxcing bingzyaenx、yaem yiengz bienqvaq habdoh, sengmingh hozdung couh baujciz miz bouhloh cingqciengz cangdai. Hix couhdwg naeuz, gij gaengoek bouxvunz ndaej veizciz swnghlij gihnwngz dwg yaem yiengz hezdiuz bingzyaenx, youq itdingh gvaengxlaengx ndawde, bouxvunz ndaej hab'wngq diendeih yaem yiengz bienqvaq, baenzneix veizciz gengangh swnghlij cangdai.

3. Gejhoiz binghleix bienqvaq

(1) Doiq binghyinh singqcaet guh gviloih. Ndang vunz gengangh, yaem yiengz song fueng dwg hezdiuz bingzyaenx, aenvih moux cungj yienzaen sawj yaem yiengz mbouj doxdaengh, couh ndaej baenz bingh. Bingh dwg gij gezgoj sezdoeg cozyung youq ndang vunz, sez cingq doxceng, cauhbaenz aen ndang vunz yaem yiengz saetdiuz, dungxndaw heiqlwed goengnaengz mbouj cingqciengz. Hoeng cingqheiq caeuq heiqsez ndaej faenbied gvihaeuj yaem yiengz song loih, cingq faen yaem yiengz, ndaej faen baenz yaem cing caeuq yiengzheiq song bouhfaenh, sezbingh faen yaem yiengz, itbuen nyinhnaeuz, vaihsez fung、saep gvihaeuj yiengz, dajgwn youqcawq mbouj hab、cingzci saetdiuz daengj gvihaeuj yaem. Hoeng gij sezrog gvihaeuj yiengz ndawde, feiz (ndat)、sawq、fung dwg yiengzsez, hanz、saep dwg yaemsez. Ywcuengh nyinhnaeuz doeg、haw baenz bakbingh, gij doeg de miz yaemdoeg、yiengzdoeg faenbied, lumj hanz doeg、saep doeg gvihaeuj yaemdoeg, ndatdoeg、hujdoeg gvihaeuj yiengzdoeg. Cingqheiq haw hix miz yaemhaw、yiengzhaw faenbied.

Cingqheiq caeuq heiqsez ndawde dwg cawqyouq gij cangdai doxceng de, itbuen heiqsez sug yaem couh aiq sienghaih yiengzheiq ndang vunz, heiqsez sug yiengz couh aiq sienghaih yaemheiq ndang vunz.

(2) Gejhoiz nit ndat canjswngh yienzleix. Aenvih nit ndat faen yaem yiengz, nit guh yaem, ndat guh yiengz. Ndigah, ndang vunz baenz bingh le canjswngh roxnaeuz nit roxnaeuz ndat gij mbouj cingqciengz binghleix yienhsiengq haenx, ndaej aeu yaem yiengz guh goek lijlun ndawde yaem yiengz saetdiuz daeuj gejhoiz.

① Yaem yiengz bien hoengh: Couhdwg yaem bien hoengh roxnaeuz yiengz bien hoengh, couhdwg gij binghleix bienqvaq yaem roxnaeuz yiengz saek fueng sang gvaq cingqciengz suijbingz. Danghnaeuz yiengz bien hoengh cix biujyienh baenz yezsieng, yaem bien hoengh cix biujyienh baenz hanzsieng.

i. Yaem hoengh cix nit: Yaem hoengh ciengz dwg doegyaem baenz bingh, lumj doegnit、doegsaep daengj bien hoengh cauhbaenz yaem nit saed cwng, biujyienh baenz ndang nit ndang saenz、saeknaj haunyo、dungx nit in、ok haex saw siq、bizbak gyaepfwngz ribdin heu aeuj daengj.

ii. Yaem hoengh yiengz nyieg: Dwg yaem demgya laivangh, doengzseiz cauhbaenz yiengzheiq haw nyieg. Youq gwnz linzcangz gij binghyiengh saednit caeuq hawnit byoeb raen, roxnaeuz yenzlaiz miz binghcwng hawnit caiq souh deng doeg nit cix raen binghyiengh saednit. Lumj Loz Gyah'anh canghyw Bouxcuengh mizmingz haenx youq 《Sacwng Cimfueng Dozgej》 ndawde nyinhnaeuz "ngwz lungz diuq" binghcwng raen "rubmyaiz yaek rueg, aek ciengq nyap, indot" dwg "aenvih yaem hoengh yiengz nyieg cix baenz", dwg yaem nit giet nywngh, heiqgei mbouj doeng cauhbaenz.

iii. Yiengz hoengh cix ndat: Yiengz hoengh ciengzseiz aenvih doegyiengz baenz bingh, lumj doegndat、doeghuj bien hoengh cauhbaenz gij yiengz ndat saedcwng, biujyienh baenz ndat sang mbwq ndat、simgaenj mbouj onj、bak nding naj cik、hozhawq ndoet raemx、baez hoengz gawh indot daengj.

iv. Yiengz hoengh yaem nyieg: Dwg yaem demlai daiq lai, doengzseiz cauhbaenz raemx yaem gemjnoix. Youq gwnz linzcangz saedndat caeuq hawndat gyoeb raen, roxnaeuz yenzlaiz miz haw nat binghcwng caiq souh deng doegndat cix raen saed ndat binghyiengh. Lumj canghyw Bouxcuengh Loz Gyah'anh youq ndaw 《Sacwng Cimfueng Dozgej》 nyinhnaeuz sa bwnyiengz lai dwg "yiengz hoengh yaem nyieg" cauhbaenz.

② Yaem hoengh yiengz hoengh: Dwg yaem yiengz doengzseiz demlai gvaqdoh, hix couhdwg naeuz yaem yiengz song fueng doengzseiz sang gvaq cingqciengz suijbingz binghleix bienqvaq. Roxnaj yaem yiengz song hoengh dwg gij daegsaek lijlun Ywcuengh, canghyw Bouxcuengh Loz Gyah'anh youq ndaw 《Sacwng Cimfueng Dozgej》 de, couh mingzbeg aeu yaem hoengh yiengz nyieg、yiengz hoengh yaem nyieg、yaem hoengh yiengz hoengh doiq gak cungj binghsa faenloih, guh baenz bencwng cungjgangh. Itbuen nyinhnaeuz gij gangjfap yaem hoengh yiengz hoengh aiq caeuq swyenz yienhsiengq dieg Bouxcuengh givwnh bien sang doengzseiz fwn liengh cungcuk caiqlij mouxdi binghsa daegbied binghyiengh biujyienh miz gvanhaeh.

Itbuen daeuj gangj, danghnaeuz bingh yienh'ok yaem yiengz doengzseiz bien hoengh, lai biujyienh baenz gij bingh nitndat gyauxcab haemq fukcab haenx.

Youq ndawbiengz Bouxcuengh miz aeu yaem hoengh yiengz hoengh daeuj gaigoz binghleix bienqvaq de, canghyw Bouxcuengh Loz Gyah'anh nyinhnaeuz, bingh "ngwzgyaeujhau" raen noh nyinzbengq、da haep、bakboenh daengj, gij binghgei de cujyau dwg yaem hoengh yiengz hoengh fazcanj baenz.

③ Yaem yiengz bien nyieg: Couhdwg yaem haw roxnaeuz yiengz haw, dwg ceij cungj cangdai yaem roxnaeuz yiengz mboujlwnh fueng lawz daemq gvaq cingqciengz suijbingz. Ndaej biujyienh baenz yiengz haw cix nit caeuq yaem haw cix ndat.

i. Yiengz haw cix nit: Ceij ndang vunz heiq yiengz haw nyieg, mbouj miz rengz hanhhaed heiq yaem, cauhbaenz heiq yaem sienghdui bien hoengh cix yienh'ok gij yiengh nit de, linzcangz raen saek naj haunyo、lau nit dinfwngz caep、saen naet、gutgungq dwk ninz、gag ok hanh、meg meiz iq daengj haw nit binghhyiengh.

ii. Yaem haw cix ndat: Ceij ndang vunz heiq yaem haw nyieg, mbouj miz rengz hanhhaed heiq yiengz, cauhbaenz heiq yiengz sienghdui bien hoengh cix yienh'ok gij yiengh ndat de, linzcangz ndaej raen ciuzndat hanhheu、hajsim fanz ndat、hoz hawq linx sauj、linx hoengz raemxmyaiz noix、meg siengq saeq vaiqriengj daengj haw ndat bingh yiengh.

④ Yaem nyieg yiengz nyieg: Couhdwg yaem yiengz song haw, dwg yaem yiengz song fueng doengzseiz gemjnoix, yaem yiengz binghleix bienqvaq daemq gvaq cingqciengz suijbingz. Danghnaeuz yaem nyieg cix mbouj ndaej haed yiengz, yiengz sienghdui hwnghoengh, linzcangz biujyienh ok yiengz hoengh daegdiemj, lumj okyienh hawndat, ndaej raen ciuzndat hanhheu、nyapndat、bak hawq linx sauj daengj. Yiengz nyieg cix mbouj ndaej haed yaem, yaem sienghdui bien hoengh, linzcangz biujyienh ok yaem nit daegdiemj, ndaej raen lau nit dinfwngz caep、saeknaj haunyo、saenz naet gik doengh daengj. Yaem nyieg yiengz nyieg youq gwnz linzcangz lai biujyienh baenz hawndat cauq hawnit doengzseiz byoeb raen, dwg binghcingz fukcab haenx.

⑤ Saet yaem saet yiengz: Dwg yaem yiengz song fueng doek saet, ndaej faen guh saet yaem caeuq saet yiengz song cungj cingzgvang, cungj dwg sengmingh saetdingz roxnaeuz biujyienh yaek saetdingz.

4. Vehfaen binghyiengh, cwnghou yaem yiengz sugsingq

Binghhaih linzcangz biujyienh bau miz bouxbingh gag roxnyinh gij binghyiengh mbouj doengz caeuq linx、meg daengj gwzgvangh biujyienh dijcwngh. Doenggvaq muengh、yawj、nyouq、cam、lumhmeg daengj fuengfap, cienzmienh soucomz gij linzcangz biujyienh binghhaih de le, bietdingh yinhyungh yaem yiengz guh goek lijlun doiq gij binghyiengh dijcwngh de guh yaem yiengz sugsingq bienh nyinh. Lumj bingh hozhawq, hozhawq lai ndoet raemx dwg ndat hoengh sieng raemx, binghcwngq sug yiengz; hoz hawq hoeng gyukbak mbouj siengj gwn, itbuen dwg yiengz heiq vei haw, heiq mbouj hengz raemx, binghcwngq gvihaeuj yaem. Bingh naj henj, saek henj ronghsien lumj saek makgam, dwg saepndat cauhbaenz, binghcwngq gvihaeuj yiengz vuengz. Saek henj ndaep amq lumj doemhenj, dwg nit saep haenzndaw cauhbaenz, binghcwngq gvihaeuj yaem vuengz. Ae gij sing gok heiq co, binghcwngq gvihaeuj yiengz. Ae gij sing daemq heiq nyieg de, binghcwnq gvihaeuj yaem. Meg siengq fouz、hung、vaiq、loet gvihaeuj yiengz meg, meg siengq caem、iq、nguh、saeq gvihaeuj yaem meg. Linx caet hoengz amq, dwg miz ndat, gvihaeuj yiengz. Linx caet damz bieg, dwg nit dwg haw, gvihaeuj yaem. Ngawh linx henj, dwg ndat hoengh, gvisug yiengz; ngawh linx bieg, dwg nit, gvihaeuj yaem.

Youq gwnz gietdaej ben bingh guh ben yaemcwngq yiengzcwngq dwg daegsaek bencwng Ywcuengh. Gyonj daeuj yawj, yaem yiengz ndaej gaigoz binghcwngq sugsingq, lumj byauj cwng, ndat cwng、saed cwng、nit cwng、haw cwng gvihaeuj yaem. Ywcuengh nyinhnaeuz, cwngq dwg bouxbingh youq ndaw gocwngz baenz bingh moux aen gaihdon daengx ndang cingzgvang cungjhoz fanjyingj, moix it cungj bingh youq mbouj doengz gaihdon, mbouj doengz bouxbingh gwnz ndang de, cungj ndaej biujyienh baenz yaemcwngq caeuq yiengzcwngq.

Gvendaengz binghcwngq gij yaem yiengz sugsingq de, Ywcuengh miz itdingh yinsiz, lumj Gvangjsih minzcuz yihyoz bujcaz soucomz ndaej gij swhliu minzcuz yihyoz doxgven de, miz "yawj hingz caz saek ben yaen youz, yaem nyieg yiengz giengz fat geng unq, danghnaeuz sieng hanz song ga nit, aeu de miz ndat naeng dungx gouz, ndaeng nit couhdwg rok cimj (hou), rwz nit aenvih fung caeuq ndat, daengx ndang cungj ndat bingh sieng fung, laj nit gwnz ndat you sieng gijgwn…… Sim ging miz nit naj fouz saek, naj hoengz yaek naeuz giemgyoeb ndat, sim ging fat ndat ging seiq ga, bingh baenz gawh haw hwnj yaem yiengz" daengj lwnhgangj. Ywcuengh gangj gij yaemcwngq caeuq yiengzcwngq, cujyau ceij baenzbingh gocwngz ndawde yaem hoengh yiengz nyieg caeuq yiengz hoengh yaem nyieg song cungj cingzgvang neix. Yaemcwngq lai youz dungxndaw heiqlwed ndoknoh、samroen、songloh goengnaengz nyieg, biujyienh baenz saenz naet、naetnaiq、unqnaiq、launit dinfwngz caep、saeknaj haunyo、ribfwngz haunyo daengj. Yiengz lai biujyienh baenz saeknaj hoengz、fatndat、naengnoh ndat lumj feiz、simgaenj mbouj onj、diemjcaw heiq co, boux engq youqgaenj de cix moengzloengz luenhgangj、dub vunz ndaq vunz、oknyouh henj cik、linx hoengz、yawj cehda raen cehda hoengzsae mingzyienj、gyap siengq raen hoengz aeuj roxnaeuz heu aeuj daengj. Gaengawq binghcwngq yaem yiengz ndaej duenqdingh binghcingz naekmbaeu caeuq yihou. Itbuen daeuj gangj, gij cingq haw doeg mbaeu de roxnaeuz bingh geizlaeng lai biujyienh baenz yaemcwngq, hoeng cingq hoengh doeg naek bingh cogeiz lai biujyienh baenz yiengzcwngq. Ginggvaq ywbingh le, youz yaemcwngq bienqbaenz yiengzcwngq, lai byaujsi gij bingh coh fuengmienh ndei de cienqvaq. Danghnaeuz youz yiengzcwngq bienqbaenz yaemcwngq, lai byaujsi bingh doeknaek roxnaeuz haeujcwh, engqlij yihou mbouj ndei.

Gyonj daeuj gangj, bingh haih gij fatseng、fatmbe、bienqvaq geileix baihndaw de dwg yaem yiengz saetdiuz, ndigah, caenhguenj mboujlwnh gij bingh lawz linzcangz biujyienh baenzlawz fukcab, cienbienq fanhvaq, hoeng cungj ndaej aeu yaem yiengz daeuj faensik gvinab. Yinhyungh yaem yiengz sugsingq doiq linzcangz binghhyiengh caeuq daejcwng guh yaem yiengz bienbied caeuq faenloih, dwg Ywcuengh linzcangz duenqbingh ciengzyungh fuengfap, vih gaenlaeng sawjyungh gij yw singq nit (meh) roxnaeuz gij yw singq ndat (boux) de miz cinhduising ywbingh daezhawj baengzgawq.

5. Cijdauj dinghlaeb ywbingh yenzcwz

Ndang vunz yaem yiengz dawzbanj dwg vunqmwh sengleix, yaem yiengz saetdiuz dwg gaengoek baenz bingh. Ndigah, ceiq youqgaenj dwg diuzcingj yaem yiengz, aeu gak cungj fuengfap, mbouj cuk cix bouj de, gvaqvangh cix sied de, hawj yaem yiengz song fueng mbouj doxdaengh de dauqfuk daengz sengleix vunqmwh dawzbanj haenx. Sojlaiz, diuzcingj yaem yiengz, dauqfuk yaem yiengz bingzyaenx dawzbanj dwg ywbingh cungj yenzcwz. Ywcuengh nyinhnaeuz "yiengz cix nit de, yaem cix ndat de" couhdwg doiq diuzcingj yaem yiengz dih gaigoz. Aeu gidij ywbingh yenzcwz daeuj gangj, gij yaem hoengh yiengz hoengh de, sied yaem siq yiengz; gij yaem nyieg yiengz nyieg de, bouj yaem bouj yiengz; gij yaem hoengh yiengz nyieg de, sied yaem bouj yiengz; gij yiengz hoengh yaem nyieg de, sied yiengz bouj yaem; gij yaem sonj daengz yiengz de, bouj yaem ik nyieg; gij yiengz sonj daengz yaem de, fuz yiengz ik yaem; gij fwz yaem dog yiengz de, gouq nyig dauq yiengz roxnaeuz gouq nyig conz yaem.

6. Cijdauj ciengxndang caeuq linzcangz yungh yw

Cin hah cou doeng seiqgeiq yaem yiengz bienqvaq doiq yaem yiengz siumaj ndang vunz miz yingjyangj gig daih. Seizcin, swyenzgai heiq yiengz co swng, heiq yiengz ndang vunz haidaeuz daj ndaw yiengq rog seng fat, ndigah ceiq geih haednaenx, sojlaiz fanzdwg miz coh heiq yiengz ndang vunz seng fat de dwg swnh, haednaenx cix dwg nyig. Seizhah, heiq yiengz swyenzgai cugciemh demlai daengz ceiq hoengh, hoeng heiq yiengz ndang vunz byaijyiengq biujmienh aen ndang, ceiq heih sanq gvaq rog, sojlaiz goqhoh heiq yiengz dwg swnh, sied sanq heiq yiengz dwg nyig. Seizcou, heiq yaem swyenzgai ciemhciemh hoengh, yiengz heiq ndang vunz cugciemh yiengq ndaw, ciengxndang yaek haeujsim diuzcez yaem yiengz. Seizdoeng, heiq yaem swyenzgai hwnghoengh, heiq yiengz daih gemj, heiq yiengz ndang vunz byaijyiengq baihndaw, sojlaiz seizdoeng heiq yiengq ndang vunz heih sied, goqhoh heiq yiengz ceiq youqgaenj.

Youq ndaw yw gaijdoeg Ywcuengh, yw gaijdoeg ndat gvihaeuj yw singq yaem, hix cwngguh ywmeh. Yw gaijdoeg nit gvihaeuj yw singq yiengz, hix cwngguh ywboux, faenbied yungh youq gij bingh yiengz ndat hoengh caeuq yaem nit hoengh. Youq ndaw yw bouj haw Ywcuengh, hix miz yw bouj yaem caeuq yw bouj yiengz song daih loih, faenbied yungh youq bingh yaemhaw caeuq yiengzhaw. Lumjbaenz yw sieng gawh、bojoq gezhwz、gietndaek、baezfoeg daengj, gaengawq binghcingz faen yiengz hoengh、yaem hoengh、yiengz haw、yaem haw daeuj faenbied yungh yw.

Langh yawj aen lijlun yaem yiengz guh goek Ywcuengh, gvanhgen youq cih saw "bonj" ndeu, haedsim youq "haengz", yaem yiengz yinhdoengh bienqvaq dwg "bonjyienz" diendeih fanhfaed, "bingzyaenx" dwg swyenz fazcwz diendeih fanhfaed bujbienq habyungh, gvaqbouh caeuq mbouj cuk cungj dwg bien daiq cungj ndeu. Aen lijlun yaem yiengz guh goek Ywcuengh giengzdiuh yaem yiengz bingzyaenxsingq, yaem yiengz yinhdoengh yaek aeu baujciz cungj dungdai bingzyaenx ndeu, neix dwg bonjyienz diendeih fanhfaed veizciz cingqciengz miz gonqlaeng vunqmwh.

Ciet Daihngeih   Samheiq Doengzbouh

Vunz souh gij heiq diendeih hanhhaed, gyaepgouz gij swhsiengj caeuq diendeih yinhhengz doengzbouh, cauxbaenz le aen vunqsik Ywcuengh dien、deih、vunz caeuq sizgungh hezdiuz bienqvaq. Samheiq doengzbouh lijlun geiq dwg gij goekgaen Ywcuengh sengleix binghgei lijlun, youh dwg gij baengzgawq Ywcuengh yawjbingh duenqbingh ywbingh lijlun. Ndigah, aen lijlun samheiq doengzbouh caeuq aen lijlun yaem yiengz guh goek ityiengh, dwg Ywcuengh aen lijlun yungh youq lwnhgangj gij swyenz gvanhaeh dien deih vunz haenx, aen cingjdaej bienqvaq sengleix binghleix ndang vunz haenx, doengzsug gij neiyungz dien vunz swyenzgvanh Ywcuengh.

It. Aen Gainen Samheiq Doengzbouh

Samheiq, dwg ceij dien、deih、vunz samheiq. Dien, ceij heiq dien; deih, ceij heiq deih; vunz, ceij gij gvilwd sengmingh hozdung bouxvunz. Heiq dien caeuq heiq deih hab cwng gij heiq diendeih swyenz. Bouxvunz swnghhoz youq diendeih ndawde, bietdingh souh gij heiq diendeih de hanhhaed caeuq yingjyangj, heiq dien doekroengz, heiq deih swnghwnj, swng gyangq dox gamjwngq, dox guh goekbyai, baenz neix canjswngh fanhfaed gij seng cangj vaq sou yo de. Samheiq doengzbouh dwg ceij dien、deih、vunz samheiq dawzbanj bingzyaenx yinhhengz, cij ndaej baujcwng vunqmwh sengmingh yinhhengz ceiqndei ndang vunz.

Vunzloih dangguh gij doxgaiq swyenzgai caeuq gij gapbaenz bouhfaenh youqgaenj de, bietdingh souh swyenz gvilwd cawjcaij caeuq hanhhaed, gij heiq swyenz mboujduenh yinhdoengh caeuq bienqvaq, yaek cigciep roxnaeuz ganciep yingjyangj ndang vunz. Ndigah, Bouxcuengh ciuhgonq nyinhnaeuz dien、deih、vunz samheiq caemh ok aen goekgaen ndeu, caemh dwg aen cingjdaej ndeu, maedcaed doxdoeng. Samheiq doengzbouh cujdauj swhsiengj dwg bouxvunz dwg gij doxgaiq diendeih dox gamjwngq cijmiz okdaeuj haenx, vunz yaek baujciz gengangh, itdingh aeu caeuq diendeih yinhhengz doengzbouh, mbouj ndaej boihfamh gij gvilwd diendeih yinhhengz. Gij gihbwnj biujyienh de dwg mboujdan bouxvunz (couhdwg vunzloih) dwg gij doxgaiq diendeih miz okdaeuj haenx, caemhcaiq moix boux vunz (couhdwg swyenzyinz) gij nyinhyug de hix aeu miz gij heiq diendeih daeuj hamzcwk. Gij heiq diendeih mbouj gaeuq couh yaek yinxhwnj daiqseng mbouj cuk, engqlij daicaeux. Youq ndaw boux vunz okseiq gvaqlaeng gij sengmingh ginglig seng maj ndangmaenh laux dai haenx, cungj souh daengz gij heiq diendeih yingjyangj caeuq hanhhaed, vunz yaek ndangcangq souhlaux, bietdingh aeu swnh'wngq gij heiq diendeih bienqvaq de. Gaengawq aen lijlun neix, aen swnghlij cangdai ceiq ndei haenx bietdingh aeu dien、deih、vunz samheiq hezdiuz doengzbouh yinhhengz guh cenzdiz.

Samheiq doengzbouh dwg aen gainen habbaenz youz "samheiq" caeuq "doengzbouh" gapbaenz haenx. Ywcuenghyoz nyinhnaeuz, heiq dien、heiq deih、heiq vunz sam de cungj dwg cawqyouq mboujduenh yinhdoengh bienqvaq ndawde, caiqlij dox yingjyangj, dox cozyung, baenz neix cauxbaenz le aeu dien guh cujdauj haenx sam yiengh ndawde "doengzbouh" cangdai. "Doengzbouh" dwg ceij sam yiengh ndawde hezdiuz bingzyaenx cungj cangdai ndeu, neix dwg cingqciengz cangdai.

Ngeih. Samheiq Doengzbouh Lijlun Gihbwnj Neiyungz

Vunzloih swnghhoz youq ndaw swyenzgai, swyenzgai miz aen diuzgen noix mbouj ndaej vunzloih baengh de senglix haenx. Gij bienqvaq swyenzgai ndaej cigciep roxnaeuz ganciep yingjyangj ndang vunz, ndang vunz yaek miz fanjying doxwngq. Gij gvihaeuj ndaw sengleix fanveiz haenx, dwg sengleix fuengmienh gij diuzcez habdangq haenx. Mauhgvaq le swnghlij fanveiz, dwg bingh leix singq fanjying. Gangjmingz bouxvunz youq ndaw gocwngz ciengzgeiz cinva, ndang vunz caeuq swyenzgai bienqvaq dox hab'wngq, caemhcaiq cauxbaenz le itdingh couhgizsing bienqvaq gvilwd.

1. Heiq deih caeuq heiq dien doengzbouh

Daengngoenz cungj dwg hawj digiuz nditndat, hoengheiq caeuq raemx nyinhciengx fanhfaed sengmaj, raemx swngdaengz bienqbaenz fwj, fwj doekroengz bienq baenz fwn, doenghgo supsou nditndat, raemx bienqbaenz gij doxgaiq bouj daengj. Digiuz swyenz vanzging bienqvaq itdingh caeuq gij gunghgenh vanzging yindung bienqvaq aeu daengngoenz guh cujdauj haenx doxdoengz, gaenriengz daengngoenz hwnj daengngoenz doek, gij swnghvuz gwnz digiuz sojmiz haenx cungj yienh'ok gij couhgizsing bienqvaq caeuq de doxdoengz haenx. Deihheiq caeuq dienheiq doengzbouh cauh ok aen vanzging hab youq haenx, dwg gij gihbwnj diuzgen vunzloih baengh de senglix, mbouj miz aen vanzging hab youq ndeu, vunz couh mbouj miz banhfap ndaej lixyouq.

2. Vunz caeuq heiq dien doengzbouh

Swyenz vanzging mboujduenh bienqvaq, ronghndit、hoengheiq、geiqciet daengj mbouj miz seizlawz mbouj bienqvaq. Aeu gij bienqvaq ronghndit daeuj gangj, doengxhaemh cungj mbouj miz ronghndit, doengxngoenz miz ronghndit, hoeng gyanghaet haemq duemh, banringz haemq giengz; ngoenz fwn haemq duemh, ngoenz rongh haemq giengz. Aeu hoengheiq bienqvaq daeuj gangj, lajmbanj cingseuq di, hawsingz hoemz di. Fwn hung gvaqlaeng cix cingseuq di, rengx nanz mbin faenx cix hoemz di. Aeu hoengheiq hamz yangj liengh bienqvaq daeuj gangj, gij dieg haijbaz daemq haenx maed di, gij dieg haijbaz sang haenx mbang di. Dieg faex heu lai de maed di, dieg faex heu noix de cix mbang di. Aeu geiqciet bienqvaq daeuj gangj, it bi yaek ginglig cin、hah、cou、doeng geiqciet bienqvaq, lumj doengh cungjloih neix. Gij ranzyouq caeuq sengmingh gocwngz bouxvunz bietdingh aeu hab'wngq swyenz vanzging bienqvaq, hix couhdwg vunz caeuq heiq dien baujciz doengzbouh, lumjbaenz doengxhaemh mbouj miz ronghndit, yaek leihyungh ronghdaeng ciuqrongh. Doengxngoenz nditndat haenq, yaek aeu banhfap cw raemh. Hoengheiq hanzyangj noix, bouxvunz rox vunzgoeng hawj yangj. Seizhah dienheiq hwngq, bouxvunz rox gemjnoix daenj buh, sawjyungh gunghdiuz gyangvwnh. Seizdoeng dienheiq gyoetnit, bouxvunz rox demlai buhvaq, byoqfeiz aeu raeuj. Doengh gij neix cungj dwg gij daejyienh bouxvunz ndaej hab'wngq swyenz vanzging bienqvaq, baujciz heiq vunz caeuq heiq dien doengzbouh.

3. Vunz caeuq heiq deih doengzbouh

Aen digiuz vunzloih baengh de senglix haenx, gij swyenz deihleix vanzging de dwg mboujduenh bienqvaq, raemx、gijgwn、diegyouq daengj cungjdaej daeuj gangj dwg youq ndaw dungdai bienqvaq de. Digiuz dwg aen suenranz vunzloih, bouxvunz liz mbouj ndaej gij gunghawj raemx、gijgwn, liz mbouj ndaej gij vanzging diegyouq habngamj. Gij hozdung caeuq sengmingh gocwngz bouxvunz aeu hab'wngq cungj dungdai bienqvaq neix, neix couhdwg heiq vunz caeuq heiq deih doengzbouh.

Itbuen daeuj gangj, gwnz digiuz giz dieg mbouj doengz de dienheiq miz itdingh cengca, dilij vanzging caeuq gij swnghhoz sibgvenq bouxvunz hix miz di mbouj doengz, sojlaiz vanzging lixyouq dwg aen yinhsu youqgaenj cigciep yingjyangj gij sengleix geinaengz ndangdaej bouxvunz. Lumjbaenz youq Lingjnamz digih lai saep ndat, gij faenzleix naengnoh ndang vunz lai soeng. Baekfueng lai sauj nit, faenzleix naengnoh ndang vunz lai gaenjmaed. Bouxvunz miz baez vuenh dieg youq, mienhdoiq swyenz swnghhoz vanzging sawqmwh gaijbienq, miz mbangj vunz cogeiz aiq mbouj hab'wngq, bietdingh aeu ginggvaq itdingh seizgan cij ndaej cugciemh hab'wngq.

Giz deihfueng mbouj doengz de (deihleix、deihhingz、deihyiengh) ciengzseiz cauxbaenz mbangj giz deihfueng gij dienheiq daegcwng iq. Deihfueng mbouj doengz, deihleix、deihhingz、deihyiengh caeuq suijduj singciz daengj fuengmienh hix miz cengca, diegdeih cengca caeuq gij hingzveiz dajgwn de mbouj doengz, gij yinhsu baenz bingh hix mbouj doengz, sojlaiz miz biengzdieg singq bingh lai fat caeuq binghlah. Aeu Lingjnamz digih daeuj gangj, dienheiq bien raeuj ndat, doekfwn fungfouq, ndigah gij bingh aeu saep ndat guh cujyau yenzyinh haenx mingzyienj lai gvaq gizyawz digih.

4. Vunz caeuq dien deih doengzbouh dih swnghminggvanh

Bouxvunz dwg gij gauhgiz swnghvuz daswyenz cinva daeuj daengz haenx, bouxvunz swnghhoz youq diendeih ndawde, fuengmienh ndeu cigciep daj baihrog sup aeu gij yingzyangj doxgaiq yaek yungh, lingh fuengmienh deng baihrog vanzging cigciep roxnaeuz ganciep yingjyangj. Bouxvunz ndaej hab'wngq baihrog vanzging bienqvaq daeuj diuzcez gij hozdung bonjndang de, daeuj henhoh ndangdaej gengangh. Gij hozdung caeuq sengmingh gocwngz bouxvunz dem hoenggan vanzging bienqvaq nem deihleix vanzging bienqvaq baujciz cungjdaej hezdiuz cangdai cungj ndeu. Hoenggan gunghawj yangjgi, deihnamh gunghawj raemx、 gijgwn、diegyouq daengj, bouxvunz youq ndaw itdingh fanveiz ndaej gaijbienq hoenggan caeuq deihleix vanzging, sawj de ndaej engqgya hab'wngq gij aeuyungh bouxvunz lixyouq haenx. Lumjbaenz buh hangzdenhfuz caux ok gij vanzging hab youq haenx ndaej sawj yijhangzyenz youq rogdaigungh lixyouq itdingh seizgan, neix dwg aen laehcwng bouxvunz miz itdingh gaijcauh swyenz naengzlig haenx. Hoeng, vunzloih cijmiz youq aen cenzdiz ciuqsouj caeuq fugcoengz swyenz gvilwd neix lajde cij ndaej gaijcauh swyenz, hix couhdwg naeuz, daj cungjdaej daeuj yawj, bouxvunz itdingh aeu caeuq diendeih baujciz doengzbouh, cij ndaej miz cingqciengz sengmingh cincwngz.

(1) Gij sengmingh hozdung bouxvunz souh gij heiq diendeih hanzyangj caeuq hanhhaed. Youq ndaw bi ndeu, seiq geiq dienheiq daihdaej dwg seizcin raeuj、seizhah ndat、seizcou liengz、seizdoeng nit. Danghnaeuz geiqciet daeujdaengz, dienheiq hix doxwngq gaijbienq, cwngguh "bingz heiq". Danghnaeuz geiqciet caengz daengz dienheiq couh sien bienq, cwngguh "daiq gvaq". Geiqciet gaenq daengz, dienheiq caengz bienq, cwngguh "mbouj gib". Ndang vunz doiq geiqciet, dienheiq bienqvaq, mboujlwnh dwg "bingz heiq" "daiq gvaq" roxnaeuz "mbouj gib", cungj miz itdingh bonjnaengz bae hab'wngq naengzlig. Bouxvunz vihmaz gviqgvaq fanhfaed, couhdwg bouxvunz dwg boux rox fanhfaed de. Ndaej "yauq fap diendeih, riengz fanjwngq bae doengh", ndaej gaemdawz caeuq yinhyungh diendeih "gyaugamj" fazcwz gvilwd, aenvih dienseiz cix mbouj doengz, aenvih deihleix cix cengca. Ciuq swyenz fazcwz bae ciengx mingh, swnh diendeih bienqvaq bae fuengz bingh yw bingh. Gij sengleix hozdung ndang vunz ndaej swnh seiq geiq bienqvaq cix guh ok caeuq de doxwngq diuzcingj, baenzneix sawj vunz ndang caeuq gij heiq diendeih baujciz doxdoengz

doxwngq. Neix dwg gij swnghlij cangdai cingqciengz. Danghnaeuz seiq geiq dienheiq bienqvaq mauhgvaq le gij naengzlig hab'wngq bouxvunz, nyauxluenh le gij cezlizsing bouxvunz hab'wngq swyenz haenx, roxnaeuz gij hab'wngq naengzlig ndang vunz gemjnyieg, mbouj ndaej doiq seiq geiq dienheiq bienqvaq guh gij diuzcingj doxwngq, couh yaek baenz bingh.

(2) Bouxvunz baengh gij heiq diendeih seng, dwg gij lingz fanhfaed. Bouxcuengh dwg aen minzcuz guek raeuz ceiq caeux ndaem haeuxnaz ndeu, dwg aen minzcuz ndaem haeuxnaz guhgwn ndaejhingz he. Bouxcuengh ciuhgonq youq mwh ciengzgeiz ndaem haeuxnaz cazyawj daengz, haeuxnaz aeu ndaej miz ndit bae ciengx, hix aeu miz gij raemxdah raemxmieng bae nyinh, cij ndaej haemq ndei bae seng maj vaq sou yo.

Vunz caeuq diendeih doxdoeng, bouxvunz bietdingh aeu baengh gij heiq diendeih bae ciengx, sengmingh cij ndaej sengmaj mbouj dingz. Aeu gij gvanhaeh vunz caeuq diendeih daeuj gangj, bouxvunz caeuq diendeih doengzbouh, couhdwg vunz caeuq swyenz hezdiuz cangdai. Vunz baengh gij heiq diendeih seng, gij sengmingh hozdung bouxvunz yaek aeu gij heiq diendeih daeuj cwkciengx, hix souh gij heiq diendeih nyaenxhaed, vunz aeu hab'wngq gij heiq diendeih bienqvaq cij ndaej veizciz sengleix cangdai, mbouj ndaej hab'wngq diendeih bienqvaq, couh yaek deng sienghaih roxnaeuz baenz bingh.

Gij vunz miz cujgvanh nwngzdungsing haenx youq mwh hab'wngq swyenz, doengzseiz lij miz naengzlig leihyungh, gaijcauh swyenz. Caeuq gizyawz sojmiz doxgaiq ityiengh, cungj dwg gij doxgaiq diendeih swhyienz miz okdaeuj, hoeng bouxvunz youh caeuq gizyawz sojmiz doxgaiq mbouj doxdoengz, bouxvunz ndaej "wngq seiqseiz" "rox fanhfaed", dwg ndaw diendeih fanhfaed bouhfaenh ceiq gauhgiz de, ndigah heuhguh gij lingz fanhfaed.

Bouxvunz vihmaz heuhguh gij lingz fanhfaed, miz seiq aen lijyouz. Daih'it, vunz caeuq gizyawz fanhfaed yiennaeuz cungj dwg daj gij heiq diendeih yaem yiengz vaqseng, hoeng vunz dwg daj gij heiq diendeih yaem yiengz cinghvaz bouhfaenh haenx vaqseng bae baenz. Daihngeih, vunz beij gizyawz doenghduz miz gij sengmingh hozdung engq gauhgiz, engq fukcab, lumjbaenz gij hozdung saenzceiq de. Saenzceiq dwg biujyienh gak cungj sengmingh hozdung baudaengz cingsaenz yisiz swhveiz hozdung youq ndawde haenx. Yienznaeuz gizyawz mbangj doenghduz hix miz "saenz", hoeng cijmiz vunzloih mboujdan miz gij vah fukcab, gij biujcingz fungfouq mbouj ndaej beij ndaej hwnj gizyawz doenghduz, lij miz gij cinwngz caeuq gag diuzgung naengzlig gig fatdad haenx. Bouxvunz caeuq gizyawz doenghduz mbouj doengz, gvanhgen youq vunz miz gij cingsaenz yisiz bonjfaenh, gizyawz doenghduz mbouj gag rox yisiz, dan baengh bonjnaengz lixyouq, seiqvunz daihgaiq dan guh sam gienh saeh, couhdwg ra gijgwn、ndoj yiemj caeuq doxboiq yienzswnj daihlaeng. Hoeng vunzloih daj godij daeuj gangj, gag boux cungj miz gij yinzswngh gveihva swhgeij, miz moix ngoenz swnghhoz giva, gangjmingz vunzloih dwg miz muzdiz, gag rox bae guh sevei hozdung. Bouxvunz ndaej ciuq gij simmuengh swhgeij miz muzdiz bae siuqcauh gak cungj doxgaiq, caemhcaiq bouxvunz ndaej cauh hongdawz caiqlij leihyungh hongdawz bae guh swnghcanj lauzdung. Doenghduz dan dwg yungh moux aen gi'gvanh ndangdaej swhgeij daeuj "cingjleix" doxgaiq. Bouxvunz mboujdan ndaej doiq vanzging bienqvaq baihrog miz yisiz, caemhcaiq lij miz yisiz ndanggaeuq, hoeng doenghduz cix mbouj miz yisiz ndanggaeuq. Bouxvunz miz gij yisiz bonjfaenh caeuq gij doiqsiengq yisiz bonjfaenh, miz leixsingq, coengmingz, mboujdan ndaej rox caeuq bingzgyaq aen seiqgyaiq baihrog, caemhcaiq ndaej fanjswh bonjndang, gag gaemhanh, gag diuzcez, doenghduz cix mbouj ndaej guh daengz. Daihsam, bouxvunz miz cingsaenz yisiz, ndaej rox daengz caemhcaiq gaemdawz gwzgvanh gvilwd, caiqlij leihyungh de damqra sengmingh laegnaek baexmaed, ciengx ndang yw bingh. Cijmiz gaemdawz le gwzgvanh gvilwd, cij ndaej leihyungh de coicaenh roxnaeuz veizciz sengmingh hozdung. Daj neix daeuj gangj, dien deih ndawde caenh miz bouxvunz miz cujgvanh nwngzdungsing, ndaej youq dangqnaj swyenz gvilwd mizyauq bae diuzgung swhgeij. Daihseiq, daj cingjdaej daeuj gangj, bouxvunz miz sevei sugsingq, sengmingh caeuq bingh bouxvunz caeuq sevei vanzging miz gvanhaeh gaenjmaed, ndigah Ywcuengh cibfaen yawjnaek diuhhab cingsaenz caeuq fuengzyw cingsaenz bingh.

　　Ywcuengh nyinhnaeuz, bouxvunz youq itdingh diuzgen lajde ndaej doenggvaq cangqndang demgiengz daejcaet, gaijndei gij diuzgen gwnyouq, daezsang gij naengzlig hab'wngq swyenz vanzging, baenzneix bae daezsang gij naengzlig ndaej lixyouq bonjndang, dabdaengz aen moegdik veizciz gengangh caeuq gya bi dem gyaeu.

(3) Gij heiq diendeih vih vunzloih senglix cauh ok le itdingh "doh". Swyenzgai ndawde, seiq geiq gihou, deihfueng raemx namh daengj cungj doiq gij sengmingh hozdung caeuq bingh bouxvunz miz yingjyangj hungnaek, gij heiq diendeih yaem yiengz gij yindung caeuq bienqvaq de cauxbaenz le geiqciet、dienheiq bienqvaq, bouxvunz swnghhoz youq ndawde, bietyienz souh geiqciet、dienheiq bienqvaq yingjyangj. Lumjbaenz bouxvunz deng geiqciet bienqvaq yingjyangj, seiz cawqndat ok hanh lai, mwh nit mbouj ok hanh; souh ngoenz hwnz haet haemh yingjyangj, gij heiq ndang vunz miz hengzndaw hengzrog mbouj doengz; vunz ciuhgeq dawz ngoenz ndeu faen baenz seiq seiz, haet cix givwnh cugciemh swng, banringz cix yiengz siu yaem maj, gyanghwnz buenq cix heiq yiengz haep caeu.

Bouxvunz youq mbouj doengz deihleix vanzging ndawde sengfat senglix, ndaej cauxbaenz gij swnghhoz sibgvenq、dijciz dwzcwngh caeuq de dox hab'wngq haenx. Bouxcuengh seiqdaih youq baihnamz henzguek, baihnamz givwnh haemq sang, hwngqndat hoenghhwd. Bouxcuengh youq dajgwn、hwnq youq、ndangdaenj, guh hong daengj fuengmienh, cauxbaenz le mbangj di swnghhoz sibgvenq daegbied gagmiz haenx, youq dijciz dwzcwngh caeuq dingj bingh naengzlig fuengmienh miz di daegdiemj swhgeij. Dieg Bouxcuengh lai fat doeg ndat、doeg guj、doeg cangh daengj bingh, youq seiz yawj bingh yw bingh, itdingh aeu naemj daengz gij dijciz daegdiemj, swnghhoz sibgvenq bouxvunz miz mbouj doengz, bingh gij geiqcietsingq、deihfuengsingq cengca daengj yinhsu de, lumjbaenz bibing、baenzmwq daengj ciengzseiz youq mwh dienheiq bienqvaq haenqrem roxnaeuz geiqciet bienqvuenh haenx fatguh roxnaeuz gyahaenq, youq ywbingh fuengmienh wngdang aenvih seiz、aenvih dieg cix mbouj doengz.

Gij haedsim aen lijlun samheiq doengzbouh neix couhdwg cih "doengh" ndeu, gij neihanz lijlun de, it dwg vunz caeuq diendeih bienqvaq "doengzdaej", couhdwg vunz caeuq swyenz hezdiuz bingzyaenx; ngeih dwg baihndaw ndang vunz gak aen gi'gvanh cujciz "doengzbouh", giengzdiuh gak aen dungxsaej、cujciz、gi'gvanh gyangde hezdiuz doxdaengh.

5. Ndang vunz bonjfaenh samheiq doengzbouh cingjdaejgvanh

Ywcuengh nyinhnaeuz, ndang vunz dwg aen cingjdaej youjgih ndeu, gapbaenz ndang vunz gak aen bouhfaenh youq gezgou fuengmienh dwg mbouj ndaej faengat, youq goengnaengz fuengmienh dwg dox gvanlienz, youq gwnz binghhleix dwg dox yingjyangj.

Samheiq doengzbouh lijlun ndawde, aeu heiq dien guh cujdauj, nyinhnaeuz "gyaeujuk" (danauj) ndaej cujciz cingsaenz hozdung caeuq coenzvah swhveiz, lij ndaej diuzgung gij hozdung dungxsaej gi'gvanh caeuq gij yinhdoengh heiqlwed. Sengleix fuengmienh, youq giz dien "gyaeujuk" dungjsai lajde, gij heiq sam bouh ndang vunz faengoeng doxgap, ndok noh caeuq gunghnwngz hezdiuz doxdoengz, heiq dien youq baihgwnz, gij heiq de aeu gyangq guh swnh, heiq deih youq baihlaj, gij heiq de aeu swng baenz cingqciengz, heiq vunz cawj huz, gij heiq de supsou gij heiq diendeih. Gyahwnj gyangqdaemq habngamj, cunghuz hanzyangj, couh heiqlwed diuzhuz, yaem yiengz bingzyaenx, dungxsaej gag an'onj, vunz ndaej hab'wngq daih swyenz bienqvaq. Youq laj cingzgvang binghhleix, heiq dien saetdiuz, "gyaeujuk luenh" roxnaeuz "gyaeujuk vaih", cijveih mbouj lingz, loengloek yaek cauxbaenz gij goengnaengz dungxsaej mbouj doxdaengh, roxnaeuz samheiq mbouj ndaej doengzbouh, sam roen mbouj saetdiuz, heiq lwed raemx yinhhengz mbouj cingqciengz, cauhbaenz mizgven bingh fatseng, mizseiz engqlij dai bae.

Ywcuengh nyinhnaeuz, gij gezgou caeuq goengnaengz aen ndang vunz, dungxsaej、goetnoh、gi'gvanh caeuq gij vuzciz giekdaej ndaw ndang, doxvuenh gij vanzging saenqsik ndaw rog, gak bouhfaenh hezdiuz dungjyiz, doengzcaez veizciz gij sengmingh hozdung aen ndang vunz. Samheiq doengzbouh lijlun ndawde, aeu gij gvanhaeh bouxvunz caeuq swyenzgai, daj vanzging baihrog daeuj gangj, vunz caeuq dien deih doengzbouh yinhhengz; aeu gij baihndaw gvanhaeh bonjndang ndang vunz, daj ndaw vanzging bae lwnh, dungxsaej、goetnoh、gi'gvanh caemh dwg hezdiuz doengzbouh, cijmiz yienghneix cij ndaej cangqheiq yinhhengz mbouj dingz mbouj duenh.

Daj cingjdaej daeuj gangj, ndang vunz gwnz、gyang、laj sam bouh caeuq dungxsaej、heiqlwed ndawde cungj miz hanhhaed vaswngh gvanhaeh. Dungxsaej ndawde doxseng doxbaenz, doxdoeng dawzbanj, dox camca hanhhaed. Lumjbaenz aen bwt cawj heiq seng baenz, sim cawj gij lwed yinhhengz, lwed haw cix mboujmiz giz fouqbengx de, heiq nyieg couh lwed mbouj miz rengz bae doidoengh, sim caeuq bwt yiennaeuz gag baenz dijhi, hoeng aenvih miz lohlungz、lohfeiz gyauhoih, sawj sim bwt heiq lwed doxdoeng, doxseng doxbaenz, ndigah heiq lwed ndaej yinhhengz daengx ndang. Aeu saej daeuj gangj, gij gunghnwngz de dwg cienzsoengq, hoeng gij saejlwg de gaemhhanh cix saejlaux soengrwnh, gij saejlwg de haedcomz cing meiz, gij saejlaux de soengrwnh dauj noengz. Gizyawz lumjbaenz dungx caeuq aen lumz, aen mamx dox hezdiuz, dungx dwg foujcang, souh nab raemx haeux, gak aen dungxsaej dox miz cozyung, ndigah ndaej hamjsoeng cing meiz, swng cing gyangq noengz.

Yihyoz Bouxcuengh nyinhnaeuz, ndang vunz gizbu binghleix, ciengzseiz caeuq daengx ndang dungxsaej、heiqlwed yaem yiengz hoengh nyieg mizgven, ndaej doenggvaq vujgvanh、goetnoh、saek meg daengj baihrog bienqvaq daeuj liujgaij caeuq duenqdingh gij bingh ndaw dungxsaej, baenzneix guh ok gij yawjduenq caeuq ywbingh ndaej deng. Lumjbaenz diuz linx caeuq lwgda doenggvaq lohlungz、lohfeiz cigciep roxnaeuz ganciep caeuq dungxsaej lienzhaeh, ndigah Ywcuengh yawj linx caeuq yawj da ndaej yawjduenq ndaw ndang vunz gij dungxsaej hawsaed、heiq lwed hoengh nyieg, raemxyig rim sied caeuq gij bingh de mbaeu naek swnh nyig.

Cingq aenvih ndang vunz dwg aen cingjdaej youjgih ndeu, sojlaiz yw gizbu binghbienq ndaej daj cingjdaej bae naemj, dinghlaeb gij yenzcwz, fuengfap caeuq cosih ywbingh, baenzneix aeu ndaej ywbingh yaugoj.

Sam. SamHeiq Doengzbouh Lijlun Wngqyungh

Diendeih mboujduenh bae yinhdoengh, gij sengmingh bouxvunz hix cingqcaih mboujduenh yinhdoengh, ndang vunz doenggvaq "doengh" bae swnh'wngq diendeih bienqvaq, sengmingh gak cungj vueddoengh bouxvunz itdingh aeu caeuq daihswhyienz bienqvaq doengzbouh, yienghneix cij ndaej lixyouq. Samheiq mbouj doengzbouh dwg gij geileix bingh canjseng, gij wngqyungh samheiq doengzbouh lijlun

Ywcuengh cujyau miz doengh fuengmienh lajneix.

1. Gejhoiz ndang vunz swnghlij cangdai

Ywcuengh nyinhnaeuz, sengleix cangdai dwg gij gezgoj vunz caeuq diendeih baujciz doengzbouh, ndang vunz baihndaw baujciz hezdiuz doxdaengh, lumjbaenz vunz aeu mboujduenh suphaeuj cukgaeuq yangjgi、boujgaeuq cukliengh raemx、aeu ndaej cukliengh yingzyangj, cij ndaej veizciz gij swnghlij naengzlig cingqciengz haenx. Youq itdingh fanveiz ndawde, givwnh swngsang seiz, ndang vunz baiz hanh couh demgya, mwh ndoet haeuj raemx lai gvaq nyouh youh demgya daengj, cungj dwg bouxvunz hab'wngq gij vanzging bienqvaq, baujciz caeuq diendeih doengzbouh daejyienh.

2. Gejhoiz binghhaih fatseng geileix

Swyenz vanzging cawz ndaej cigciep yingjyangj daengz ndang vunz sengleix caixvaih, gij fatbingh ndang vunz hix ciengzseiz caeuq swyenz vanzging bienqvaq miz dungzyizsing. Gij bienqvaq seiq seiz dienheiq dwg swnghvuz seng、cangj、vaq、sou、yo ndawde aen diuzgen youqgaenj ndeu, vunzloih youq ndaw gocwngz raezrangh cinva, gaenq cauxbaenz le dauq diuzcez gvilwd hab'wngqsingq ndeu. Hoeng miz saek ngoenz dienheiq bienqvaq haenqrem, seiqhenz vanzging yakrwix gvaqbouh, mauhgvaq ndang vunz cingqciengz diuzcez naengzlig seiz, roxnaeuz gihdij diuzcez gunghnwngz mbouj cingqciengz, mbouj ndaej doiq gij swyenz bienqvaq mbouj cingqciengz haenx guh ok diuzcez ndaej habngamj, couh yaek fatbingh. Ywcuengh nyinhnaeuz, bingh fatseng dwg samheiq doengzbouh hezdiuz bingzyaenx gvanhaeh mbouj cingqciengz, roxnaeuz vunz caeuq swyenz doengzbouh bingzyaenx gvanhaeh mbouj cingqciengz, roxnaeuz aenvih ndang vunz gwnz、gyangde、laj sam bouh gak aen dungxsaej doengzcaez bingzyaenx diuzcez mbouj cingqciengz. Lumjbaenz youq mwh mbouj miz yangj couh yaek ngoebcaw, yingzyangj mbouj ndei cix yaek fatseng gak cungj bingh haw, ciengzgeiz youq mwh mbouj miz ndit ciuq, mwh duetraemx seiz gij dungxsaej couh yaek baenz bingh daengj, cungj dwg gij daejyienh bouxvunz caeuq diendeih mbouj doengzbouh haenx.

3. Cijdauj dinghlaeb ywbingh yenzcwz

Bouxvunz caeuq swyenz miz aen cingjdaej gvanhaeh dungjyiz, ndang vunz sengleix binghleix deng swyenz hanhhaed caeuq yingjyangj, vihneix yawj bingh yw bingh aeu ciuq seiz、ciuq dieg、ciuq vunz daeuj dingh hozciz yenzcwz, neix dwg aen yenzcwz youqgaenj Ywcuengh ywbingh. Ywbingh couhdwg hoizfuk dien、deih、vunz samheiq doengzbouh bingzyaenx, cungj bingzyaenx gvanhaeh neix ndaej daengz hoizfuk, bingh couh yied ndei. Cungj bingzyaenx gvanhaeh neix mbouj ndaej hoizfuk, bingh couh yaek bienq rwix, mizseiz lij yaek dai bae. Ndigah Ywcuengh youq mwh ywbingh, cibfaen louzsim gaemdawz baihrog vanzging caeuq baihndaw vanzging cingjdaej youjgih lienzhaeh, baenzneix bae guh mizyauq ywbingh.

Aen lijlun samheiq doengzbouh caeuq aen lijlun yaem yiengz guh goek, cungj dwg mbwn vunz swyenzgvanh Ywcuengh, cungj yungh youq cekgej vunz caeuq swyenz gvanhaeh, gij gvanhaeh baihndaw ndang vunz caeuq gij yienhsiengq ndangdaej binghleix sengleix daengj. Aen lijlun yaem yiengz guh goek neix bien naek yungh daeuj cekgej gij goekgaen diendeih fanhfaed yinhdoengh bienqvaq haenx, couhdwg aen yienzaen sawj diendeih fanh yiengh doxgaiq yinhdoengh bienqvaq haenx. Hoeng aen lijlun samheiq doengzbouh bien naek yungh daeuj gangjmingz diendeih caeuq doxgaiq fanh yiengh neix dwg cungj cangdai lawz. Doengzbouh (couhdwg hezdiuz bingzyaenx) dwg cingqciengz cangdai, mbouj doengzbouh (couhdwg mbouj hezdiuz mbouj bingzyaenx) dwg cungj cangdai mbouj cingqciengz. Aen lijlun samheiq doengzbouh Ywcuengh cungsim couhdwg doedok diendeih vunz gij cingjdaej doxwngq de, gyaepgouz gij hezdiuzsing sengmingh hozdung ndang vunz bonjfaenh, caeuq daswyenz ndaej doxhuz, gij swhsiengj de daejyienh le sengmingh haengzdunggvanh.

Ciet Daihsam Samroen Songloh

Aen lijlun samroen songloh dwg lijlun dijhi Ywcuengh gij neiyungz youqgaenj ndeu, hix dwg vaiciyoz Ywcuengh aen lijlun giekdaej youqgaenj ndeu. Aen lijlun samroen songloh cujyau yenzgiu gij neihanz diuz roenhaeux、roenraemx、roenheiq、lohlungz、lohfeiz 5 diuz roenloh ndang vunz caeuq gij gvilwd yinhdoengh bienqvaq de. Ywcuengh aeu samroen songloh lijlun daeuj lwnhgangj gij sengleix gunghnwngz mizgven, binghleix bienqvaq caeuq de dox gvanhaeh haenx.

Ywcuengh nyinhnaeuz, ndaw ndang bouxvunz miz diuz roenhaeux、roenraemx、roenheiq、lohlungz、lohfeiz daengj 5 diuz roenloh youqgaenj, gyoengqde caeuq gizyawz gi'gvanh cujciz dox gaeudoeng lienzhaeh, dawz bouh dien, bouh deih, bouh vunz lienzciep baenz aen youjgih cingjdaej ndeu, sawj gij heiq dien、deih、vunz sam bouh doxlienz doxdoeng, doengzbouh yinhhengz, hezdiuz bingzyaenx, veizciz ndang vunz gengangh. Ywcuengh samroen songloh youq veizciz dien deih vunz ndawde bingzyaenx caeuq ndang vunz gwnz、gyang、laj sam bouh hezdiuz bingzyaenx fuengmienh miz cozyung youqgaenj.

It. Samroen Lijlun

Samroen, couhdwg roenhaeux、roenheiq、roenraemx, dwg diuz roen suphaeuj、vaqseng、cwkyo、soengq bouh caeuq nyapnyaj baiz ok, neix daeuj veizciz sengmingh hozdung ndang vunz.

Roenhaeux dwg diuz roen doxgaiq gijgwn suphaeuj, siuvaq supsou caeuq cingveiz vuzciz soengq bouh, hix dwg diuz roen nyapnyaj baiz ok haenx. Roenheiq dwg diuz roen ndang vunz suphaeuj heiq cing, baiz ok heiq noengz haenx. Roenraemx dwg diuz roen gij raemx ndaw ndang vunz soengq bouh caeuq baiz ok haenx. Sam diuz roen gag hengz cizcwz bonjfaenh, youq swnghlij fuengmienh dox boiqhab, maedcaed lienzhaeh, youq gwnz binghleix dox yingjyangj.

1. Roenhaeux

Roenhaeux, cujyau ceij saihoz caeuq dungxsaej, bau miz "mih lumz" (beiz)、"mih dungx" (vei)、"mih saej" (cangz)、"mih daep" (ganh)、"mih mbei" (damj)、"mih mamx" (hiz) daengj. Ywcuengh dawz diuz roen gijgwn haeuj daengz ndang vunz caemhcaiq ndaej siuvaq supsou haenx heuhguh diuz roenhaeux. Diuz roenhaeux gwnz lienz conghbak、conghhoz, ndawde miz saihoz caeuq dungxsaej, lajde ciep conghhaex, guenqdoeng dien、deih、vunz sam bouh, caeuq daswyenz cigsoh doxdoeng, dwg diuz loh youqgaenj vaqseng heiq lwed haenx.

Ywcuengh doiq roenhaeux gij yinsiz haenx caeuq Bouxcuengh gij daucoz

vwnzva beigingj haenx miz gvanhaeh. Bouxcuengh dwg daucoz minzcuz denjhingz
he, dwg ceiq caeux ndaem gohaeux minzcuz cih it, Bouxcuengh ciuhgonq youq
ciengzgeiz sizcen ndawde gvanhcaz raen, gij haeux baengh gij heiq diendeih ndaej
sengmaj, baengh gij heiq diendeih ndaej yo, bouxvunz doenggvaq raemx haeux ndaej
gij heiq diendeih nyinh ciengx cix miz seng、maj、cangq、laux、dai daengj sengmingh
hozdung. Ywcuengh dawz diuz roen ndang vunz supsou raemx haeux, vaqseng
yingzyangj cingveiz vuzciz haenx heuhguh roenhaeux, roenhaeux vaqseng dih
suhniuj cangfuj dwg daep、mbei、beiz、mamx.

Gij cujyau goengnaengz diuz roenhaeux dwg siuvaq supsou gijgwn, hawj
sengmingh hozdung ndaej miz yingzyangj. Bouxvunz yaek veizciz sengmingh
couh bietdingh aeu mboujduenh supsou yangjfwn, gijgwn dwg aen cujyau laizyenz
hawj bouxvunz ciengx mingh, de vaswngh cujyau youq diuz roenhaeux daeuj guh,
baudaengz siuvaq caeuq supsou song aen fuengmienh.

Siuvaq caeuq supsou song aen gocwngz dwg doxbang doxbouj. Siuvaq dwg
aen cenzdiz supsou, siuvaq mbouj ndei cix supsou mbouj ndei. Supsou dwg siuvaq
muzdiz, supsou mbouj ndei hix yingjyangj siuvaq. Gijgwn ginggvaq bak ndwnj
haeuj dungx, ginggvaq aen dungx nduksug siuvaq, haeuj daengz saejlwg raenz
biet cing hoemz, gij cingh de guh doxgaiq yingzyangj, soengq bouh cienzndang,
fazveih yingzyangj cozyung. Gij noengz de dwg nyapnyaj ginggvaq saejlaux baiz
ok rog ndang. Ndaw gyang dungx heuhguh haeuxfouj, youz lai aen dungxsaej
gapbaenz. Bouxvunz sousup haeuj haeux raemx le, yingzyangj doxgaiq vaqseng
cujyau dwg beiz、dungx、saejiq、saejlaux、daep、mbei、mamx daengj dungxsaej dox
boiqhab guhbaenz, ndawde caeuq gij beiz、saejlwg、saejlaux、dungx haenx gvanhaeh
daegbied maedcaed, ndigah roenhaeux binghbienq cujyau youq dungxsaej hidungj,
biujyienh baenz gij bingh siuvaq, gaepsou fuengmienh binghhyiengh, lumjbaenz rueg、
oksiq、okleih、saekwk、wijheiq、mbwq fwngz、dungx raeng、dungx in daengj. Yawj
gyaepfwngz ndaej raen gyaep noh heu, ciengzgeiz siuvaq gaepsou mbouj ndei ndaej
raen gyaep coeng guenj、gyaep gyaeuj suenq、gyaep beuzgeng daengj.

Gij cungjdaej daegdiemj diuz roenhaeux dwg "saed cix mbouj rim, aeu doeng
guh yungh". Roenhaeux cingqciengz cij ndaej baujciz aen vanzging "doeng" caeuq

"gyangq", saedbauj doxgaiq dajgwn siuvaq supsou ndaej cingqciengz bae guh.

2. Roenheiq

Ywcuengh dawz diuz roen bouxvunz caeuq gij heiq daswyenz dox gyauvuenh haenx heuhguh roenheiq. Gij bak haeujok diuz roenheiq youq aen ndaeng、aen bak, doxvuenh suhniuj cujyau youq aen bwt. Roenheiq caeuq bwt、sim、mak、hoz、bak、naeng、bwn、conghhanh cungj miz lienzhaeh. Ywcuengh doiq heiq gig yawjnaek, nyinhnaeuz heiq dwg gij doenghlig aen ndang vunz, dwg gij biujyienh sengmingh rengzhoengh. Heiq yienznaeuz aeu lwgda yawj mbouj raen, hoeng ndaej roxnyinh daengz. Boux vunzlix baez diemcaw ok baez diemcaw haeuj, gij haeuj ok de cungj dwg heiq. Ndaw ndang bouxvunz gak cungj heiq, baudaengz gij heiq siendien、gij heiq haeuhdien、gij heiq dungxsaej daengj, cungj doenggvaq roenheiq caeuq gizyawz doengh gij yahdaeuz dungxsaej doxgven haenx boiqhab cix baij soengq youq daengx ndang, baenzneix fazveih gij swnghlij gunghnwngz de.

Ywcuengh nyinhnaeuz, roenheiq cujyau swnghlij gunghnwngz dwg sup haeuj cingheiq swyenzgai, baiz ok gij hoemzheiq ndaw ndang, vaqseng gij heiq sengmingh hozdung yaek yungh haenx, caeuq mizgven dungxsaej boiqhab cienzsoengq gij heiq ndaw ndang daengj.

Gij heiq aen ndang bouxvunz youq ndaw ndang swng roengz haeuj ok, diuz roen gij heiq suphaeuj、vaqseng、soengqbouh、baiz ok neix, Ywcuengh heuhguh roenheiq. Aen bwt dwg gij mbwn haj cangq, de youq gwnz gizyawz dungxsaej, gij heiq daengx ndang haeujok, vaqseng cungj youz aen bwt guh cawj. Gij cujyau goengnaengz roenheiq dwg haeuj heiq caeuq ok heiq, hix couhdwg suphaeuj gij heiq cingseuq swyenz, ho ok heiq noengz ndaw ndang bouxvunz, saedyienh vunz caeuq gij heiq swhyienz dox gyauvuenh. Bouxvunz doenggvaq roenheiq caeuq swyenz doxdoeng, vunz aeu gij heiq swyenz daeuj ciengxmingh, vunz caeuq swyenz vanzging ndawde gidij dox gyauvuenh, heuhguh diemheiq, baudaengz supheiq caeuq hoheiq song aen gocwngz, vunz doenggvaq diemheiq hook heiq noengz suphaeuj heiq cing. Diemcaw dwg cungyau ceijcwng sengmingh lixyouq, dwg aeu bae veizciz cujciz gi'gvanh sengleix gihnwngz gij diuzgen noix mbouj ndaej de. Diemcaw yindung dwg aen gocwngz sengmingh fukcab ndeu, gij heiqmoq swyenzgai doenggvaq roenheiq haeuj ndaw ndang bae, ginggvaq gij cozyung aen bwt haenx soengq daengz daengx ndang bae, veizciz gij swnghlij gihnwngz cingqciengz haenx. Gij heiq noengz sengmingh hozdung ndawde miz okdaeuj haenx, doenggvaq roenheiq baiz ok rog ndang, sojlaiz gij gunghnwngz roenheiq genjdanh daeuj gangj couhdwg haeuj heiq caeuq ok heiq.

Aenvih roenheiq cigciep caeuq swyenz doxdoeng, gij doeg yakrwix ciemqhaeuj, roenheiq deng famh ceiq caeux, roenheiq mbouj swnh ndaej okyienh dwgliengz、 gyaeuj ndang in dot、ndaeng caet、mug rih、ae、ae myaiz、ae lwed、aek in heiqcuenj、 aek ciengq simnyap daengj. Mwh roenheiq mbaetsaek seiz, yawj gyaep fwngz ndaej raen gyaep gyaeu suenq、gyaep aeuj, caemhcaiq ndaej okyienh bak biz heu aeuj daengj. Danghnaeuz roenheiq cienzbouh bixlaet, ndaej yinxhwnj dai bae.

3. Roenraemx

Ywcuengh dawz diuz doengloh yinhhengz, soengq bouh caeuq baiz ok gij raemx baihndaw ndang vunz haenx heuhguh roenraemx. Roenraemx geiq ceij diuz roen gaiq raemx yinhhengz miz hingz ndaej raen haenx, lumjbaenz sainyouh caeuq conghhanh daengj, hix ceij gij doengloh soengq raemx daj ndaw ndang bouxvunz fouz hingz ndaej raen haenx. Gij suhniuj diuzcez diuz roenraemx haenx youq aenmak caeuq rongznyouh, diuz roen haeuj raemx cujyau youq roenhaeux, diuz roen ok raemx cujyau youq sainyouh caeuq conghhanh. Ywcuengh nyinhnaeuz, gij sengleix goengnaengz roenraemx dwg vaqsseng raemx, soengq raemx caeuq baiz ok raemx, baiz ok gij feiqliuh ndaw raemx, caeuqfaenh diuzcez gihdij ndaw rog doxdaengh daengj.

Raemx caeuq haeux ityiengh, doenggvaq bak haeuj daengz ndang vunz, roenraemx caeuq roenhaeux doxdoengz goekraemx cix faenriuz, raemx haeux haeuj roenhaeux le, sien youq roenhaeux deng siuvaq supsou, vaqsseng gij yingzyangj vuzciz ndang vunz yaek yungh haenx. Riengzlaeng, gij canznyaq gijgwn haenx dwg haexnyouh, doenggvaq roenhaeux baiz ok rog ndang. Diuz roenraemx haenx cix dawz gij raemx lwyawz haenx faenvaq baenz nyouh, daj roenraemx baiz ok rog ndang, lingh miz mbangj raemx bienqbaenz hanh, doenggvaq conghhanh baiz ok rog ndang.

Ywcuengh rox daengz raemx dwg gij goekmboq sengmingh, diendeih ndawde sojmiz swnghvuz cungj baengh raemx daeuj nyinhciengx, vunz hix miz diuz loh haeuj raemx caeuq diuz loh ok raemx, doenggvaq roenraemx caeuq swyenzgai guh doxvuenh, baenzneix baujciz dien、deih、vunz samheiq ndaej doengzbouh hezdiuz. Gij doengloh haeuj raemx caeuq roenhaeux goekmboq doxdoengz, diuz loh ok raemx cujyau dwg sainyouh caeuq conghhanh. Raemx nyouh youz mak caeuq rongznyouh vaqseng, raemxhanh cujyau youz bwt caeuq naeng vaqseng, raemx daehyinh dwg youq ndaw roenraemx guh, gij suhniuj roenraemx youq ndaw mak caeuq rongznyouh, aen gocwngz raemx daehyinh dwg youz lai aen dungxsaej doengzcaez guhbaenz, ndawde roenraemx fazveih le gij cozyung ceiq youqgaenj de. Gij roenraemx、mak、 rongznyouh、bwt、beiz、naeng conhhanh maedcaed boiqhab, guhbaenz aen gocwngz gij raemx supsou, daehyinh caeuq baiz ok haenx. Doegsez ciemqhaeuj, cauhbaenz roenraemx mbouj doeng roxnaeuz roenraemx diuzcez mbouj bingzyaenx, ndaej baenz foegfouz、nyouh deih、nyouh bix、nyouh in、nyouh saejgimq daengj, diuz roenraemx cienzbouh mbouj yungh roxnaeuz bixsaek mbouj doeng, ndik nyouh cungj mbouj miz, ndaej sienghaih daengz sengmingh.

Ywcuengh samroen lijlun caeuq samheiq doengzbouh lijlun dwg doxbang doxbouj, dox yungzhab. Gaengawq samheiq doengzbouh lijlun, samroen hix ndaej faen baenz mbwn、deih、vunz samroen. Roenheiq ok youq bak ndaeng, caeuq dienheiq doxvuenh, dwg mbwn, sojlaiz roenheiq dwg dien. Raemx haeuj bak le, ginggvaq daehyinh riuz youq roenraemx, daj sainyouh baiz okbae, sojlaiz roenraemx dwg deih. Roenhaeux cujyau cawqyouq gyangde, couhdwg samheiq ndawde gij vunz. Samroen bietdingh aeu dox hezdiuz, doengzbouh yinhhengz, daeuj veizciz swnghlij gihnwngz.

Ngeih. Songloh Lijlun

Songloh dwg ceij lohlungz caeuq lohfeiz, dwg Ywcuengh doiq ndaw ndang vunz yienznaeuz mbouj cigsoh caeuq swyenz doxdoeng, hoeng doiq veizciz ndang vunz swnghlij caeuq fanjyingj binghyiengh haenx miz cozyung youqgaenj dih song diuz doengloh fungred youq baihndaw haenx dih anmingz.

Gwnzbiengz Bouxcuengh nyinhnaeuz, lungz ceih raemx, ndigah lohlungz couhdwg diuz loh hanhhaed lwed youq ndaw ndang vunz yinhhengz, Ywcuengh mizseiz hix dawz lohlungz heuhguh meglungz、meglwed、diuz loh hoengz. Feiz dwg gij doxgaiq cukfat de, gij bonjsingq de gig vaiq ("vaiqdi" gij eiqsei de), gamjsouh de dwg ndat lumj feiz. Ywcuengh nyinhnaeuz, diuz lohfeiz youq ndaw ndang bouxvunz dwg diuz loh cienzgamj haenx, yungh gij vah yienhdaih daeuj gangj hix ndaej heuhguh "diuz loh saenqsik". Gij cunghsuh de youq "gyaeujuk" (danauj). Lohfeiz caeuq lohlungz ityiengh, miz gansen caeuq vangjloz, mbedoh daengx ndang, sawj ndang vunz cingqciengz de ndaej youq ndaw seizgan gig dinj haenx, gamjsouh daengz gak cungj saenqsik caeuq gikcoi vanzging ndaw rog, caemhcaiq ginggvaq cunghsuh "gyaeujuk" cawqleix gig vaiq guh ok fanjwngq, baenzneix daeuj hab'wngq gak cungj bienqvaq ndaw rog gyaiq, saedyienh gij swnghlij cangdai samheiq doengzbouh haenx.

1. Lohlungz

Ndawbiengz Bouxcuengh nyinhnaeuz, lungz ceih raemx. Aeu ndang vunz daeuj gangj, lwed youq ndaw ndang bouxvunz ciuq hengz, aeu baengh itdingh doengloh, miz itdingh hanhhaed, lwed youq ndaw ndang bouxvunz ciuq hengz diuz loh neix, Ywcuengh cwngguh lohlungz, youh heuhguh meglwed、meglungz、diuz roen hoengz. Lohlungz miz cuj gansen, hix miz cihsen caeuq diuz sienq iqet engq saeq, gapbaenz aen vangjloz vangraeh camca, mbedoh gwnz laj ndaw rog daengx ndang. Gij suhniuj lohlungz youq ndaw sim, lwed ndaej youq ndaw lohlungz ciuq hengz, cujyau baengh heiqsim guh doidoengh, youq laj heiqsim doidoengh, lwed riengz diuz cujgansen, cihsen caeuq veizsen lohlungz riuz doh daengx ndang, youh daj daengx ndang ginggvaq veizsen、cihsen caeuq gansen riuz dauq simdaeuz, baenzneix bae sinzvanz baedauq, cigdaengz sengmingh gietsat.

Ywcuengh nyinhnaeuz, gij sengleix gunghnwngz lohlungz dwg dangguh diuz doengloh lwed byaij, hanhhaed lwed ciuq byaij; doenggvaq gij lwed bae yingzyangj daengx ndang caeuq diuzcez gij goengnaengz dungxsaej dem gij yaem yiengz doxdaengh, aeu lwed guh gaiqdap ndawz gij feiqliuh sengmingh hozdung mizok haenx soengq daengz dungxsaej mizgven, baiz ok rog ndang bae.

Lohlungz dwg diuz doengloh hanhhaed lwed yinhhengz. Gij goengnaengz diuz lohlungz cujyau dwg vih dungxsaej、ndoknoh、gi'gvanh、seiqguengq bak sei yinhsoengq yingzyangj. Lwed dwg gij gihbwnj vuzciz gapbaenz ndang vunz caeuq veizciz sengmingh hozdung haenx ndawde yiengh ndeu, miz yingzyangj caeuq nyinh bouj cozyung. Lwed youq ndaw lohlungz cunzhengz, mboujdan vih gak aen cujciz gi'gvanh daezhawj yingzyangj, doengzseiz youh dawz mbangj di huqfeiq youz sengmingh hozdung canjseng haenx, yinhsoengq daengz doengh gij dungxsaej gi'gvanh mizgven cix baiz ok rog ndang bae.

Simdaeuz、lohlungz、lwed doengzcaez gapbaenz aen sinzvanz hidungj sienghdui doglaeb caemhcaiq gig fungred ndeu. Lohlungz dwg aen gvanjdau hidungj sienghdui fungred ndeu, lwed cunzhengz youq ndawde, yinhsoengq daengz daengx ndang, sinzvanz mbouj dingz. Ndang vunz gak aen cujciz gi'gvanh cungj aeu miz heiq lwed daeuj ciengx, heiqlwed ndaej soengq daengz daengx ndang bae, itdingh aeu baengh gij cienzsoengq lohlungz. Lwed youq ndaw lohlungz cienzsoengq, bietdingh aeu baengh gij doidoengh cozyung simheiq. Youq laj simheiq doidoengh, lwed youq ndaw lohlungz vangjloz cingqciengz ciuq hengz, aen fuengyiengq ciuq hengz ndaej faen baenz lizsim caeuq yiengqsim song fuengmienh. Lizsim fuengmienh dwg ceij lwed daj "mih simdaeuz" (aensim) haidaeuz, daj lohlungz cawj loh daengz diuz loh nga, cigdaengz diuz loh iqet, cug gaep faennga, doeklaeng yinhsoengq haeuj daengz daengx ndang gak aen cujciz gi'gvanh bae. Yiengqsim fuengmienh dwg ceij lwed youq gak aen cujciz gi'gvanh fazveih cozyung le, gij huqfeiq youq ndaw sengmingh hozdung cauxbaenz haenx daj diuz loh iqet, diuz loh nga de caiq daengz diuz loh cujyau, doeklaeng lae dauqma aen simdaeuz, caemhcaiq daengz aen bwt gvihaeuj roenheiq haenx. Lwed doenggvaq yiengqsim cunzhengz caeuq lizsim cunzhengz cix sinzvanz mbouj dingz.

Diuz lohlungz dangguh diuz doengloh lwed byaij bae vih ndang vunz soengq daengz yingzyangj, veizciz cingqciengz sengmingh hozdung. Lohlungz gunghnwngz mbouj cingqciengz cujyau miz song cungj cingzgvang, it dwg lohlungz deng cwklanz, ndaw ndang cwklwed, gihdij mboujndaej nyinhciengx, fatseng "mazmbiengj" (bien'gyad) daengj binghcwng; ngeih dwg lohlungz mboujndaej gamhanh, lwed mbouj cunz loh, fatseng gak cungj bingh ok lwed.

2. Lohfeiz

Lohfeiz dwg diuz doengloh ndaw ndang bouxvunz cienz gak cungj saenqsik, veizciz ndaw ndang rog ndang bouxvunz vanzging doxdaengh hezdiuz, diuzcez diuz swnghlij hozdung ndang vunz haenx.

Gij sengleix gunghnwngz diuz lohfeiz neix dwg gamjrox, conzdauj caeuq cawqleix gak cungj saenqsik daj ndaw rog ndang vunz daeuj, gaemguenj caeuq diuzcez sengmingh hozdung, gaeudoeng lenzloz ndaw ndang vunz gwnz laj, hezdiuz dungxsaej、gi'gvanh、gen ga gunghnwngz.

Lohfeiz dwg diuz doengloh youqgaenj veizciz ndang vunz gengangh hozdung, ndonj byaij youq gwnz laj ndaw rog ndang vunz bae. Diuz lohfeiz miz cunghsuh、 diuz cawjloh、diuz ngaloh、diuz loh iqet, gapbaenz vangjloz, "gyaeujuk" guh cunghsuh diuz lohfeiz, dwg aen cungj cijveih bu ndang vunz, ciepsou caeuq cawqleix gak cungj saenqsik gikcoi caemhcaiq fatok ceijlingh, diuzcez daengx ndang. Diuz cawjloh diuz lohfeiz neix faenbouh haeuj daengx aen ndoksaen bae, baugvat hoz、 laeng hwet caeuq dijveijbu. Loh nga caeuq loh iqet cauxbaenz vangjloz, mbedoh daengx ndang. Gij vangjloz dieg gyaeuj de mbedoh giz gyaeuj naj, gij vangjloz dieg hoz faenbouh youq giz hozmbaq caeuq gen, aen vangjloz dieg ndang faenbouh youq giz laeng hwet caeuq giz aek dungx doxwngq, gij vangjloz dijveijbu faenbouh youq dijguz, caekhaex caeuq ga. Cinz Baujlinz canghyw Bouxcuengh nyinhnaeuz, daengx aen ndoksaen song fueng dieg haemq gaebraez de dwg "baihlaeng", miz gij eiqsei "saenzging caeujlangz", cingq ngamj dwg giz dieg lohlungz cawj loh faenbouh haenx, hix dwg gij yez baihlaeng Ywcuengh aeu yez buvei de. Daj yienhdaih gaijboujyoz gozdu daeuj yawj, giz dieg gaebraez neix miz cizsuij cunghsuh saenzging faenbouh. Cimgiuj sizcen cwngmingz, yungh gij yez baihlaeng rangh dieg neix, mboujdan ndaej diuzcez daengx aen cunghsuh sinzgingh hidungj gihnwngz, caemhcaiq lij ndaej yw mbangj di bingh daepdaw yazsij haenx.

Gij cujyau gunghnwngz diuz lohfeiz couhdwg gamjrox caeuq conzdauj ndaw rog gyaiq gak cungj saenqsik caeuq coigik, ginggvaq "gyaeujuk" cunghab cawqleix, guh ok gij diuzcez fanjying doxwngq, baenzneix daeuj veizciz gij swnghlij cangdai ndangdaej bouxvunz. Ywcuengh nyinhnaeuz, feiz gij doxgaiq cukfat haenx, singqcaet de gig vaiq, gij gamjrox de ndat dangq feiz. Bouxvunz vihmaz ndaej gamjrox diendeih ndawde caeuq baihndaw ndang vunz miz bienqvaq, cujyau dwg diuz loh feiz cingqcaih miz cozyung. Lohfeiz youq ndaw ndang bouxvunz dwg diuz loh cienzgamj, yungh gij vah yienhdaih daeuj gangj dwg "diuz doengloh saenqsik", gij cunghsuh de youq "gyaeujuk". Lohfeiz caeuq lohlungz ityiengh, cauxbaenz vangjloz, mbedoh daengx ndang, sawj bouxvunz cingqciengz ndaej youq ndaw seizgan gig dinj ndeu ndawde, ndaej gamjrox gak cungj saenqsik ndaw rog gyaiq, caemhcaiq ginggvaq "gyaeujuk" cunghab cawqleix, gig vaiq guh ok diuzcezsing fanjying, baenzneix daeuj hab'wngq gak cungj bienqvaq ndaw rog gyaiq, baujciz samheiq doengzbouh swnghlij cangdai.

Diuz lohfeiz cienz ndenq gij ganjgyoz caeuq gij cihgyoz bouxvunz. Ganjgyoz dwg bouxvunz doiq gij sugsingq gwzgvanh saehfaed gij godij gamjsouh de, doiq doengz it gwzgvanh saehfaed, gij vunz mbouj doengz de gamjsouh daengz aiq ityiengh, hix aiq mbouj ityiengh. Cihgyoz dwg youq gwnz giekdaej gamjgyoz bae duenhdingh gwzgvanh saehfaed cingjdaej. Gamjguen bouxvunz, baudaengz haj guen、naengnoh daengj. Ywcuengh nyinhnaeuz, ndaw ndang rog ndang gak cungj gikcoi saenqsik doenggvaq lohfeiz vangjloz mbedoh daengx ndang haenx cienz daengz "gyaeujuk" bae, caemhcaiq youz "gyaeujuk" guh ok fanjying.

Diuz lohfeiz dwg cungj gamjcienz hidungj hawj ndang vunz lienzhaeh gwnz laj、ndaw rog、biuj lij ndeu, cujyau goengnaengz dwg ciepsou、cienzsoengq caeuq cawqleix saenqsik, veizciz baihndaw ndang vunz doengzbouh dem vunz caeuq swhyienz doengzbouh. Ywcuengh lij dawz gij cingsaenz hozdung, coenzgangj caeuq swhveiz bouxvunz gyoebgyonj baenz gij goengnaengz "gyaeujuk".

Danghnaeuz deng gij yinhsu ndaw rog yingjyangj, lohfeiz goengnaengz gazngaih roxnaeuz gizyawz bingh yingjyangj gij goengnaengz lohfeiz, couh yaek sonjhaih ndang vunz doiq gij saenqsik baihndaw baihrog gamjcih、cienzsoengq、cawqleix caeuq fanjying naengzlig, okyienh gamjgyoz mbouj cingqciengz roxnaeuz vauqsaet, lumjbaenz gizbu roxnaeuz seiqguengq mbouj rox caep ndat, mbouj rox in humz daengj, engq youqgaenj de cix seiqguengq caeuq "gyaeujuk" saetbae lienzhaeh, bouxvunz couh mbouj ndaej hengzdoengh cingqciengz roxnaeuz vanzcienz mbouj ndaej hengzdoengh. Danghnaeuz lohfeiz cienzbouh deng lanz duenh, roxnaeuz gij cunghsuh lohfeiz "gyaeujuk" gunghnwngz deng saet bae, vunz couh yaek saet bae doiq baihndaw baihrog gij fanjying caeuq hab'wngq naengzlig de, mizseiz lij cauhbaenz ngunhmaez roxnaeuz dai bae.

Sam. Samroen Songloh Lijlun Youq Ndaw Yihyoz Bouxcuengh Wngqyungh

Ywcuengh nyinhnaeuz, yaem yiengz bingzyaenx, heiqlwed doengrat dwg aen giekdaej gengangh ndeu. Yaem yiengz bingzyaenx, heiqlwed doengswnh, aeu baengh gij heiq dien、deih、vunz sam bouh neix doengzbouh hezdiuz, hoeng samheiq doengzbouh youh cujyau doenggvaq samroen songloh gaeudoeng diuzcez daeuj saedyienh. Doenggvaq samroen songloh gaeudoeng lienzhaeh, ndawde cix dungxsaej ndoknoh, rog cix naengz bwn, ndang vunz gak bouhfaenh lienz baenz aen youjgih cingjdaej ndeu, gij heiq dien、deih、vunz sam bouh maedcaed doxdoeng, hezdiuz vaqseng, baenzneix couh veizciz sengleix cangdai.

Aen lijlun samroen songloh youq ndaw yihyoz Bouxcuengh wngqyungh cujyau miz lajneix fuengmienh.

1. Gaiqgvat sengleix goengnaengz

Samroen songloh itdingh aeu baujciz doengrwt, aeu doeng guh yungh, aeu doeng guh yau, aeu doeng guh huz, aeu doeng guh swnh, fatseng bingh cix aeu doeng guh ceih. Youq sengleix fuengmienh, samroen songloh doengswnh, diuzcez miz doh, ndaw ndang vunz dien、deih、vunz sam bouh gij heiq de doengrat doengzbouh, gij heiq bouxvunz caeuq gij heiq daswyenz doengzbouh yinhhengz, heiqlwed vaqseng mboujduenh, yinhhengz soengqbouh cingqciengz, heiqlwed baujciz doxdaengh, ndang vunz couh cawqyouq cungj cangdai gengangh neix. Genjyau daeuj gangj, roenhaeux、roenraemx doeng le, couh ndaej cingqciengz supnab gij raemxhaeux cingndei de, vaqseng heiqlwed, gibseiz baiz ok nyapnyaj. Roenheiq doengswnh, gij heiq bouxvunz couh ndaej caeuq gij heiq daswyenz dox gyauvuenh, supsou gij heiq ceiq ndei de, baiz ok gij heiqnoengz. Gyonj daeuj gangj, samroen bien naek cekgej vunz caeuq daswyenz doxdoeng doxlienz, songloh bien naek youq cekgej ndaw ndang bouxvunz gak aen dungxsaej cujciz dox lienzhaeh.

(1) Gaeudoeng ndawrog. Samroen caeuq baihrog doxdoeng, dwg diuz doengloh vunz caeuq baihrog lienzhaeh, ndang vunz doenggvaq samroen caeuq baihrog guh vuzciz, naengzliengh caeuq saenqsik doxvuenh. Songloh yiennaeuz dwg diuz doengloh ndaw ndang bouxvunz fungsaek, dwg diuz roen baihndaw ndang vunz dungxsaej cujciz lienzhaeh, hoeng hix doiq bouxvunz hab'wngq baihrog vanzging bienqvaq miz diuzcez cozyung. Ndawde, lohfeiz dwg diuz loh cienzgamj youq ndaw ndang bouxvunz, sawj vunz ndaej youq gig dinj seizgan ndawde gamjsouh daengz gak cungj saenqsik caeuq gikcoi ndaw rog gyaiq, ginggvaq "gyaeujuk" cawqleix guh'ok hab'wngq diuzcez, aeu neix daeuj hab'wngq ndaw rog vanzging gak cungj bienqvaq, saedyienh samheiq doengzbouh. Diuz lohlungz doengrat, couh heiqlwed yinhhengz cingqciengz, daengx ndang cungj ndaej daengz heiqlwed daeuj ciengx. Youq gwnz binglij, danghnaeuz samroen songloh mboujlwnh diuz roen lawz deng cwk roxnaeuz bixsaek mbouj doeng, diuzcez saetdoh, cungj ndaej yingjyangj samheiq doengzbouh, cauhbaenz heiqlwed mbouj doxdaengh. Samroen songloh doengrat youh aeu heiqlwed doxdaengh guh diuzgen, cijmiz heiqlwed rimhoengh doxdaengh, roenloh cij ndaej doengrat. Danghnaeuz heiqlwed mbouj doxdaengh, lumj bien lai、 bien nyieg、cwk nywngh, cungj ndaej cauhbaenz roenloh deng cwknywngh mbouj swnh roxnaeuz bixsaek mbouj doeng, roenloh cwkgaz youh ndaej gyanaek heiqlwed mbouj doxdaengh.

(2) Lienzgiet daengx ndang, cienzgamj saenqsik. Lohlungz、lohfeiz gak gaep roen nga mbedoh daengx ndang, dawz ndang vunz lienzgiet baenz cingjdaej. Ndang vunz biujmienh maedmbe gij vangjloz fwnhcih lohlungz lohfeiz, doengh gij faennga neix youq itdingh buvei gyauca baenzgiet, Ywcuengh cwngguh muengxgiet, youh heuhguh hezvei. Biujmienh ndang vunz miz haujlai muenxgiet, dwg giz dieg doxgap gyonjcomz heiqlwed. Samroen youq dijbyauj yiennaeuz mbouj miz vangjloz faennga, hoeng youq dijbyauj itdingh buvei ciengz miz fanjyingdenj (Ywcuengh hix heuhguh hezvei), doengh gij fanjyingdenj neix yiennaeuz mbouj cigciep caeuq

samroen doxlienz, hoeng cix doenggvaq songloh caeuq samroen dox doeng'wngq. Ndigah, samroen songloh youq ndang vunz biujmienh cungj miz hezvei faenbouh doxwngq, gikcoi doengh gij hezvei neix ndaej cozyung caeuq ndaw roenloh caeuq dungxsaej doxwngq, samroen songloh caeuq dungxsaej gij sengleix binghleix bienqvaq de, hix ndaej fanjyingj youq gwnz hezvei ndang vunz biujmienh doxwngq. Ywcuengh ywrogfap couhdwg doenggvaq gikcoi samroen songloh youq dijbyauj ndawde moux di hezvei, dabdaengz aen muzdiz doeng samroen songloh, diuzcez daepdaw yazsij caeuq bingzyaenx heiqlwed yaem yiengz.

(3) Vaqseng heiq lwed raemx. Samroen dwg diuz doengloh vaqseng heiq、lwed、raemx ndang vunz, cawj heiq、lwed、raemx vaqseng. Roenhaeux、roenheiq cawj vaqseng caeuq supsou diendeih cinghvaz, vaqseng heiqlwed. Gij roenhaeux、roenraemx cujyau caeuq gij heiqdeih daswyenz haenx doxdoeng, gij haeux raemx doenggvaq bak haeuj daengz roenhaeux, youq aen daep、aen mbei、aen mamx daengj boiqhab cozyung lajde, dawz raemx haeux bienqbaenz heiqlwed caeuq raemx. Roenheiq caeuq dienheiq daswyenz doxdoeng, daswyenz cingheiq doenggvaq bak ndaeng haeuj roenheiq, youq aen bwt cozyung lajde, mbangj (aen bwt), roenheiq supnab gij cing heiq swyenzgai, caemhcaiq bienqbaenz heiqlwed, bae nyinhciengx ndang vunz. Gij cingveiz raemxhaeux roenhaeux supsou haenx, caeuq cingheiq daswyenz roenheiq supsou haenx doengzcaez gapbaenz aen goekmboq heiqlwed vaqseng. Ndigah, roenhaeux、roenheiq mbouj doengrat roxnaeuz goengnaengz mbouj doxdaengh, cungj ndaej yinxhwnj heiq lwed raemx vaqyienz mbouj gaeuq.

(4) Cienzsoengq heiq lwed raemx. Heiqlwed youq roenheiq、roenhaeux vaqseng le haeuj lohlungz bae, baengh lohlungz cienzsoengq cix cunzhengz daengx ndang, fazveih gij cozyung nyinh caeuq ciengx. Lohfeiz cienzgamj saenqsik, ndaej hezdiuz boiqhab heiqlwed ndaw lohlungz cienzsoengq, raemx youq ndaw roenraemx cienzsoengq, doengzseiz ndaw lwed hix hamz miz raemx, miz gij cozyung bae boujciengx ndang vunz.

(5) Baiz doeg dingj doeg. Samroen caeuq baihrog cigciep doxdoeng, dwg gij bingzcang daih'it baez dingjdangj gij doeg baihrog, gij nyapnyaj dungxsaej cujciz gi'gvanh ndang vunz youq ndaw sengmingh hozdung miz okdaeuj haenx caeuq

gij doeg daj baihrog daeuj, daj baihndaw baenz haenx, hix doenggvaq mizgven "roenloh" baiz ok rog ndang. Lohlungz dawz gij feiqliuh ndaw lwed cienzsoengq daengz bwt caemhcaiq cauxbaenz heiq noengz, doenggvaq diemheiq dawz heiq noengz baiz ok rog ndang bae. Lohfeiz daj baihrog lienz gij naengnoh biujmienh ndangdaej bouxvunz, haeuj baihndaw lienz dungxsaej, aeu cimgiuj daengj bae coigik muengxgiet (hezvei) youq gwnz biujmienh ndang vunz haenx, daegbied dwg gij hezvei baihlaeng ndoksaen son caek lohfeiz cuj cansen gwnzde, miz gij cozyung baiz doeg caeuq sodoeng lohfeiz gigih, diuzcez dungxsaej heiqlwed yaem yiengz. Gij hezvei youq gwnz ndoksaen song henz lohfeiz cujgansen de hix dwg giz hengzyw gvet sa baiz doeg ceiq ciengzyungh haenx.

　2. Gejhoiz binghhleix bienqvaq

　(1) Gangjmingz binghbienq buvei caeuq mbaeunaek. Samroen songloh ciengzseiz dwg giz dieg sezdoeg ciemqfamh haenx nem diuz loh daeuj cienzbienq haenx. Samroen caeuq baihrog cigciep doxdoeng, doeg rog ciengzseiz sien famh samroen, yinxhwnj gij bingh samroen. Bingh cujyau dwg aenvih doeg cix cauhbaenz, gij doeg fung, gij doeg sa ciengzseiz soujsien ciemqfamh roenheiq, gij gwn dengdoeg soujsien ciemqfamh roenhaeux, doeg saep、gietrin ciengzseiz saek roenraemx, mbangj di doeg ciengzseiz dwg ciuq naengnoh bae ciemqhaeuj songloh. Doegsez mboujdan riengz diuz roenloh neix ciemqhaeuj, caemhcaiq ciengzseiz ciuq diuz roenloh cienz bienq. Songloh youq baihndaw ndang vunz, danghnaeuz cingq mbouj hingz doeg cix doeg cincanj, doegrwix cienz daengz songloh, yinxhwnj songloh roxnaeuz dungxsaej binghbienq, gizbingh songloh caeuq dungxsaej binghbienq youq baihndaw, binghcingz sienghdui haemq naek. Lumjbaenz doegfung daj baihrog ciemqfamh, haidaeuz famh roenheiq, danghnaeuz ywbingh mbouj gibseiz, doegfung miz gojnwngz cienz haeuj lohlungz、lohfeiz, yinxhwnj lwed yinhhengz mbouj cingqciengz roxnaeuz saenqsik cienzgamj mbouj cingqciengz daengj bingh.

　(2) Gangjmingz binghyinh binghgih. Ywcuengh nyinhnaeuz, gij bingh ndang vunz cujyau dwg youz gak cungj doegsez yinxhwnj. Mboujlwnh dwg gij doeg daj baihrog daeuj, roxnaeuz dwg gij doeg daj baihndaw mizok, cungj aeu samroen songloh guh diuz doengloh conzdauj. Mboujlwnh cungj doeg yakrwix

lawz ciemqhaeuj roxnaeuz cienz bienq, cungj ndaej yinxhwnj samroen songloh aen ndeu roxnaeuz lai aen cezdenj gunghnwngz mbouj doxdaengh, sawj yaem yiengz heiqlwed mbouj bingzyaenx cix cauxbaenz bingh. Gij doeg daj baihrog ciemqhaeuj haenx itbuen doenggvaq samroen ciemqhaeuj ndaw ndang, lanz youq samroen, roxnaeuz riengz samroen cienz daengz songloh, lanzsaek roxnaeuz buqvaih songloh, yinxhwnj gij binghbienq doxwngq, gij doeg daj baihndaw mizok haenx cix cigciep saek samroen songloh. Heiqlwed mbouj bingzyaenx dwg bingh fatseng gij giekdaej binghleix youqgaenj haenx ndawde aen ndeu, samroen cwk mbouj doengrat roxnaeuz goengnaengz mbouj doxdaengh ciengzseiz dwg aen cujyau yienzaen sawj lwed mbouj doxdaengh, heiqlwed mbouj doxdaengh youh fanj gvaqdaeuj ndaej gyanaek samroen songloh mbouj doengrat caeuq saetdiuz. Samroen mbouj doeng ndaej cauhbaenz heiqlwed bien nyieg roxnaeuz bien sang, songloh cwklanz mbouj doeng, ndaej yinxhwnj heiq nywngh lwed cwk daengj gij bingh dox gvanlienz neix.

3. Cijdauj bingh gviloih

Gaengawq samroen songloh lijlun, doiq gij bingh neigoh mizgven ndaej ciuq bingh roenhaeux、bingh roenraemx、bingh roenheiq、bingh lohlungz、bingh lohfeiz daengj guh gviloih. Bingh roenhaeux cujyau biujyienh baenz rueg、saekwk、wij、mbwq fwngz、oksiq roxnaeuz haexgaz、dungxraeng、dungx in daengj. Diuz roenraemx laengz mbouj swnh roxnaeuz mbouj doxdaengh ndaej yinxhwnj gij bingh diuz mieng bienq, cujyau biujyienh baenz foegfouz、nyouh deih、nyouhgip、nyouh in、nyouh bix、laihnyouh、nyouh saejgimq daengj. Heiqcuenj、ae、ae myaiz、fatndat、buengzndaeng vaddoengh daengj dwg bingh roenheiq biujyienh. Gak cungj ok lwed caeuq lwed yinhhengz mbouj doengrat dwg bingh lohlungz. "Gyaeujuk" cijveih mbouj lingz, mbouj rox caep ndat, in humz daengj roxnyinh mbouj cingqciengz roxnaeuz vauq saet nem "mazbiengj" (bien'gyad) daengj dwg bingh lohfeiz.

4. Cijdauj bingh fuengzyw

Samroen songloh lijlun cijdauj bingh fuengzyw, daejyienh youq doengh fuengmienh lajneix.

It dwg lanzduenh sezdoeg ciuq samroen songloh cienz bienq. Lumjbaenz youq banhaet heiq cangh mokfaenx maezloengz, Bouxcuengh ciuhgeq ok rog bae gyaep roen ciengzseiz bak hamz hing daeuj fuengzviq, fuengzre gij doegcangh daj bakndaeng haeujdaeuj yinxfat binghcangh. Danghnaeuz deng fwnraq rwedmbaeq, ciengzseiz aeu hing cung cienq baenz raemxdang caemxndang, caemhcaiq aeu hing dangz cienq baenz raemxdang ndat dwk gwn, ndaej gyaep sanq fungnit saep sezheiq, fuengzre doegfung ciemqhaeuj roenheiq yinxhwnj dwgliengz.

Ngeih dwg deudoeng samroen songloh. Ywcuengh youq mwh ywbingh giengzdiuh deudoeng samroen songloh, doenggvaq samroen songloh dawz doegsez baiz ok rog ndang. Lumjbaenz yungh maeyw diemjcit bae yw gak cungj bingh in, dwg leihyungh raeujndat caeuq yw bae coigik hezvei, doenggvaq doiq samroen songloh mizok cozyung, diuzcingj gihdij cangdai, sawj doegsez vaqgaij roxnaeuz daj samroen songloh baiz ok rog ndang.

Sam dwg cijdauj yungh yw. Lumjbaenz yungh gij yw diuzheiq leixheiq, yw gaijbiuj daeuj yw bingh roenheiq, yungh gij yw genvei siusig, gij yw nyinh laj siq laj daeuj yw bingh roenhaeux, yungh gij yw leihnyouh doenglimz daeuj yw bingh roenraemx, yungh gij yw siufoeg dingzin, gij yw dingzlwed seng noh haenx bae yw bingh songloh daengj.

5. Cijdauj baujgen ciengxndang

Samroen doengrat dwg diuz roenloh youqgaenj baujcwng ndang vunz gengangh. Samroen doengrat, couhdwg gij goengnaengz roenhaeux、roenraemx、roenheiq ndaej baujciz cingqciengz, cix dien、deih、vunz sam bouh baujciz doengzbouh yinhhengz, vunz couh cawqyouq aen cangdai cangqheiq. Ywcuengh nyinhnaeuz, samroen supnab gij heiq swyenz roxnaeuz gij cingveiz haeux raemx, louz gij ndei de vut gij rwix de, doiq ciengxndang baujgen ceiq youqgaenj. Dajgwn miz amq dwg baujciz gengangh fuengmienh youqgaenj ndeu, lumjbaenz Gvangjsih Bahmaj bouxlaux souhlaux youq ciengxmingh baujgen fuengmienh miz haujlai sizcen gingniemh ndaej hawj daeuj doiqciuq. Gij cujyau dajgwn daegdiemj bouxlaux souhlaux Bahmaj couhdwg co、cab、cai、damh、sien、doengzseiz mbouj genj gwn、mbouj bien gwn、mbouj yinx gwn, gij sibgvenq ndei de doiq baujciz gij roenhaeux doengrat ndang vunz miz cozyung youqgaenj.

Gyonj daeuj gangj, samroen songloh lijlun dwg gij haedsim neiyungz aen gihcuj lijlun Ywcuengh ndawde aen ndeu, samroen songloh naek youq cih "doeng" ndeu. Loz Gyah'anh canghyw Bouxcuengh mizmingz neix youq ndaw 《Binghsa Cimfueng Dozgaij》 couh gangj daengz: "Baenz binghfung sawqmwh dungxraeng, bingh naek yungyiemj, danghnaeuz miz roet ok cix dwg ciudaeuz gitleih bw." Hix couhdwg naeuz, roenhaeux aeu doeng guh swnh; roenheiq aeu doeng, roenheiq mbouj doeng cix heiq mbouj miz banhfap haeuj ok, sengmingh mbouj miz banhfap veizciz. Roenraemx aeu doeng, roenraemx mbouj doeng cix raemx miz haeuj fouz ok, itdingh aeu baenz nyouh bix roxnaeuz foegfouz; lohlungz aeu doeng, lohlungz mbouj doeng miz cix heiqlwed mbouj miz banhfap faen soengq, vunz mbouj miz bouj ciengx haenx. Lohfeiz yaek doeng, lohfeiz mbouj doeng, gij gikcoi caeuq saenqsik ndaw rog ndang vunz fouzfap cienzsoengq. Yawj ndaej raen, doiq samroen songloh daeuj gangj,"doeng" dwg ceiq youqgaenj, it doeng cix bak doeng, samroen songloh doeng cix vunz caeuq diendeih ndaej baujciz doengzbouh bingzyaenx, bouxvunz couh ndaej baujciz gengangh cangdai; samroen songloh mbouj doeng, cix dien、vunz、deih samheiq mbouj ndaej baujciz doengzbouh bingzyaenx, couh yaek baenz bingh caiqlij dai bae.

Cieng Daihseiq   Ywcuengh Ciliuzyoz Gihlij Caeuq Yingyung Yenzcwz

Gaengawq Ywcuengh gihcuj lijlun, ndaw ndang bouxvunz miz song diuz loh fungsaek youq baihndaw gig youqgaenj, couhdwg diuz lohlungz caeuq diuz lohfeiz. Lohlungz、lohfeiz gapbaenz vangjloz, youq biujmienh ndang vunz maedmbe muengxgiet, doengh gij muengxgiet neix couhdwg hezvei. Ndang vunz gij heiq、lwed、cing、raemx daengj yingzyangj youq ndaw roenheiq、roenhaeux vaqseng, doenggvaq gij lohlungz、lohfeiz neix yinhsoengq daeuj bouj ciengx gij dungxsaej ndoknoh. Doengzseiz, diuz lohungz、diuz lohfeiz hix dwg diuz roenloh youqgaenj sezdoeg ciemqhaeuj.

Ciet Daih'it   Ywcuengh Yw'ndawfap Ywbingh Geileix

Ywcuengh yw'ndawfap, dwg cungj fuengfap doenggvaq daj conghbak gwn yw baenz neix dapdaengz ywbingh muzdiz ndeu. Canghyw Bouxcuengh nyinhnaeuz, yw daj bak cigciep haeuj roenhaeux, ginggvaq aen lumz、aen dungx、aen mamx vaqseng, doenggvaq lohlungz、lohfeiz vangjloz faensoengq bae daengz gizbingh, baenzneix miz gij cozyung ywbingh haenx. Youq genj fueng yungh yw gwnzde, aeu ben bingh lwnh yw caeuq doiq binghyaen yw bingh veizcuj, hix gyangjgiuz bencwng lwnh yw, guh gobez ywbingh caeuq ciuq bingh roengz yw. Lumjbaenz cimdoiq doegcangh, genj yungh gofaetyaez、binhlangz、yiyinz daengj yw; doiq fatsa, genj yungh gocazluenz、vagimngaenz、goromj、godiemjbit、lwgrazbya、makmoed daengj yw; doiq binghcwk, genj yungh dienzcaet、cehmakdauz、cikcok、soqmoeg daengj yw; doiq baezfoeg, genj yungh mbaw gorimh、golinzgaeq、godingh、gocaetdoq、songmienhcim daengj yw. Neix dwg doiq binghyaen roengz yw. Youq gwnz giekdaej neix, cimdoiq giembingh mbouj doengz, giethab gij yw ciuq bingh roengz yw, lumj baenz vaiganj binghsa hwngq doeg, bouxbingh conghhoz in lai goj gya ywhozdoeg, gosingbya、 yafaenzlenz、govabieg daengj; ae lai gya rag lwggve'ndoeng、vangzlienzfaex、baekbuq、gooenciq daengj yw.

Ciet Daihngeih   Ywcuengh Yw'ndawfap Linzcangz Yingyung Yenzcwz

Ywcuengh yw'ndawfap dwg ciuq Ywcuengh gihcuj sizcen, boiq yw cujfueng, goen yw gwn sawj de dabdaengz ywbingh muzdiz cungj cungyau ywbingh fuengsik ndeu. Sien saemjcaz binghyaen, duenqdingh ywfap, yienzhaeuh ciuq Ywcuengh yungh yw yenzcwz genj yw, cujbaenz ywfueng. Cujfueng mbouj gvaq geij feih, engqlij miz feih dog, cix ndaej dabdaengz gij yaugoj sawj rengz haemq con, aeu ndei cix yungh hung, ndawde gij ywfueng yinh heiq、byaij lwed、gaij doeg ceiq lai, yinhcienq heiqgih, byaij lwed ciengx lwed, cix heiq lwed diuzhuz, gaenbonj gag maenh. Gaijdoeg, cix sez bae cingq onj, gihdij dauq ndei. Doeng gij vaetgiet de, yinx gij cwk de, supsou gij ndei de, hanhhaed sam bouh, vaqseng cing lwed, cungj dwg doiq binghgih habyungh, sawj ndaej cienz goeng.

Ywcuengh ywrogfap youq yungh yw fuengmienh gyangjgiuz hag yw genj cix rengz hungz, itbuen yungh 3~5 feih yw. Gij Ywcuengh ndawbiengz daih dingzlai yungh gij Ywcuengh ndip haenx bae aeu raemx cinq roxnaeuz dok baenz raemx dwk gwn, siujsoq guh baenz gauh、dan、yienz、sanq roxnaeuz aeu laeuj cimq dwk gwn. Youq gwnz genj yw lai gaengawq itdingh gingniemh genj yw, lumjbaenz "aeu vangz ceih vangz" "aeu ndaem ceih ndaem" "aeu hoengz ceih hoengz" "aeu bieg ceih bieg" "aeu doeg gung doeg" daengj. Ywcuengh yw'ndawfap cujyau baudaengz sam fuengmienh neiyungz lajneix.

It. Doiq Yaen Ciliuz, Ben Bingh Lwnhyw

Gij cungdenj daj baihndaw ywbingh Ywcuengh dwg "yinh" caeuq "bingh". Gij hamzngeih doiq yaen ywbingh, ben bingh lwnh yw dwg ceij cimdoiq gij bingh mbouj doengz, gij binghyaen mbouj doengz haenx bae ywbingh. Ywcuengh nyinhnaeuz, doeg haw baenz bak bingh, miz bingh bietdingh miz yaen, doiq yaen ywbingh gizsaed dwg gij eiqsei ywbingh gouz aeu bonj, binghyaen cawz le, gij bingh de couh gag baenz ndei. Lumjbaenz canghyw Bouxcuengh yw binghcangh, cimdoiq doegcangh genj yungh gofaetyaez、binhlangz daengj. Canghyw Bouxcuengh yw fatsa, cimdoiq doegsa genj yungh vagimngaenz、goromj、lwgrazbya、makmoed daengj. Canghyw Bouxcuengh yw binghcwk, genj yungh dienzcaet、cehmakdauz、cikcok daengj. Canghyw Bouxcuengh yw baezfoeg, cimdoiq doegndat、doegfeiz genj yungh songmienhcim、lienzbuenqmbiengj、mbaw gorimh、gocaetdoq daengj. Doiq bingh vuengzbiu, cimdoiq caep ndat cwk doeg genj yungh yinhcinz、denzgihvangz、gingjhen daengj. Neix cungj dwg doiq binghyaen ywbingh.

Ngeih. Doiqcwngq Ywbingh, Bencwng Lwnhyw

Ywcuengh doiqcwngq ywbingh, bencwng lwnhyw dwg gij boujcung doiqyaen ywbingh fuengfap. Couhdwg youq gwnz giekdaej doiqyaen ywbingh yw gij bonj de, cimdoiq gij binghhyiengh mbouj doengz de, genjyungh di yw ndeu daeuj yw gij byauh de, gaemhanh binghhyiengh. Lumjbaenz vaihgamj binghsa doegndat, conghhoz in cix gya ywhozdoeg、myaeksingbya、nyafaenzlenz、gaeubeizhau. Baez ae cix gya raglwggve'ndoeng、maexvuengzlienz、gorum haemzsamnga、baekbuq、gooenciq. Doiq di bingh deu, in cix gya songmienhcim、gaekgeuh、sisinhdoj、ragmaedleih、ywheu、naengsanhyangh、go'ndukmax daengj. Gyonj daeuj gangj, doiqcwngq ywbingh dwg doiq cujyau binghyienh roxnaeuz cujyau giemcwngq daeuj nda, hoeng cujyau binghyiengh caeuq giemcwngq cix yaek yawj gidij cingzgvang daeuj dingh.

Sam. Ben Bingh Veizcuj, Con Fueng Con Yw

Aeu ben bingh de veizcuj, lai genjyungh con fueng con yw, dwg Ywcuengh yw'ndawfap aen daegdiemj ndeu. Ywcuengh ywbingh lai cujcangh cimdoiq gij binghhraen mbouj doengz, bingh mbouj doengz haenx yungh con fueng con yw. Gaenh geij bi daeuj, con fueng con yw ndawbiengz Bouxcuengh youq gwnz giekdaej diucaz soucomz haenx miz geij cien diuz, deng gvangqlangh yungh youq ndaw linzcangz gak aen gogoh Ywcuengh, ndawde haujlai cungj miz liuzyau cinjdingh haenx. Lumj aen dungx bingh yungh sanhbwzhujdamj、nyadiuznaq、gaeulumx、maenzbaegmbouj. Bingh lauz yungh cazdeih、gaeuhouznou、youzcaiqrin、gooenciq、gaeuling; hoengzbegleih yungh rienggaeqdon、vadauznamh、gaeugimnganz. Ndokraek yungh dien heu deih hoengz、goreiz、gocaetdouj、nywjciepndok、cengzlamz、songmienhcim daengj.

Gyonj daeuj gangj, Ywcuengh yw'ndawfap ndaej genjdanh gaigoz baenz aeu ben bingh veizcuj, lai yungh con fueng, doiq yaen ywbingh, giemgoq cujcwngq. Youq gwnz linzcangz Ywcuengh, haujlai bingh cungj ndaej yungh gij ywrogfap daeuj yw, roxnaeuz youq gwnz giekdaej daj baihrog ywbingh de boiqhab daj baihndaw yw.

Ciet Daihsam   Ywcuengh Ywrogfap Ywbingh Gihlij

Ywcuengh lijlun nyinhnaeuz, ndang vunz dwg aen youjgih cingjdaej ndeu, ndang vunz faen baenz dien、deih、vunz sam bouh, gij heiq dien、deih、vunz sam bouh ndawde heiqdien guenj gyangq, heiqdeih guenj swng, heiq vunz guenj huz, samheiq neix doengzbouh yinhhengz, dungxsaej ndok noh heiq lwed gunghnwngz cingqciengz, samroen songloh doengrat, seiqguengq daengx ndang ndaej boujciengx, ndang vunz cawqyouq gengangh cangdai. Gij gihci baenz bingh bouxvunz fat bingh cujyau dwg aenvih doeg rwix ciemqhaeuj roxnaeuz ndang haw ndawde sengbaenz doegsez cauhbaenz dien、deih、vunz sam bouh heiq neix mbouj ndaej doengzbouh yinhhengz, dungxsaej ndok noh heiqlwed goengnaengz mbouj cingqciengz, samroen songloh mbouj doengrat, seiqguengq daengx ndang mboujndaej nyinhciengx cix fat bingh. Ywcuengh ywrogfap ywbingh geileix dwg doenggvaq moux di ywrogfap gidij hab'wngq haenx cozyung youq muengxgiet (hezvei) lohlungz、lohfeiz ndang vunz biujmienh cauxbaenz haenx. Yienghneix couh doiq ndang vunz miz coigik, doenggvaq lohlungz、lohfeiz conzdauj, gujvuj ndang vunz cingqheiq, cawzsez baizdoeg, hoizfuk dien、deih、vunz samheiq doengzbouh, cingqciengz fazveih gij goengnaengz dungxsaej、ndoknoh、heiqlwed, bingzyaenx heiqlwed, sawj samroen songloh doengrat, sawj ndang vunz gak aen buvei gunghnwngz hoizfuk cingqciengz, baenzneix couh coisawj bingh haemq ndei roxnaeuz ndei liux.

Ywcuengh ginggvaq ciengzgeiz fanfoek linzcangz sizcen, cugbouh dajcauh cauhmoq gij ywbingh fuengfap cimcamz、diemjcit、ciemzguenq、gvetsa、gingnyinz daengj ywrogfap neix, youq aen ndang vunz biujmienh lohlungz、lohfeiz mbangj di heiq comz buvei (hevei) haenx ywbingh, diuzcez caeuq doengh gij heiqlwed ndang vunz, demgiengz gij naengzlig dingj bingh ndang vunz, gyavaiq sezdoeg vaqgaij roxnaeuz baiz ok rogndang bae, sawj dien、deih、vunz samheiq dauqfuk doengzbouh cix dabdaengz aen muzdiz ywbingh.

Ciet Daihseiq　Ywcuengh Ywrogfap Linzcangz Yingyung Yenzcwz

Youq ciengzgeiz yihliuz sizcen ndawde, youq ywbingh fuengzbingh fuengmienh, Ywcuengh gig yawjnaek yungh gij fuengfap daj baihrog ywbingh, caemhcaiq sughangz yungh ywrogfap daeuj fuengzbingh ywbingh. Neibingh vaihceih, vaihbingh vaihceih, dwg Ywcuengh linzcangz cungj daegsaek caeuq diemjrongh hung ndeu. Ywcuengh ywrogfap neiyungz fungfouq lai saek, lumjbaenz Ywcuengh cimfap、citfap、gvetfap、oepnemfap、ywguenqfap、roemz swiq ywfap、 diemjhez ywfap、din swiq ywfap daengj, youq gwnz linzcangz gak goh lai cungj bingh ywbingh gvangqlangh wngqyungh, hoeng youq ndaw gocwngz yinhyungh Ywcuengh ywrogfap ywbingh de, itdingh aeu ciuqei gij yenzcwz lajneix cij ndaej daengz ceiq ndei ywbingh yaugoj.

It. Ben Bingh Lwnh Yw

Ben bingh lwnh yw dwg doenggvaq "seiq cinj" soucomz gij linzcangz binghcingz swhliu, yienzhaeuh cunghab faensik doengh gij swhliu neix, duenhdingh bingh gij binghsingq caeuq binghvei de, caemhcaiq giethab cujcwng doekdingh binghmingz, ceihdingh bingh gij ywbingh yenzcwz de daeuj guh linzcangz ywbingh. Ywcuengh linzcangz giengzdiuh ben bingh lwnh yw, cujyau dwg yw faencing bingh gij binghyaen singqcaet de. Ywcuengh nyinhnaeuz gij yinhsu baenz bingh haenx cujyau baudaengz fung、saep、sa、cangh、guj、doeg daengj, youq ndaw linzcangz ywbingh, mboujlwnh dwg yungh gij yw'ndawfap roxnaeuz ywrogfap yw cungj aeu sien faencing gij binghyaen singqcaet haenx, menhcij cimdoiq binghyaen singqcaet ywbingh. Gij binghyaen singqcaet dwg cujyau gaengawq gietdingh ywbingh yenzcwz caeuq gij cujfueng yunghfap haenx. Ndigah ywbingh gaxgonq itdingh aeu faencing bingh gij binghyaen singqcaet de.

Ngeih. Ben Cwng Lwnh Yw

Ywcuengh hix miz aen gainen cingq, youq ndaw linzcangz giengzdiuh ben bingh veizcuj, ben cwng guh bangbouj. Ywcuengh nyinhnaeuz cwng dwg bouxbingh youq ndaw gocwngz bingh daengx ndang canggvang gij cunghhoz fanjyingj haenx, itbuen caenh ben yaemcwng caeuq yiengzcwng, roxnaeuz heuhguh yaemhoengh yiengznyieg cwng caeuq yiengzhoengh yaemnyieg cwng. Moix cungj bingh youq mbouj doengz seizgeiz, mbouj doengz ndangbingh cungj gojnwngz biujyienh baenz yaem cwng roxnaeuz yiengz cwng, caemhcaiq youq itdingh diuzgen lajde yaem cwng ndaej cienjvaq baenz yiengz cwng roxnaeuz yiengz cwng ndaej cienjvaq baenz yaem cwng. Neix dwg youz gij doegsez ndaw ndang vunz caeuq cingqheiq gij doucwngh cangdai cingqheiq youq doengz it cungj bingh mbouj doengz gaihdon, roxnaeuz youq mbouj doengz bingh ndaw ndang miz mbouj doengz caeuq cienjbienq soj cauhbaenz. Youq mwh linzcangz ywbingh Ywcuengh giengzdiuh ben bingh veizcuj, ben cwng cix dwg gij canhgauj youqgaenj cawqfueng yungh yw haenx, ndigah mwh ywbingh aeu ciuqei aen yenzcwz ben bingh veizcuj, bencwng bangbouj neix.

Sam. Yiemzgek Gaemdawz Gij Bingh Habngamj Ywcuengh Ywrogfap

Ywcuengh ywrogfap cungjloih lai yiengh, gij bingh linzcangz habngamj haenx haemq gvangqlangh, hoeng hix yaek miz boux canghhyw linzcangz youq ndaw linzcangz wngqyungh haemq seizbienh, danghnaeuz mbouj ndaej yiemzgek ciuq moux cungj gidij ywrogfap gij bingh habngamj haenx genjyungh gij yw fap habdangq, mboujdan yaek yingjyangj ywbingh yaugoj, lij aiq cauhbaenz saek di hougoj mbouj ndei. Lumjbaenz naengnoh fat nong nouhyag, yungh cimcamz daeuj baiznong roxnaeuz cuengq lwed baiz doeg ywfap yaek ndaej daengz liuzyau haemq ndei, hoeng danghnaeuz genj gvetsa ywfap ciengzseiz ndaej miz cozyung doxfanj, couh yaek gyanaek naengnoh gamjyiemj、nouhyag. Ndigah, youq ndaw gocwngz linzcangz ywbingh, aeu yiemzgek gaemdawz gij bingh hab'wngq caeuq gij bingh gimqgeih gidij ywrogfap, genj aeu gij ywrogfap ceiq habngamj haenx bae ywbingh, cij ndaej daengz ywbingh yaugoj ceiq ndei.

Seiq. Yawjnaek Yinhyungh Cunghab Ywfap

Youq ndaw gocwngz linzcangz ywbingh, Ywcuengh giengzdiuh yungh lai lienz, gyoebhab ywfap ywbingh. Youq haujlai cingzgvang lajde, moux cungj gidij Ywcuengh ywrogfap cij dwg bingh gyoebhab ywbingh ndawde bouhfaenh ndeu, wngdang giethab gij saedsaeh cingzgvang boux miz bingh, lienzhab yungh gizyawz soujduenh bae daj baihrog yw roxnaeuz daj baihndaw yw. Danghnaeuz doiq bouxbingh nohhwet lauzsonj de yungh soujfaz yw gizbu binghcauq bae hoizsoeng binghyiengh, doengzseiz vih dabdaengz aen muzdiz ywbingh gouz bonj, ndaej gya cimfap roxnaeuz citfap doiq saek di hezvei giengzcangq boujik haenx guh cim roxnaeuz cit, yienghneix ciengzseiz ndaej miz yaugoj saeh buenq goeng boix.

Cieng Daihhaj Ywcuengh Ywbingh Yenzcwz Caeuq Fuengfap

Ywcuengh ywbingh yenzcwz, couhdwg cicwz, dwg ceij Ywcuengh youq mwh ywbingh soj ciuqei gihbwnj fazcwz. De dwg youq Ywcuengh yaem yiengz guh goek、 samheiq doengzbouh、samroen songloh、ben bingh ben cwng daengj lijlun cijdauj lajde ceihdingh aen cungjdaej fuengyiengq ywbingh. Ywbingh yenzcwz doiq gij laebfap、cawqfueng caeuq yungh yw linzcangz gak goh miz bujben cijdauj yiyi haenx. Ywbingh fuengfap couhdwg yw fap, dwg ceij gij gidij fuengfap ywbingh. Ywbingh yenzcwz caeuq gidij ywbingh fuengfap mbouj doengz, ywbingh yenzcwz dwg cimdoiq gij linzcangz binghcwng haenx guh cungj ywbingh aen fazcwz de, dwg gij cungjcwz yungh daeuj cijdauj dinghlaeb ywbingh fuengfap. Hoeng gij yw fuengfap de cix dwg gij gidij fuengfap cimdoiq moux cungj gidij bingh roxnaeuz moux cungj loihhingz binghcwng soj yungh, dwg ceihcwz gidijva. Ndigah, mboujlwnh cungj gidij ywbingh fuengfap lawz, cungj dwg coengzei itdingh yenzcwz ywbingh. Youq ywbingh yenzcwz cijdauj baihlaj, gojyij miz lai cungj gidij yw fap. Lumjbaenz diuzheiq, geiq ndaej yungh cimgiuj diuzheiq, hix ndaej yungh yozvuz diuzheiq, lij ndaej yungh gigungh roxnaeuz gizyawz fuengfap diuzheiq. Youq ndaw gocwngz linzcangz lwnh yw, laebdingh ywbingh yenzcwz caeuq genj yungh gij ywbingh fuengfap, doiq daezsang ywbingh yaugoj miz yiyi gig youqgaenj.

Ciet Daih'it Ywbingh Yenzcwz

Binghvanh miz lai cungi lai yiengh, binghhleix bienqvaq gig fukcab, caemhcaiq binghcingz mbaeu naek menh gip、seizgan caeuq diegdeih mbouj doengz、nienzgeij caeuq bouxvunz mbouj doengz daengj yinhsu, doiq binghcingz hix miz yingjyangj mbouj doengz. Ndigah, aeu daj gij yienhsiengq bingh fukcab lai bienq ndawde rox bingh ra goek, gaemdawz goek bingh, yw bingh ra goek, yawj goek bae yw, yungh ywfap doxwngq, diuzcingj gij yaem yiengz aenndang saetdiuz de, hawj de hoizfuk doxbingz, dajneix ndaej daengz aen muzdiz ywbingh. Ywcuengh ywfap cujyau miz diuzheiq、gaijdoeg、boujhaw、doengrat、supmaenh、yaem yiengz doxbingz、diuzleix heiqlwed、goek bingh caeuq yiengh bingh cungj goq、sam yaeu caemh yw daengj.

It. Diuzheiq

Diuzheiq dwg youq gwnz giekdaej Ywcuengh doiq heiq gij yinsiz haenx cix daez okdaeuj gij ywbingh yenzcwz haenx, couhdwg doenggvaq gak cungj gidij ywbingh fuengfap, lumjbaenz cimgiuj、ciemzguenq、diuqfoux、gigungh、yozvuz daengj, diuzcez、gikfat roxnaeuz roileix gij gigih bouxvunz, baenzneix dabdaengz aen muzdiz ywbingh. Gij yenzcwz diuzheiq neix cujyau habyungh youq yw gij bingh heiqcik、heiqnyig、heiqloemq、heiqbix、heiqduet daengj heiqgei yinhhengz labluenh caeuq heiqhaw daengj caeuq "heiq" doxgven haenx. Heiqcik cix hab hengz gij heiq de, heiqnyig cix hab gyangq gij heiq de, heiqloemq cix hab swng gij heiq de, heiqbix cix hab hai gij heiq de, heiqduet cix hab gyamaenh gij heiq de, heiqhaw cix hab bouj gij heiq de, neix dwg diuzheiq cungj yenzcwz.

Ywcuengh doiq yinhyungh diuzheiq miz lizsij gyaeraez, miz conhgyah nyinhnaeuz, youq Gvangjsih Vujmingz Majdaeuz gij cinghdungzcinh Sihcouh moh ciuhgeq oknamh haenx caeuq gij yinzcinh Gveigangj Lozbozvanh Hanmoh oknamh haenx dwg gij cimcamz hongdawz boux Lozyez ciuhgeq de, diuzheiq dwg gij yunghcawq de aen ndeu.

Ywcuengh nyinhnaeuz, binghheiq dingzlai biujyienh baenz gij bingh in roxnaeuz goengnaengz gazngaih, lumjbaenz gyaeujin、fungsaep ndok in、laemxdwk caeuq yonjcujciz sieng aeu sieng heiq veizcuj, yw bingh fuengmienh aeu cimgiuj、camzlwed、ciemzguenq、gigungh、dazyinx daengj fuengfap diuzheiq, sawj heiqgei doengret, goengnaengz hoizfuk cingqciengz. Ywcuengh youq gwnz linzcangz haemq ciengzseiz yungh gij diuzheiq fuengfap de miz maeyw diemjcit、cuengq lwed、gvetsa、cimdeu、mengcim yw'gvan ciemzguenq、ywbangq mboengj daengj. Dangyienz, diuzheiq lij mbouj hanh youq mboujdwg yozvuz ywfap, haujlai gij yw miz diuzleix heiqgei gunghnwngz haenx hix ndaej yungh, lumjbaenz gij yw 《Cungguek Ywcuengh Yoz》 soj lied haenx couh miz go'ndukmax、doengjbya、 hozlozrin、golinxvaiz、gosipraemx、vasamcimj、gocidmou、makmaed、batnyiedcaq、 cinzyanghdoj、gohinghenj、gosahyinz、makga、ginghgun daengj, ndaej gaengawq binghcingz genj yungh.

Ngeih. Gaijdoeg

Gaijdoeg dwg gij ywbingh yenzcwz youq gwnz giekdaej Ywcuengh doiq doeg gij yinsiz de cix daez okdaeuj haenx, couhdwg doenggvaq yw roxnaeuz gizyawz soujduenh gyaep cawz doegsez, yawhbienh dabdaengz aen muzdiz ywbingh, cujyau yungh youq yw gij bingh gak cungj dengdoeg caeuq mouxdi doeg yawj mbouj raen de yinxhwnj haenx. Daj gvangjyi daeuj gangj, haujlai bingh cungj dwg youz doeg yinxhwnj, ndigah gaijdoeg ywbingh yenzcwz habyungh youq haujlai bingh, lumjbaenz binghfatsa hab gaij doegsa、binghcangh hab gej doegcangh、binghcumx hab gaij doegcumx、binghnit hab gaij doegnit、binghndat hab gaij doegndat daengj. Gij fuengfap gejdoeg haenx miz lai cungj lai yiengh, lumjbaenz gij doxgaiq doeg daj roenhaeux haeuj bae, ndaej yungh coi rueg、yinx siq、swiq dungx daengj. Daj roenheiq suphaeuj ndaej yungh swiq ndaeng、riengxbak roxnaeuz mokvaq. Daj naengnoh haeuj cix ndaej aeu deu gvet cuengqlwed; lij ndaej yungh gij yw daeuj gwn、guenq saej; dengdoeg gouqgip lij ndaej giethab cingmeg hawj yw daengj.

Ywcuengh doiq gaijdoeg yungh miz lizsij gyaeraez. 1976 nienz, boux guh hong gaujguj youq Gvangjsih Gveiyen (seizneix Gveigangj Si) Lozbwzvanh moh Handai oknamh dih mbaw doenghgo byauhbwnj, ginggvaq gamqdingh dwg dezdunghcingh, dwg gij yw cing ndat gaij doeg Ywcuengh ciengzseiz yungh haenx. Ywcuengh gvendaengz yw doeg caeuq yw gaijdoeg gij cihsiz haemq lai, hix yaenqcingq le gij Ywcuengh gaij doeg ywbingh fazcwz haenx ndaej cauxbaenz dwg miz baengzgawq.

Gaijdoeg ndaej doenggvaq yozvuz cozyung daeuj saedyienh, lumjbaenz yw bingh "baezdoeg" ndaej yungh saensien golinzgaeq、vagimngaenz、raggyoij、 dienzcaet、faenzgaehhenj daengj dubyungz daj baihrog oep giz bingh, aeu daeuj

gaijdoeg cawz sez, baiz nong seng noh. Yungh go'gyaujgujlanz、ragdugbya、
ngumxlienz、sipndangj、gaeunguenx、gaeuhenj daengj yungh youq baihrog,
ndaej yw mbangj di bingh doegsez cauhbaenz haenx. Ywcuengh youq mwh yw
doegsingqbingh seiz mboujdan haeujsim gyaep cawz doegsez, lij louzsim giemgoq
cingqheiq, yungh gij yw roxnaeuz gijgwn fuzcingq gyaep doeg haenx bae gung bouj
giem yungh.

Ywcuengh gaengawq gij singqcaet、daegdiemj、cungjloih、doegsingq de hung
iq, yungh baenz buek gaijdoeg fuengfap, caemhcaiq cungjgez le haujlai gij linzcangz
gingniemh mizyauq. Lumjbaenz yungh binhlangz、nyagajgoep、nya'nyungz daeuj
fuengz caeuq gaij doegcangh, yungh yinzyangh、sienghhoz fuengz doegguj, aeu
rag go'gyoij yw gimrin dengdoeg, aeu gozvah、rag go'gyoij、naeng gocueng、raemx
lauxbaeg daeuj gaij laeujdoeg cwk youq ndaw ndang de, aeu suenq ndip gaij gijgwn
dengdoeg, aeu sien mbawgyoij、ganj go'gyoij gaij makgak dengdoeg, aeu hing ndip
gaij mungzbya dengdoeg, aeu raggukgaeq、byaeknok gaij sawzmiz dengdoeg, aeu
gaeuoenmeuz、gaeuvuengzlienz、songmienhcim、fuengzfung、lwgrazbya、hing gaij
doegsa, aeu vadauznamh、goujcaengzlaeuz、rwzguk、ragguknamh、vanaebieg、
ywjlinxngwz、yungzvuengz daengj yw ngwzdoeg haebsieng.

Cawz yozvuz caixvaih, haujlai gij mbouj aeu yozvuz ywfap haenx hix miz
itdingh gaijdoeg cozyung, lumjbaenz gvetsa、cuengq lwed daengj ndaej gaij doeg
hujndat haenx, gij ywmbok ciemzguenq ndaej gaij doegcumx, coi rueg ndaej gaij
gijgwn dengdoeg daengj.

Sam. Boujhaw

Boujhaw, couhdwg yungh gijgwn, yw roxnaeuz gij ywfap wnq miz nyinhbouj
cozyung haenx, bae yw bingh hawnyieg, yawhbienh dabdaengz aen muzdiz boujhaw
de. Ywcuengh boujhaw yenzcwz cujyau habyungh youq gij bingh haw, baudaengz
bouj heiq、bouj lwed、bouj cing、bouj raemxyig、bouj yaem、bouj yiengz daengj.
Mwh miz bizyau de gojndaej caeuq gaijdoeg ywbingh yenzcwz doengzseiz yungh,
aeu daeuj guh daengz boujhaw caeuq gaijdoeg gyoeb yungh, daezsang gij yaugoj

ywbingh.

Linzcangz yinhyungh boujhaw ywbingh yenzcwz seiz wngdang louzsim gij yenzcwz lajneix: It dwg sijsaeq faenbied cwngqhaw; ngeih dwg faen doeg cingq song fueng youq doucwngh ndawde gij diegvih caeuq cingzgvang hoengh baih haenx, gietdingh yinhyungh fuengsik gonqlaeng caeuq cuj sw de; sam dwg louzsim boujhaw mbouj louz (bang) doeg, siu doeg gaej sieng cingq.

Ywcuengh doiq sizliuz boujhaw yinhyungh haemq bujben, nyinhnaeuz mbangj di sanhcinh yejvei aenvih hungmaj youq ndoeng laeg, daej gij heiq diendeih de nyinhciengx ceiq lai, gij rengz boujhaw de haemq ak di. Doengzseiz, ciuhgeq Ywcuengh boujhaw ciengzseiz yungh yw doenghduz, nyinhnaeuz vunz dwg doenghduz lingz de, doengz heiq doxgouz, aeu gij doxgaiq miz lwed noh miz cingz haenx daeuj boujhaw ceiq mizyauq. Lumjbaenz yw bingh bwtlauz ae nanz、ciuzndat caeghanh、myaiz ndawde daiq lwed yungh caekleknaz aeuq bwtmou gwn, yw bingh rongzva nit mbouj daiqndang ciengzseiz yungh nohyiengz、noh roeglaej caeuq go ngaihmwnj sienoiq daengj aeuq dwk gwn. Banh Siuvwnz gyausou boux conhgyah Ywcuengh mizmingz, gozyih daswh haenx nyinhnaeuz "fuz cingq boujhaw, itdingh aeu boiq yungh gij doxgaiq lwednoh haenx" dwg gij daegdiemj Ywcuengh ndawde aen ndeu.

Boujheiq yungh youq gij bingh heiqhaw dan'it haenx. Aenvih gij heiq ndang vunz sengbaenz cujyau dwg daj gij cingheiq siendien aen mak vaqseng, caeuq gij heiq haeuhdien aen beiz aen dungx caeuq aen bwt vaqseng de daeuj, sojlaiz gij cungdenj boujheiq de dwg nyinh bouj aen mak、aen lumz、aen dungx、aen bwt, gikfat doengh gij sengleix gunghnwngz dungxsaej neix, yawhbienh gyagiengz gij heiq de vaqseng, ndawde daegbied dwg yawjnaek bouj gij heiq aen beiz aen dungx.

Boujlwed yungh youq gij bingh lwed haw dan'it haenx. Aenvih lwed dwg daj raemx haeux cing heiq ndawde daeuj, caeuq beiz、dungx、mak、sim、daep daengj gij goengnaengz dungxsaej gvanhaeh gig maedcaed, ndigah youq ndaw gocwngz yw bingh boujlwed, aeu louzsim bouj doengh gij sengleix gunghnwngz dungxsaej neix. Aenvih raemx haeux cing heiq dwg daj ndaw aen dungx aen beiz vaqseng daeuj, sojlaiz boujlwed daegbied yawjnaek bouj ciengx beizvei.

Boujcing cujyau yungh youq gij bingh makcing veihaw haenx. Gij makcing veihaw itbuen biujyienh baenz gij gazngaih hungmaj, seng lwg naengzlig daemq, caeuq mbouj yinh、mbouj yug、caengz laux cix geqgoem gonq daengj, linzcangz doiq cungj bingh neix wnggai gya bouj gij cingmak ywbingh haenx.

Yienhdaih Ywcuengh doiq binghhaw lai dwg yozbuj caeuq sizbuj doxdoengz yungh, caemhcaiq mboujdan hanh youq yinhyungh sizbuj. Cawz sizliuz、yozvuz boujhaw caixvaih, cimgiuj、maeyw diemjcit、duihnaz anqmoz daengj hix dwg gij fuengfap ciengzseiz yungh.

Seiq. Deudoeng

Samroen songloh aeu doeng guh yungh, deudoeng yenzcwz cujyau habyungh youq mbangj di bingh samroen songloh saeklaengz mbouj doeng haenx, lumjbaenz ae cuenj myaiz ndat lai saek haenx hab deu doeng roenheiq, dungxraeng、dungxciengq、haexgaz daengj hab deudoeng roenhaeux, foegfouz、nyouh mbouj doengrat daengj hab deudoeng roenraemx, fatsa、bingh in hab deudoeng lohlungz lohfeiz gigih daengj. Ywcuengh nyinhnaeuz, samroen songloh doengret ndaej baujciz yaem yiengz bingzyaenx, samheiq doengzbouh, couhdwg hai ok diuz roen doeng daengz ndang cangq roxnaeuz fukcangq haenx.

Haj. Soumaenh

Samroen songloh aeu doeng guh yungh, hoeng hix mbouj ndaej gamhanh mbouj maenh. Soumaenh ywbingh yenzcwz cujyau yungh youq samroen songloh mbouj gamhanh caeuq vad duet saetgimq haenx, lumjbaenz duet hanh、gyoenj conh、loemqlwed、nyouh saetgimq、laeuhcing daengj. Soumaenh ciengzseiz yungh di yw sousaep ndeu, lumjbaenz makvengj、maknim (mak dauzginhniengz)、naeng mak sigloux、naeng gocin、ndukmaegyiz、aen moedlwngj daengj, hix boiqhab sawjyungh di yw swngdaez ndeu, lumjbaenz vangzgiz、swngmaz daengj. Gij binghcwng lohlungz ok lwed haenx hix habyungh gij ywbingh yenzcwz soumaenh de, sojmiz gij cosih caeuq yw dingz lwed cungj dwg gij gidij yinhyungh soumaenh ywbingh yenzcwz, gyamaenh couh lwed gvi lohlungz cix mbouj yaed ok rog.

Roek. Bingzyaenx Yaemyiengz

Bingzyaenx yaem yiengz dwg gaengawq aen lijlun yaem yiengz guh goek Ywcuengh laebdingh haenx. Bingh fatseng daj goekgaen daeuj gangj dwg yaem yiengz sienghdui bingzyaenx deng buqvaih, okyienh bien hoengh bien nyieg le cij cauhbaenz, ndigah diuzcingj yaem yiengz, bouj bien gouq loek, hoizfuk gij cingqciengz sienghdui bingzyaenx de dwg aen gaenbonj yenzcwz linzcangz ywbingh ndeu. Yinhyungh diuzcingj yaem yiengz yenzcwz youh miz "gemjnoix gij youxyawz de" caeuq "bouj gij mbouj gaeuq de" song aen fuengmienh.

1. "Gemjnoix gij youxyawz de"

Doiq gij yaem yiengz bien hoengh, couhdwg gij bingh yaem roxnaeuz yiengz fueng ndeu hoengh lai youxyawz haenx, linzcangz ndaej yungh gij fuengfap "gemjnoix gij youxyawz de" haenx bae ywbingh. Lumjbaenz gij bingh saednat yiengzndat hwnghoengh, wnggai "yw ndat aeu nit", couhdwg yungh gij fuengfap "ndat cix nit de", bae cingsiq gij yiengzndat de. Doiq gij bingh saednit hoengh youq baihndaw haenx, wnggai "yw nit aeu ndat", couhdwg yungh gij fuengfap "nit cix ndat de", aeu gij raeuj de bae sanq gij yaemnit haenx.

Aenvih yaem yiengz doiqdingj, youq yaem yiengz bien hoengh binghbienq ndawde, fueng ndeu bien hoengh ciengzseiz ndaej cauhbaenz lingh fueng mbouj cuk, couhdwg yiengzndat hwnghoengh ngaih siedsieng yaemyig, yaemnit bien hoengh yungzheih sieng heiq yiengz, ndigah youq mwh diuzcingj yaem roxnaeuz yiengz bien hoengh, lij wnggai louzsim miz mbouj miz gij cingzgvang yaem roxnaeuz yiengz bien hoengh doxwngq haenx, danghnaeuz gaenq miz sienghdui fueng ndeu bien nyieg, couh wngdang giemgoq gij mbouj gaeuq de, habdangq boiqhab aen fuengfap fuzyiengz roxnaeuz ikyaem haenx.

Doiq gij binghcwng nitndat gyaucab yaem yiengz song hoengh binghleix cauxbaenz neix, ndaej yungh cungj fuengfap yw nit caeuq yw ndat gyoeb yungh, bae siucawz gij binghleix yaem hoengh caeuq yiengz hoengh haenx.

2. "Bouj gij mbouj gaeuq de"

Doiq yaem yiengz bien nyieg, couhdwg yaem roxnaeuz yiengz mbiengj ndeu haw baih mbouj gaeuq haenx, linzcangz ndaej yungh cungj fuengfap "bouj gij mbouj cuk de" neix bae ywbingh. Danghnaeuz yaemhaw mbouj ndaej ceih yiengz, ciengzseiz biujyienh baenz gij haw ndat binghcwng yaemhaw yiengzhwng haenx, wngdang aeu nyinhyaem daeuj ceih yiengz. Aenvih yiengzhaw mbouj ndaej ceihyaem, ciengzseiz biujyienh baenz gij binghcwng nithaw yiengzhaw yaemhoengh haenx, wnggai bouj yiengz daeuj ceih yaem. Gij yaem nyieg yiengz nyieg de cix wngdang song bouj yaem yiengz, hix dwg cungj neix.

Gij gidij fuengfap bingzyaenx yaem yiengz miz lai cungj lai yiengh, cawz aeu yw daeuj ywbingh caixvaih, lij ndaej yungh cimgiuj、gingnyinz duihnaz daengj.

Caet. Diuzleix Heiq、Lwed、Raemx、Cing Ndawde Dih Gvanhaeh

1. Diuzleix heiq caeuq lwed dih gvanhaeh

Youq gwnz giekdaej Ywcuengh heiqlwed lijlun laebdingh gij ywbingh yenzcwz, heiqlwed youq swnghlij fuengmienh dox bangcoh, youq binghleix fuengmienh dox yingjyangj, bingh sawj heiqlwed doxdaengh gvanhaeh saetdiuz, diuzlij heiqlwed couhdwg diuzcingj gij gvanhaeh heiqlwed mbouj bingzyaenx, yawhbienh hoizfuk gij heiqlwed doxdaengh.

2. Diuzleix heiq caeuq raemx (raemxyig) dih gvanhaeh

Heiq caeuq raemxyig doengzyiengh miz gij gvanhaeh sengleix fuengmienh gangjhuz miz leix fuengmienh dox coicaenh, binghleix fuengmienh dox yingjyangj, ndigah mwh ywbingh mizgven de aeu diuzleix song yiengh gvanhaeh. Heiqhaw cauhbaenz raemxyig sengbaenz mbouj gaeuq de, aeu bouj heiq sengraemx. Heiqhaw, heiqcik cauhbaenz raemxyig mbouj ndaej cingqciengz yinhhengz, vaqseng raemx cumx、myaizsud haenx, aeu bouj heiq, hengz heiq bae doidoengh raemxyig yinhhengz, yawhbienh vaqgaij raemx cumx、myaizsud. Heiq mbouj soumaenh cix hawj raemxyig deng doek, hab bouj heiq sup raemx. Danghnaeuz raemx dingz yinxhwnj heiq laengz, youq yw raemx cumx、myaizsud, doengzseiz wnggai gyagiengz hengz heiq, yawhbienh doidoengh raemxyig yinhhengz cix vaqgej raemx cumx、myaizsud. Danghnaeuz heiq riengz raemxyig duet ok rog, couh hab bouj heiq maenhduet.

3. Diuzleix heiq caeuq cing dih gvanhaeh

Swnghlij fuengmienh heiq ndaej doidoengh gij cing de daehsoengq yinhhengz, song yiengh neix youh ndaej dox vaqseng. Ndigah youq binghleix fuengmienh heiq cwk ndaej cauhbaenz cing baiz ok mbouj doengrat, okyienh cing baiz ok gazngaih, yw gij bingh neix hab hengz heiq soleih cingheiq; cingvei mbouj ndaej vaqseng heiq cauhbaenz heiqhaw, heiqhaw mbouj ndaej seng cing ndaej cauhbaenz cingvei, doeklaeng okyienh cingheiq songvei, yw gij bingh neix hab bouj heiq caeuq dienz cing gyoeb yungh.

4. Diuleix cing、lwed、raemx (raemxyig) dih gvanhaeh

Cing lwed dox vaqseng, ndigah ywbingh lwedhaw youq mwh bouj lwed doengzseiz wngdang louzsim bouj cing, cingvei de youq mwh bouj cing doengzseiz wngdang louzsim bouj lwed, yawhbienh coicaenh gij lwed cing haenx dox vaqseng. Doengz leix, raemxyig caeuq lwed hix dwg dox vaqseng, binghleix fuengmienh ciengzseiz raemxlwed doengz bingh, sojlaiz yw gij bingh raemxlwed veisied, hab bouj lwed daeuj ciengx raemxyig roxnaeuz ciengx lwed daeuj seng raemxyig.

Bet. Binghyaen Caeuq Binghyiengh Giemgoq

Binghyaen caeuq binghyiengh gapbaenz le bingh yinhgoj gvanhaeh. Gij binghyaen haenx cujyau dwg ceij gij bingh daj baihrog biujyienh de, yungzheih yawj ndaej raen. Hoeng binghyaen caegndoj youq baihndaw de, ciengzseiz mbouj yungzheih caz cingcuj, caemhcaiq cujdauj gak cungj binghyiengh mizok, miz yiengh binghyaen lawz couh aiq miz okyienh binghyiengh lawz, miz mbangj bingh caeuxgeiz mbouj miz binghyiengh, hoeng cungj yaek okyienh binghyiengh. Ndigah, gij yenzcwz ywbingh bingzciengz dwg cimdoiq binghyaen cix ywbingh, hoeng youq cingzgvang daegbied lajde cix wnggai aeu hoizsoeng binghyiengh veizcuj, hix couhdwg naeuz mwh ywbingh gawq aeu ciuq aen yenzcwz cimdoiq binghyaen cix ywbingh, hix aeu faen naek mbaeu gip menh, bizyau seiz aeu yw binghyiengh veizcuj.

1. Binghcingz gipndaek sien hoizsoeng binghyiengh

Youq itbuen cingzgvang lajde, binghyiengh gij cujyau mauzdun de dwg binghyaen, hoeng mbouj dwg binghyiengh, cimdoiq binghyaen ywbingh dwg aen yenzcwz gaenbonj ndeu. Hoeng youq ndaw gij bingh fukcab lai bienq, ciengzseiz miz mauzdun cujsw diegvih de bienqvaq, ndigah youq ywbingh fuengmienh couh miz gonqlaeng gipmenh faenbied. Danghnaeuz youq ndaw bingh fazcanj gocwngz okyienh le binghyiengh youqgaenj, binghyiengh daiq gip, mbouj gibseiz gaijgez cix yaek sienghaih daengz gij sengmingh bouxbingh haenx seiz, couh wngdang yungh aen yenzcwz sien yw binghyiengh neix, sien yw binghyiengh le cij yw binghyaen. Lumjbaenz bouxbingh ok lwed daiq lai, mboujlwnh de dwg cungj oklwed lawz, cungj wnggai yungh cungj banhfap wngqgaep bae sien dingz lwed, caj lwed dingz le binghcingz ndaej hoizswnh le caiq yw binghyaen; roenheiq miz doxgaiq wnq saekred wnggai sien doeng roenheiq gonq. Boux nyouh bixhaep wngdang sien doeng diuz roenraemx gonq. Boux indot haenq de goj ndaej sien hoizsoeng indot. Boux fatndat sang de sien gyangq dijvwnh. Caj binghcingz hoizsoeng le, caiq cimdoiq gij binghyaen de ywbingh.

Yw binghyiengh dan dwg youq wngqgip cingzgvang lajde gij fuengfap camhseiz yungh haenx, hoeng ywbingh cij dwg gij goekgaen gaijgez binghhaih. Yw binghyiengh vanjgaij le binghcingz, engqlij sien bauj ndaej sengmingh, vih yw binghyaen cauh ok le diuzgen mizleih, gij muzdiz de vanzlij dwg vihliux engq ndei bae ywbingh. Yw binghyiengh dancij dwg gij fuengfap camhseiz yungh haenx, gangj daengz daej bae yaekaeu doiq binghyaen ywbingh, cawz bae binghyaen.

2. Bingh soeng seiz yw binghyaen veizcuj

Youq itbuen cingzgvang lajde, ywbingh bietdingh aeu gaemdawz binghhaih bonjcaet, cimdoiq gaenbonj yienzaen bae yw, cij ndaej gaijgez gij gaenbonj yienzaen de. Lumjbaenz bingh bwtlauz, nonlauz sieng daengz ndaw ndang, hawj yaemhaw ndat ndaw、feizhaw lag aen bwt、fatndat daemq、hozhawq、haj sim nyapndat、goknaj hoengz daengj binghyiengh seiz, ae dwg bingh gij binghyiengh de, nonlauz sieng baihndaw, yaemhaw nat youq baihndaw, hujhaw log bwt dwg gij binghyaen goekgaen de. Ndigah mwh ywbingh couh mbouj wnggai dan yungh dingz ae cawz myaiz daeuj yw binghyiengh, cix wnggai lai roengzrengz bae gyaep gaj nonlauz, yinhyaem nyinhbwt bae yw binghyaen, gaijgez gij binghyaen nonlauz caeuq yaemhaw haenx. Cijmiz cawz bae le binghyaen, cij ndaej sawj bingh bwtlauz yw ndei.

3. Binghyaen caeuq binghyiengh giemyw

Binghyaen caeuq binghyiengh giemyw hix dwg cungj ywbingh yenzcwz linzcangz ciengzseiz yungh ndeu, dwg ceij binghyiengh caeuq binghyaen caez gip, song yiengh caez naek roxnaeuz caez soeng cingzgvang lajde, youq mwh ywbingh gouzbonj, doengzseiz hix wngdang giemgoq binghyiengh ywbingh, yungh aen yenzcwz binghyaen caeuq binghyiengh giem yw. Lumj vaizganj binghndat, doegndat haeuj ndawde, aenvih lijcingq saedndat mbouj gaij cix yaemyig sieng lai, biujyienh baenz dungxbongz geng'in、ok haex genggiet、ndangndat、hozhawq bizbak ceg、 ngawhlinx hawqremj daengj, doegndat hoengh、yaemyig sieng, neix dwg binghyaen gip, hoeng okhaex mbouj doeng, binghyiengh hix naek, cungj cingzgvang lajneix couh aeu binghyaen caeuq binghyiengh giemgoq, siqroengz cingndat nyinhyaem caeuq doeng haex caez yungh, cingsiu saedndat caeuq nyinhyaem demgya raemxyig dwg yw binghyaen, siqroengz doenghaex dwg yw binghyiengh, doengzseiz hix ndaej siuqndat. Youh lumjbaenz okleix, binghyiengh raen dungx in、ndawgip laengnaek、siq roengz hoengz beg nong lwed、ngawhlinx henj nwk、megyiengh vad vaiq daengj, gij binghyaen de aeu cumxndat guh goek, ndigah yw gij bingh de wngdang aeu cingndat leih saep fap yw binghyaen, lij wngdang boiqhab lon saej leixheiq fap gaijgez gij bingh dungxin、ndawgip laengnaek haenx, neix hix dwg gij daejyienh binghyaen caeuq binghyiengh caez yw.

Wngdang ceijok, linzcangz yungh binghyaen caeuq binghyiengh caez yw aen yenzcwz neix mbouj ndaej cezduiva, binghcingz gip seiz hix mbouj dwg cienzbouh mbouj yw binghyaen cij yw binghyiengh. Danghnaeuz yaem sat haw duet de yungh fuk yiengz gouqnyig, couhdwg cimdoiq binghyaen bae yw. Ok lwed lai le, mwh heiq riengz lwed duet seiz de gip yungh ikheiq maenhduet fap, hix dwg yw binghyaen.

Doengzyiengh, binghcingz soeng seiz hix mbouj dwg yw binghyaen mbouj yw binghyiengh, miz seiz yw binghyiengh engq doiq yw binghyaen miz leih. Gyonj daeuj gangj, youq mwh linzcangz ywbingh aeu gaemdawz binghcingz, lingzvued bienqdoeng, hoeng mboujlwnh baenzlawz yiengh, aeu ywbingh guh goek dwg bouh ceiq youqgaenj de.

Gouj. Dien、Deih、Vunz Samheiq Ceihngeiz

Dien、deih、vunz samheiq ceihngeiz, couhdwg yawj dienseiz, yawj biengzdieg vanzging, yawj gidij bouxbingh daeuj dingh geiq, dwg ceij ywbingh wngdang gaengawq geiqciet, biengzdieg caeuq ndangdaej vunz daejcaet、singqbied、nienzgeij daengj bae yungh gij ywbingh fuengfap habngamj de, neix dwg gij ywbingh yenzcwz youq gwnz giekdaej aen lijlun samheiq doengzbouh Ywcuengh. Aenvih bingh fatseng, fazcanj caeuq cienj gvi souhdaengz lai fuengmienh yinhsu yingjyangj, lumjbaenz sizling、gihou、dilij vanzging daengj, daegbied dwg gij dijciz yinhsu bouxbingh godij haenx doiq bingh yingjyangj engq daih. Ndigah, youq mwh ywbingh bietdingh aeu dawz doengh gij fuengmienh neix gij yinhsu de ngeixnaemj haeujbae, doiq gidij cingzgvang guh gidij faensik, faenbied doiqdaih, cij ndaej dingh'ok aen fueng'anq ywbingh haemq habngamj haenx.

1. Aen dienseiz ceihngeiz

Gij bienqvaq seiq seiz gihou doiq ndangdaej sengleix goengnaengz, binghleix bienqvaq cungj miz itdingh yingjyangj. Gaengawq mbouj doengz geiqciet dienheiq daegdiemj daeuj naemj aen yenzcwz ywbingh yungh yw, couhdwg yawj seiz dingh geiq.

Itbuen daeuj gangj, mwh seizcin seizhah dienheiq youz raeuj cugciemh bienq ndat, heiqyiengz swngfat, ndang vunz naengnoh conghhanh mboengsoeng haisiet, couhcinj dwg baenz gij vaihganj fungnit hix mbouj hab lai yungh gij doxgaiq sin raeuj fatsanq haenx, mienxndaej fat hanh daiq lai cix hauq sieng heiqyaem. Hoeng seizcou seizdoeng dienheiq youz liengz bienq nit, yaem hoengh yiengz nyieg, ndang vunz naengnoh maedsaed, yiengz heiq souhaeuj baihndaw, seizneix danghnaeuz mboujdwg gij binghcwng daihndat haenx couh wngdang siujsim yungh gij yw liengznit haenx, fuengzre hoj nit sieng yiengz.

Gij bingh mwh aeng rwix haenx miz geiqciet mingzyienj, caemhcaiq daeng lai roxnaeuz mbaeq, ndigah it seiz bingh wngdang louzsim cingleix gij bingh yw bingh gaenq bienq mbaeq bae haenx. Seizcou dienheiq saujsauj, danghnaeuz mbouj raen seizcou sauj couh yizsinh naihliengz leihyinh hawqsauj. Neix caeuq seizcin mbouj raen miz saek di raeuj, seizdoeng mbouj miz gij yw fungnit haenx hix mbouj doxdoengz geijlai, rumz vwnhrib gaijbyauj, funghhanz couh hab gaij vwnhbyauj. Neix couh gangjmingz ywbingh itdingh aeu yawj seiz dingh geiq.

2. Aen biengzdieg ceihngeiz

Gaengawq gij dilij vanzging daegdiemj mbouj doengz deihfueng, daeuj naemj aen yenzcwz ywbingh yungh yw, couhdwg yawj biengzdieg cingzgvang bae dingh geiq.

Giz dieg mbouj doengz de aenvih deihleix vanzging, dienheiq diuzgen caeuq gijgwn swnghhoz sibgvenq bouxvunz mbouj doxdoengz, gij sengleix hozdung caeuq binghbienq daegdiemj bouxvunz hix mbouj doxdoengz caez, vihneix ywbingh yungh yw hix wnggai miz di cengca, wngdang gaengawq dangdieg vanzging caeuq swnghhoz sibgvenq bae bienqvaq. Lumjbaenz youq giz dieg Lingjnamz, dienheiq raeuj ndat fwn lai, gij naengnoh bouxvunz haemq soeng, lai fat gij bingh caeuq cumxndat mizgven haenx, lumjbaenz naengnoh lwgcaeuz loih bingh neix lai raen gizyawz digih, gij ywbingh de wnggai lai yungh cingndat leixsaep caeuq cingndat gaijdoeg gij fuengfap neix. Saebaek digih deihseiq sang, dienheiq caepnit, hawqsauj fwn noix, caemhcaiq gij vunz sibgvenq lai gwn noh caeuq cij vaiz yiengz, ndigah daejcaet haemq cangq, lai fat gij bingh rog nit cix ndaw ndat, gij yw de wnggai sanq gij nit rog de, sanq gij ndat youq ndawde. Ywcuengh linzcangz fuengmienh, mizseiz doiq doengz cungj bingh ndeu yungh gij yw caeuq ywfap mbouj doxdoengz caez, hoeng cungj ndaej sou daengz gij yaugoj habhoz, ndawde couh miz gij yienzaen aenvih deihfueng vanzging mbouj doengz cix ywfap caeuq yungh yw miz cengca. Ndigah, bietdingh aeu yawj biengzdieg cingzgvang bae dingh fuengfap ywbingh.

3. Aen godij cengca ceihngeiz

Gaengawq aen yenzcwz gij nienzgeij、singqbied、daejcaet caeuq swnghhoz sibgvenq bouxbingh daengj mbouj doengz godij cabied daeuj naemj aen yenzcwz ywbingh yungh yw, heuhguh yawj vunz dingh geiq.

(1) Nienzgeij. Mbouj doengz nienzgeij gij sengleix canggvang ndangdaej caeuq gij heiq lwed yawzsied de mbouj doengz, mwh yungh yw hix wnggai miz mbouj doengz. Boux vunzlaux heiqlwed hawvei, swnghlij gihnaengz gemj doiq, ndigah baenz bingh lai haw roxnaeuz haw saed gyauxcab, yw gij bingh de seiz wnggai lai naemj nyinhbouj, couhcinj doeg saed yaekaeu gung, hoeng hix wnggai siujsim nyinhcaen, yungh yw soqliengh wnggai noix gvaq bouxcoz bouxcungnienz, mienxndaej sieng cingheiq. Lwgnyez iq senggei hwnghoengh, hoeng heiqlwed caengz cungcuk, dungxsaej oiqnomj, diuzcez naengzlig haemq yaez, binghcingz bienqvaq haemq vaiq, caemhcaiq lwgnyez lwgnding swnghhoz mbouj ndaej gag liuhleix, lai iek imq mbouj yinz, nit raeuj saetdiuz, ndigah yw bingh lwgnyez geih yungh yw haenq, caemhcaiq hab yungh yw mbaeu, caenhliengh mbouj yungh ywbouj. Gij daejcaet bouxcoz bouxcungnienz giengzcangq, cingqheiq hoenghvuengh, baenz bingh lai saedcwngq, ywbingh aeu gung doeg veizcuj. Gyonj daeuj gangj, Ywcuengh ywbingh youq mwh sawjyungh yw seizde yawjnaek gaengawq gij nienzgeij boux baenz bingh bae miz di mbouj doengz.

(2) Singqbied. Vunzsai mehmbwk aenvih singqbied cix miz gij sengleix daegdiemj mbouj doxdoengz de, daegbied dwg mehmbwk miz ging、daiq、dai、canj daengj cingzgvang, gij ywbingh yungh yw de wngdang lai bae ngeixnaemj. Lumjbaenz mehmbwk youq mboengq daiqndang, doiq haenqroengz、buqlwed、vadleix、byaij ndonj daengj doengh gij yw sieng lwg ndawdungx haenx roxnaeuz gij yw miz doeg haenx, cix wngdang gimqyungh roxnaeuz siujsim yungh.

(3) Daejcaet. Aenvih moix boux vunz gij dienfaenh caeuq gij haeuhdien diuzciengx mbouj doengz, godij suciz mboujdan miz giengz nyieg, caemhcaiq lij miz gij cengca bien nit bien ndat. Itbuen daeuj gangj, gij ndangdaej yiengz hoengh roxnaeuz yaem haw de siujsim yungh gij yw raeujndat haenx, gij ndangdaej yiengz haw roxnaeuz yaem hoengh de siujsim yungh gij yw liengznit haenx. Dijciz mbouj

doengz, yienznaeuz baenz bingh doengzyiengh, hoeng ywbingh yungh yw wngdang miz di faenbied.

Gizyawz lumj gij cizyez、gunghcoz diuzgen、cingzci yinhsu caeuq swnghhoz sibgvenq boux miz bingh daengj, hix aiq caeuq mbangj bingh fatseng mizgven, youq mwh yawjbingh ywbingh hix wnggai naemjdaengz.

Gyoebgyonj gij gwnzneix gangj, yawj boux vunz daeuj dingh geiq dwg ceij youq mwh ywbingh mbouj ndaej godog doiqdaih binghcwngq, cix wnggai yawj daengz daengx ndang bouxvunz caeuq mbouj doengz godij cengca. Aenseiz、aendieg ceihngeiz cix dwg giengzdiuh swyenz vanzging doiq ndang vunz miz maz yingjyangj. Aenseiz、aendieg、aenvunz ceihngeiz ywbingh yenzcwz, cungfaen daejyienh le gij cingjdaej gvanhnen caeuq youq mwh saedsaeh wngqyungh gij yenzcwzsing caeuq lingzvudsing de. Cijmiz cienzmienh ngeixnaemj, gidij cingzgvang gidij faensik, rox aenseiz、aendieg、aenvunz dwk dingh cawqfueng yungh yw, cij ndaej daengz gij liuzyauq haemq ndei.

Ciet Daihngeih　Ywcuengh Ciengzyungh Ywbingh Fuengfap

Ywcuengh ciengzyungh ywbingh fuengfap miz yw'ndawfap caeuq ywrogfap song daih loih.

It. Ywcuengh Yw' ndawfap

1. Ben bingh ywbingh

Ben bingh ywbingh dwg Ywcuengh neigoh ywbingh gij daegdiemj de ndawde aen ndeu. Ben bingh yw bingh, couhdwg doenggvaq soucomz、faensik gij binghcingz swhliu bouxbingh, duenhdingh binghsingq caeuq binghvih, giethab cujcwng guh ok binghmingz yawjduenq, caemhcaiq cimdoiq bingh mbouj doengz binghsingq caeuq binghvih genj fueng yungh yw bae ywbingh dih fuengfap.

(1) Ben binghsingq (binghyaen) ywbingh. Ywcuengh nyinhnaeuz, gij bingh

haenx cauxbaenz dwg gij yinhsu baenz bingh haenx cozyung youq ndang vunz, yinxhwnj ndangdaej fanjying cix miz okdaeuj. Aenvih bingh hainduj yienzaen mbouj doengz, gij fanjying aenndang bouxvunz hix mbouj doxdoengz, ndigah bingh leix bienqvaq gij singciz de hix miz lai cungj lai yiengh. Hoeng cungj dwg doegsez hoengh youq baihndaw caeuq cingqheiq hawnyieg song daih loih, doegsez itbuen ndaej faen baenz doegsa、doegcangh、doeg guj、gijdoeg、doegfung、doegcumx、doegmyaiz、doegcwk daengj, cingqheiq hawnyieg cujyau faen baenz heiqhaw caeuq lwedhaw daengj. Gij bingh singqcaet de aenvih binghyaen mbouj doengz cix linzcangz biujyienh daegdiemj mbouj doengz, ndigah ndaej gaengawq mbouj doengz binghsingq (binghyaen) genj fueng yungh yw.

① Ben doegsa. Bingh doegsa dwg cungj vaiganj doegsez yinxhwnj bingh fatsa ndeu. Binghsa dwg ceij loih bingh aenvih vaiganj doegsa、doeg ndat、doegsawq daengj roxnaeuz dajgwn mbouj miz hanhdoh, sieng daengz roenhaeux ndawde cix yinxfat neix, aeu daengx ndang naetbaeg dangqmaz, gyaeuj ngunh hwnj uk, aek dungx fanz nyap, dungx fan yaek rueg, baihlaeng naj aek miz baenz diemj sa, laj linx、henz houzgez、aencij、song fwngz gencueg、song din gungqgoz daengj miz nyinz sa, bizbak gyaep fwngz heuaeuj, roxnaeuz rueg roxnaeuz siq, roxnaeuz nit roxnaeuz ndat, lwgda hau miz megloh hoengz sanqluenh, saek gyaepfwngz hoengz aeuj neix dwg cujyau linzcangz biujyienh.

Doiq bingh fatsa, cimdoiq gij doegsa, Ywcuengh genj yungh gij Ywcuengh miz cozyung gej doegsa haenx bae yw, lumjbaenz gaeubeizhau、nyavangxbeuj、ywhozdoeg、nyanetdeih、laekcaengh、gomakmuh、vadauznamh、lwgrazbya、caemjcejnoeg、goguthenj、ndukmax daengj.

② Ben doegcangh. Doegcangh dwg cungj sezdoeg yinxhwnj binghcangh ndeu. Binghcangh dwg ceij cungj bingh gamjsouh heiqcangh, doegcangh hoengh youq baihndaw, doeg cingq doxceng, laengzgaz heiqlwed cix fat neix. Linzcangz fuengmienh aeu dingzyiet saenznit fatnit、ndatsang、ok hanh guh dwzcwngh. Bouxbingh yaknaek fazcoz de okyienh gyaeuj dotngvabngvab、ngunhmaez、cougaen、cingsaenz mbouj cingqciengz、luenh gangj daengj, ndaej sienghaih daengz sengmingh. Gij bingh neix ngaiznyed nanz ndaej okyienh cwkndaek.

Doiq binghcangh, cimdoiq gij doegcangh, Ywcuengh genj yungh gij Ywcuengh miz cozyung gej doegcangh haenx bae yw, lumjbaenz gobienmax、cazlazdoj、maexlanxbaeg、binhlangz、gocahgyangh、caekcae、gutnduengx、mbawanhsawj、makmoed、ngaihseiq、godaekbya、mbawxhoek daengj.

③ Ben doegguj. Doegguj sieng vunz, gij binghyiengh de fukcab, bienqvaq mbouj doxdoengz, binghcingz itbuen cungj haemq naek. Binghyiengh gyonj hwnjdaeuj miz "conghhoz gawh'in, mbouj ndaej ndwnj ndoet, roxnaeuz naj da heu henj, ngoenz ciemh ngoenz byom, roxnaeuz seiz mbouj seiz ae, roxnaeuz aek dungx bongzmoj, seiqguengq mazmwnh" "roxnaeuz indot hoj dingx, roxnaeuz hingzsaenz saemnyamj, roxnaeuz rumz yiengj youq naengnoh, roxnaeuz heiq ciengq youq najaek". Mizdi cix dwg "ndangdaej fatndat fatnit, fwngzdin fanzin, rueg nyig mbouj dingh seiz, oknyouh henj hoengz, dungx bongznyap, ndaw aek in", engqlij "saejgeuj ruegnyig, cib lwgfwngz cungj ndaem, raemxmyaiz mbouj caem, nyaij duh mbouj sing, gamz fanz mbouj haemz" "hawj vunz simdungx geujin, naj da heu henj, haiz raemx cix meg caem", lij miz lumj goenghgij "gyaeuj dot、dungxsiq、fwngzunq、baihlaeng in, ngaihnanz youh ndaej daengx ndang foegfouz" "ngoenz ciemh ngoenz byom nyieg reuqroz, da gauq ndaej bienq mong" engqlij "yaepyet doq dai bae" "bak haiz lwed uq cix dai". Cungjdaej daeuj gangj, aeu binghyaen mbouj cingcuj cix okyienh gij binghyiengh caeuq dijcwngh lumj dengdoeg cix binghcingz yungyiemj gaenjgip roxnaeuz naeklaeg haenx guh buenqdingh yaudenj.

Doiq binghguj, cimdoiq gij doegguj, Ywcuengh genj yungh gij Ywcuengh miz cozyung gej doegguj haenx bae yw, lumjbaenz nyahom、sienghhoz、gohazrang、gogaeumo daengj.

④ Ben gijdoeg. Ywcuengh dawz gij yinhsu baenz bingh ndaej doiq ndang vunz cauhbaenz sienghaih haenx heuhguh doeg, neix dwg gij doeg gvangqngeih. Itbuen daeuj gangj, linzcangz ben doeg, cujyau ben doegyw doeg gijgwn caeuq ben gij doeg duzngwz duznon duznyaen.

Doegyw caeuq doeg gijgwn dwg ceij loih bingh gwn roengz gijgwn miz doeg, roxnaeuz gwn daiqlai, ciepcuk gij yw miz doeg le yinxhwnj ndangdaej sonjsieng ndeu. Linzcangz biujyienh baenz wen rueg、dungx in oksiq、gyaeuj ngunh daraiz、 ndang humz hwnjcimj daengj lai raen, boux bingh haemq naek de raen miz maezmuenh、conhda sanqhung、diemheiq mazmwnh、hezyaz doekdaemq、cougaen、dingzcij daengj binghyiengh.

　Gij doeg duzngwz duznon duznyaen dwg ceij loih binghcwngq duzngwz duznon duznyaen haeb sieng ndang vunz, sawj doegsez ciemqhaeuj ndaw ndang, roxnaeuz sienghaih dungxsaej yinxhwnj haenx. Duzngwz haeb sieng miz mbouj doengz cingzdoh indot, mazmwnh roxnaeuz duzmoed raih, roxnaeuz lwed ok mbouj dingz, roxnaeuz miz bopraemx、boplwed cauxbaenz, gizbu foeggawh, roxnaeuz gig vaiq bienq ndaem vaihnaeuh, cauxbaenz boedyag. Daengx ndang ndaej miz gyaeuj ngunh, fatndat saenznit, wenrueg, genga mbouj miz rengz, ndangnoh innaet, naengnoh raizaeuj, cwklwed diemj. Boux yenzcung de miz diemcaw ajngaebngaeb, lajnaeng roxnaeuz dungxsaej ok lwed, mbouj ndaej gangj vah, conghda sanq hung roxnaeuz sukiq, genga caeugaen, mazmwnh, engqlij diemheiq, simdiuq dingzcij, nyouhbix cix dai bae. Duznondoeg haeb sieng, boux mbaeu dan dwg gizbu in、humz、ndatlag、gawhhoengz roxnaeuz cwklweddiemj, roxnaeuz haunyo mbouj in. Boux yenzcung de daengx ndang ndaej buenx fatnit、fatsaenz、fatndat、rueg、gyaeujngunh、gyaeuj dot、daengx ndang mbouj miz rengz、daengx ndang nyinz raq、dinfwngz caeugaen、okhanh, engqlij diemheiq、sim diuq gyavaiq、ngunhmaez、vahmoengx, engq youqgaenj couh dai bae.

　Cimdoiq gij doegyw doeggijgwn, Ywcuengh cawz le yungh coirueg、yinx siq、cunghuz doegsoq daengj fuengfap ywbingh caixvaih, lij yungh gij yw daej gaij doeg ywgwn haenx lumjbaenz mbawswjsuh、gamcaujndip、duhheu、oij、lwedyiengz、lwedbit、makyid、byaekmbungj、singgih、makgyamj daengj daeuj yw.

　Cimdoiq gij doeg duzngwz duznon duznyaen, Ywcuengh aeu gocungzlouz、buzgai、go'nyozlox、godonhhau、lienzbuenqmbiengj、go'mbajrongh、gohazrang daengj bae yw.

　⑤ Ben doegfung. Vaihgamj doegfungh dwg gij cujyau yinhsu cauhbaenz binghrumz haenx. Linzcangz biujyienh cujyau miz mbwq rumznit、loq fatndat、ok hanh、ndaeng caet roxnaeuz haetcwi、baenzae、conghhoz humz roxnaeuz indot daengj bingh, okyienh ngawhlinx mbanghau, meg lai fouz numq; roxnaeuz naeng humz, engqdaengz miz cimj, mbiengjgemj foeg in; roxnaeuz sawqmwh raen najbyak mazmwnh mbouj nyinh、bak da mbitmieng、hoz nyinzbengq、bak haep mbouj hai, engqlij seiqguengq caeugaen; roxnaeuz hoh genga in cix youz byaij mbouj dingh; roxnaeuz sawqmwh raen fajnaj seiqguengq foegfouz; roxnaeuz gyaeujngunh daraiz、seiqguengq mazmwnh doenghsaenz, roxnaeuz caeugaen, engqlij sawqmwh ngunh laemx bae.

Cimdoiq doegfung, canghyw Bouxcuengh yungh gij Ywcuengh miz cozyung gaij doeg fung haenx lumj gogukcaengx、gofunghlwed、gaeurumzcing、conqdongz、dafunghngai、ngaihsaej、goseqmanh、gaeuhauh、seyanghdoj daengj bae yw.

⑥ Ben doegsaep. Bingh doegsaep ndaej youz gij doegsaep daj baihrog daeuj haenx ciemqfamh, lumjbaenz rwedfwn roengzraemx、diegyouq cumxsaep、mauhsouh raemxraiz daengj, hix ndaej aenvih gij roenraemx saet yinh, raemxyig mbouj ndaej cingqciengz soengqbouh cix bienqbaenz doegsaep, roxnaeuz aenvih lai gwn gij youzlwd、yinxlaeuj、gwncaep daengj oemqbaenz doegsaep cix cauxbaenz. Gij linzcangz biujyienh de dwg gyaeuj naek lumj suek, aek nyapnyuk dungx ciengq, bak nwk mbouj hozhawq, gwn haeux mbouj feih, engqlij wen siengj rueg dem. Seiqguengq naetnaek youqgaenj dangqmaz roxnaeuz innaet、ndokhoh in naek, ut yiet mbouj leih, ndangnaet siengjninz. Roxnaeuz raen okhaex myaixlanh, oknyouh hoemz. Mehmbwk ndaej raen begdaiq liengh lai, saeknaj amqheiz, ngawhlinx vadnwk, meg lai yuz numq.

Cimdoiq doegsaep, Ywcuengh gij yw miz gaij doegsaep cozyung lumjbaenz haeuxroeg、funghhozgvei、maexdongz、galoemq、maexvuengzlienz、maexgyaeuqvaiz、gaeu'enq、byaekbeiz daengj bae yw.

⑦ Ben heiqhaw. Heiqhaw youz bingh nan ndang haw、naetbaeg gvaqbouh roxnaeuz siendien mboujcuk、haeuxdien dajgwn saetdiuz daengj yinhsu sieng cingqheiq yinxhwnj. Linzcangz biujyienh baenz heiq noix gikgangj, saenznaiq mboujmiz rengz、gyaeuj ngunh daraiz, gag okhanh, hozdung seiz bingh gya haenq, linx damh mbouj oiq, meghaw.

Cimdoiq heiqhaw, Ywcuengh yungh aekex、gocaenghnaengh、ragleizgaeq、lanzbucing、maexnongmox、maenzbya、gyopmei、swnjgyaeujhenj、go'byaeklouj、 ragfaiq daengj bae yw.

⑧ Ben lwedhaw. Lwedhaw lai aenvih gij siendien dienfaenh mbouj cuk. Roxnaeuz heiqdungx hawnyieg, vaqseng noix miz goekgaen. Roxnaeuz gak cungj gip menh singq oklwed. Roxnaeuz binghnanz mbouj ndei. Roxnaeuz ngeixnaemj daiqlai cix hauq lwed. Roxnaeuz dungx saej miz non geiq youq, yingjyangj roenhaeux yinhvaq, cauhbaenz lwed seng noix miz goekgaen daengj. Linzsiz biujyienh baenz naj hau fouz vaz roxnaeuz reuqhenj, bizbak damh bieg, gyaep din gyaep fwngz haunyo, gyaeuj ngunh daraiz, simdiuq ninz mbouj ndaek, dinfwngz mazmwnh, mehmbwk ginglwed liengh noix saekdamh、ginggeiz mbouj dingh engqlij gingsaek, linx damh ngawh hau, megsaeq mbouj miz rengz.

Cimdoiq lwedhaw, Ywcuengh aeu gij yw miz cozyung boujlwed lumjbaenz nohmaknganx、gaeundaux、maenzgya、gaeudanghgveih、gaeulwedgaeq、roeggut、 maknim、yazndiengx daengj bae yw.

(2) Ben binghvih ywbingh.

① Ben bingh roenhaeux. Ywcuengh dawz diuz roen gijgwn haeuj ndaw ndang vunz bae, caemhcaiq ndaej siuvaq supsou haenx heuhguh diuz roenhaeux. Roenhaeux cujyau dwg ceij saihoz caeuq dungxsaej, gij suhniuj de vaqseng haenx youq aen daep aen mbei aen mamx, ndigah gij bingh roenhaeux cujyau biujyienh baenz gij binghyiengh siuvaq, supaeu fuengmienh, lumjbaenz rueg、dungxsiq、okleih、saekwk、 wijheiq、mbwq gwn、dungx raeng、dungx in daengj.

Cimdoiq binghroenhaeux, Ywcuengh aeu gij yw miz doeng roenhaeux cozyung haenx bae yw, lumj gaeumbe、gaeumeihen、gaeumei、gosamfagcim、gaeudaekmaj、 doeggekgam、maexnongmox、ragnimhung、va'gyaeqgaeq、gaeqgoethom daengj.

② Ben bingh roenraemx. Ywcuengh nyinhnaeuz raemx dwg aen goekmboq sengmingh, ndang vunz miz roenraemx haeujok raemx, caeuq daswyenz miz lienzhaeh ceiq cigciep、ceiq maedcaed, baenzneix couh baujciz dien、deih、vunz samheiq doengzbouh bingzyaenx. Gij roenraemx caeuq gij roenhaeux goekmboq doxdoengz cix faenriuz, youq supsou gij yingzyangj doxgaiq cingvaz raemxhaeux gvaqlaeng, aeu roenhaeux baiz ok haex, roenraemx baiz ok hanh、nyouh. Gij suhniuj diuz roenraemx youq aen mak caeuq rongznyouh. Doegsez ciemqhaeuj, cauxbaenz roenraemx mbouj doeng, roxnaeuz diuzcez mbouj bingzyaenx, ndaej cauxbaenz foegfouz、nyouhdeih、nyouhgip、nyouhbix、nyouh'in roxnaeuz laeuh nyouh、nyouh saet gimq daengj. Danghnaeuz gij roenraemx cienzbouh mbouj yungh roxnaeuz gvenhaep mbouj doeng, ndak youh mbouj miz, couh ndaej sienghaih daengz sengmingh.

Cimdoiq bingh roenraemx, Ywcuengh ywbingh aeu doengdiuz roenraemx veizcuj, linzcangz ciengzyungh gij yw de miz gorumsambeg、go'mbawmid、rumseidiet、gangzngwd、byaekmbungjraemx、nywjfaggawq、byaeknu、hoengzdagiz daengj.

③ Ben bingh roenheiq. Ywcuengh nyinhnaeuz, roenheiq dwg diuz doengloh hawj ndang vunz caeuq gij heiq daswyenz dox gyauvuenh, daj conghbak conghndaeng haeujok, gij cotsim de youq aen bwt. Ywcuengh doiq heiq gig yawjnaek, nyinhnaeuz heiq dwg dungliz, dwg gunghnwngz, dwg biujyienh sengmingh hozdungliz ndang vunz, heiq yienznaeuz yawj mbouj raen, hoeng ndaej roxnyinh daengz heiqndaenq vunzlix, baez ho baez sup, cungj dwg heiq haeuj ok. Doengh gij doegsez neix ciemqhaeuj, roenheiq sien deng, cauxbaenz roenheiq mbouj doengrat, ndaej okyienh dwgliengz、gyaeujdot ndang'in、ndaengcaet、mugrih、ae、ae'myaiz、aelwed、aekin heiqcuenj、aekciengq simnyap daengj. Danghnaeuz roenheiq cienzbouh bixsaek, cix ndaej yinxhwnj dai bae.

Doiq binghroenheiq, Ywcuengh aeu gij yw daeuj roenheiq haenx cujyau miz maklozhan、cazdeih、mbawmanghgoj、maenzbaegmbouj、hazcinh、mbawndae、cehmakcang、mbawlinxlungz、caekdakmox daengj.

④ Ben bingh lohlungz. Ywcuengh conzdungj nyinhnaeuz, lohlungz ceih raemx, lohlungz youq ndaw ndang bouxvunz hix couhdwg diuz doengloh lwed (Ywcuengh hix heuhguh meglwed、meglungz). Gij goengnaengz lohlungz cujyau dwg vih dungxsaej ndoknoh soengq yingzyangj, gij vangjloz de hung iq cungj ndadoh daengx ndang, gij cunghsuh de youq aen simdaeuz, ndigah danghnaeuz lohlungz mbouj doeng, lwed couh yinhhengz mbouj doengrat, ndaej sawj dungxsaej、ndoknoh mbouj ndaej ciengx, cix okyienh ndangnoh sukreuq, bienreuq mbouj yungh, bakbiz, gyaepfwngz heuaeuj, yawj gwnz cehda hau miz banndaem daengj. Danghnaeuz gij goengnaengz lohlungz mbouj miz gamhaed, lwed yinhhengz mbouj ciuq diuzloh bingzciengz, couh ndaej raen doenghcongh ok lwed, lumjbaenz ndaeng oklwed、ae lwed、nyouhlwed daengj, lij ndaej raen laj naeng ban cwk, cwk diemj. Lumjbaenz lohlungz cunghsuh—simdaeuz mbouj yungh, cix ndang dungxsaej ndoknoh ndang vunz yaek mbouj miz ciengx, sengmingh hix yaek satdingz.

Doiq bingh lohlungz, Ywcuengh ywbingh aeu doeng lohlungz veizcuj. Ywcuengh ciengz yungh gijyw daeuj doeng lohlungz haenx cujyau miz dienzcaet, gaeubengzlaz、gociepndok、hahcangswngh、gaeucuenqhung、meizding、maengmbaek、 gobanh、nyacaijmaj、meizcaekgaen、duenhlwedriuz、gaeulez daengj.

⑤ Ben lohfeiz. Feiz gij doxgaiq cukfat haenx, singqcaet de gig vaiq, gij gamjrox de ndat dangq feiz. Ywcuengh nyinhnaeuz, lohfeiz youq ndaw ndang bouxvunz dwg diuz loh cienzgamj, aeu gij vah yienhdaih daeuj gangj dwg "diuz doengloh saenqsik", gij cunghsuh de youq gyaeujuk. Lohfeiz caeuq lohlungz ityiengh cauxbaenz vangjloz, gizgiz cungj miz daengx ndang, sawj boux cingqciengz de ndangdaej youq ndaw seizgan gig dinj gamjsouh daengz gak cungj saenqsik baihrog, caemhcaiq ginggvaq cunghsuh gyaeujuk cawqleix, gig vaiq couh guh ok fanjying, baenzneix daeuj hab'wngq gak cungj bienqvaq baihrog, saedyienh samheiq doengzbouh sengleix bingzyaenx. Diuz lohfeiz miz bingh roxnaeuz gizyawz bingh yingjyangj gij gunghnwngz diuz lohfeiz, couh yaek gemjnyieg ndang vunz doiq baihrog saenqsik gij naengzlig gamjrox, hab'wngq haenx, okyienh roxnyinh mbouj cingqciengz roxnaeuz vauqsaet, lumjbaenz gizbu roxnaeuz seiqguengq mbouj rox caepndat、mbouj rox in humz, engqlij seiqguengq caeuq gyaeujuk saet bae lienzhaeh cingqciengz roxnaeuz cienzbouh mbouj ndaej hengzdoengh. Danghnaeuz diuz lohfeiz cienzbouh deng laengz goenq, roxnaeuz lohfeiz cunghsuh gyaeujuk mbouj yungh, couh yaek cauhbaenz dai bae.

Cimdoiq bingh lohfeiz, Ywcuengh ywbingh aeu doeng diuz lohfeiz veizcuj. Doengciengz yungh youq doengdiuz lohfeiz gij Ywcuengh haenx cujyau miz songmienhcim、gimjlamz、cizcangz、sizcangzgingh、caemnaujgaeb、gaeusong、 nyarinngoux、daenghcanjsisinh、mizdezyangh、mbawsamoeg daengj.

2. Ywbingh fuengfap

(1) Ywraemx ywfap. Ywraemx ywfap hix heuhguh raemxdang ywfap, dwg ceij

fuengfap yungh Ywcuengh boiqdoih bae ywfueng, gya raemx cienqcawj cawz bae nyaq, guh baenz dangyw gwn daeuj ywbingh cungj ndeu. Ywraemx hix heuhguh ywcienq、ywraemxciengq、ywraemxgoen.

Bouxcuengh ciuhgonq rox leihyungh feiz le, cawz aeu raeuj, gyaep duznyaen, oenq gangq dajcawj gijgwn daengj doengh cungj cozyung neix caixvaih, hix vih cienqcawj ywraemx daezhawj le siengiet diuzgen. Ndigah, ywraemx hix baenz yw'ndawfap Ywcuengh ndawde yungh ceiq caeux、ceiq bujben cungj fuengfap caeuq yiengh yw ndeu. Gij daegdiemj ywraemx dwg supsou vaiq, cozyung haemq haenq, cawqfueng seiz fuengbienh lingzvued gyagemj, habyungh youq gak cungj binghcingz, dwg gak cungj cihingz ndawde cungj ceiq ciengzseiz yungh ndeu. Doiq gij bingh fukcab youh bienqvaq haenx, Ywcuengh itbuen sawjyungh ywraemx daih'it.

① Ywraemx boiqdoih gvilwd. Youq ywraemx Ywcuengh wngqyungh ndawde, wngdang ciuqei itdingh boiqdoih gvilwd. Boiqdoih hableix, ndaej hawj yw miz boiqhab cozyung, demgya roxnaeuz daezsang yaugoj gij yw haenx. Mizseiz lij ndaej miz gij boiqdoih yauqwngq doxdingj, yawhbienh gaijbienq yozsing roxnaeuz gyangqdaemq gij doeg fucozyung de. Gij boiqdoih ywfueng Ywcuengh, itbuen ciuq gij yenzcwz ywgoeng、ywmeh、ywcawj、ywbang (ywdaiq) bae guh. Ywcuengh nyinhnaeuz, binghcwngq cujyau faen baenz song daih loih, cwngqyaem caeuq cwngqyiengz, ywgoeng caeuq ywmeh couhdwg cimdoiq song cungj bingh neix. Ywgoeng cimdoiq cwngqyaem cix laeb, fanzdwg gij Ywcuengh miz cozyung bouj、cangq haenx lai dwg ywgoeng, lumjbaenz yw boujhaw. Gij ywmeh cimdoiq cwngqyiengz cix laeb, yiegsingq lai nit liengz, dingzlai cungj miz gij cozyung cingndat gaijdoeg、gyangqhuj, lumjbaenz yw cingndat gaijdoeg. Gij ywcawj hix heuhguh gij ywdaeuz, dwg gij yw cimdoiq doengh cungj bingh youqgaenj roxnaeuz gij binghyaen cix yungh. Ywbang dwg gij yw bangbouj bangcoh ywcawj yw binghcawj haenx, roxnaeuz gij yw cimdoiq giemcwngq, ywcawj、ywbang doengciengz cungj miz moux cungj singqcaet doxdoengz. Ywdaiq youh heuhguh ywyinx, miz gij cozyung dazyinx gizyawz yw daengz gizbingh roxnaeuz diuzhuz feih yw. Youq mwh boiqdoih cawqfueng, ywcawj noix mbouj ndaej, de doengzseiz ndaej guh dwg gij ywgoeng roxnaeuz gij ywmeh. Itbuen daeuj gangj, ywcawj yunghliengh yaek lai di, gij yw gizyawz yunghliengh siengdoiq daeuj gangj aeu noix di. Gij ywgoeng caeuq ywmeh youq ndaw ywfueng de siengdoiq dinghmaenh. Ywcuengh ciengzseiz yungh gij boiqdoih fuengsik de miz lajneix geij cungj.

i. Cawj goeng bang (cawj meh bang) roxnaeuz cawj bang gyoeb yungh, gyagiengz goenglig. Neix dwg cungj boiqdoih fuengfap ndeu, lumjbaenz mbangj binghcingz haemq naek, dan fueng mbouj daengz dabdaengz ywbingh yaugoj, roxnaeuz doengzseiz miz song cungj bingh yaekaeu doengzseiz ywbingh. Youq ndaw ywdan, yungh gij ywgoeng roxnaeuz ywmeh cimdoiq bingh gij singqcaet de, ywcawj cimdoiq gij bingh cujyau de, boiqdoih ywbang gyagiengz gij goengyauq ywcawj. Lumjbaenz ywbingh vuengzdamj hingz ganhyenz, Ywcuengh nyinhnaeuz dwg yangzcwng, ndaej genj yungh goujleiximingz、vamai gij miz goengyauq cingndat gaijdoeg haenx guh ywmeh, cimdoiq yangzcwng, genj yungh maexvuengzlienz guh ywcawj, cing ndat gaijdoeg, vaqmyaiz leihsaep、nyadaezmax guh ywbang, yawhbienh leih raemx doenglimz, cing daep mbei saepndat, demgiengz maexvuengzlienz gij cozyung cingleih saepndat de.

ii. Cawj bang goeng meh doxgap yungh, gemjmbaeu doegsingq. Cimdoiq gij bingh cawjyau de genjyungh ywcawj, danghnaeuz gij ywcawj haenx duzfufanjwngq daih, roxnaeuz miz gij feihdauh geizheih nanz ndaej gwn yungh, ndaej boiqdoih ywbang bae gemjmbaeu gij doegsingq roxnaeuz gaij ndei gij feihdauh de, lumjbaenz vannenzcingh guh ywcawj, miz doeg, ndaej yungh gamcauj、duhheu guh ywbang gaij gij doeg de.

iii. Cawj goeng yinx (cawj meh yinx) roxnaeuz goeng yinx (meh yinx) gapyungh, cigciep dabdaengz gizbingh. Yinxyw youq ndaw boiqdoih Ywcuengh miz cozyung youqgaenj, dwg aen gapbaenz bouhfaenh youqgaenj noix mbouj ndaej ndeu. Yinxyw geiq miz ywbingh cozyung, youh ndaej boiqhab gizyawz yw fazveih cozyung, ndaej demgiengz gij rengz iemq yw haenx riengjvaiq bae daengz gizbingh. Ywcuengh ciengzseiz yungh gij yinxyw haenx dwg hing、laeujhaeux、meiq、dangzsa、binghdangz、raemxreiz、raemxrwi、cijvaiz daengj. Lumjbaenz Ywcuengh yw fatyiengzdien (fatbagmou), yungh gij denhcuzvangz cingndat vaq damz, cingsim dinghlinj haenx guh ywcawj, gyaeqgaeq guh ywgoeng, laeujdiemz guh ywyinx cienq gwn.

② Ywraemx boiqdoih gimqgeih. Ywcuengh nyinhnaeuz miz di yw gap yungh couh gyangqdaemq gij goengyauq gij yw gaxgonq miz haenx, mizseiz lij mbouj miz liuzyauq, wngdang mienx gapyungh. Aeu gij daejcaet boux baenz bingh daeuj gangj, ndangdaej haw bouxde geih fatsanq siqroengz, boux ndangdaej cangqsaed de siujsim yungh gij yw bouj, boux beizvei hawnyieg de geih gij youz nwk seng caep dajgwn. Youq gwnz yw boiqdoih yawjnaek yw fanj caeuq mehdaiqndang gimqgeih, gwn yw geizgan dizcang caibak, geih fuengzsaeh.

③ Ywraemx cienqfap.

i. Gij hongdawz cienq yw. Cienq yw itbuen yungh guenqvax、guvax baenz ndei, gudangswz roxnaeuz gulij hix ndaej, geih yungh diet、doengz gij hongdawz neix daeuj cienqcawj yw. Aenvih miz mbangj yw caeuq diet、doengz itheij gya ndat le yaek fatseng vayoz fanjying, roxnaeuz gyangqdaemq gij cwngzfwn mizyauq haenx yungz ok doh.

ii. Cienq yw yungh raemx. Cienq yw gaxgonq sien dawz yw cimq $20\sim30$ faencung caiq cienqcawj, doiq gij cwngzfwn mizyauq de cienq ok miz leih. Yungh raemxcaep seuqset lumj swlaizsuij、raemxcingj、raemxdah、raemxmboq、 cwnghliuzsuij cungj ndaej. Gaengawq gij yw daegdiemj de caeuq gij bingh singciz de, mizseiz yungh laeuj roxnaeuz raemx laeuj gab cienq. Yungh raemx soqliengh ndaej yawj yw soqliengh, yw yienghceij caeuq cienq yw seizgan daeuj dingh, itbuen aeu mauhgvaq yw bingzmienh $3\sim5$ lizmij couh ndaej. Moix fuk yw itbuen cienqcawj $2\sim3$ baez, daih'it cienq dwk raemx ndaej habdangq lai di, daihngeih、daihsam cienq couh ndaej noix di. Moix baez cienq yw gij raemx soqliengh haenx yungh 150 hauzswngh baedauq couh ndaej.

iii. Cienq yw hojhou caeuq seizgan. Cienq yw hojhou faen miz vwnzhoj caeuq vujhoj, aeu feizfoengx daeuj cienq cwngguh vujhoj, aeu feiziq cienq cwngguh vwnzhoj. Gij seizgan cienq yw haenx raezdinj caeuq gij yw yienghceij, cwngzfwn dwg mbouj dwg yungzheih veihfaz miz gvanhaeh, fanzdwg gij yw caetliengh geng, heiqfeih hoj ok haenx cienqcawj seizgan hab raez. Gij yw caetliengh soeng'unq, heiqfeih yungzheih ok haenx cienq cawj seizgan hab dinj. Gij yw nyinhbouj feihna haenx hab feiz iq cawj nanz. Doenghgo rag ganj、mak, gij gyap、gaeu、byuk doenghduz daengj doengh cungj yw neix, wnggai sien dubmienz cawj nanz gonq. Doiq loih yw itbuen gaijbyauj fathanh, cix yaekaeu sien aeu feizfoengx cawj goenj le, caiq cienq 3~6 faencung seizgan guh ngamj. Doiq mbangj cungj yw iugouz daegbied cienqfap haenx, wngdang youq ndaw danyw sij cingcuj.

④ Ywraemx gwnfap.

i. Gwn yw seizgan. Habseiz gwn yw hix dwg aen fuengmienh youqgaenj hableix yungh yw, ligdaih Ywcuengh doiq neix cibfaen yawjnaek. Gidij gwn yw seizgan wngdang gaengawq binghcingz sihyau caeuq yozvuz daegsingq nem gij canggvang veicangzdau daeuj doekdingh. Itbuen daeuj gangj, haetromh hwnq congz le mwh dungx hoengq gwn yw, mboujdan ndei hawj yw vaiq di haeuj ndaw saej bae fazveih cozyung, caemhcaiq ndaej mienx bae hwnq congz deih lai yingjyangj ninz. Gwnhaeux gaxgonq gwn yw, doiq siuvaq supsou gij yw haenx mizleih, ndigah dingzlai yw cungj hab youq gwnhaeux gaxgonq gwn. Mbangj di yw doiq veicangzdau miz coigik cozyung haenx hab gwnhaeux gvaqlaeng gwn, aenvih ndaw dungx gwnhaeux le miz haemq lai gijgwn, yw caeuq gijgwn doxgyaux, ndaej gemjmbaeu gij yw de doiq dungxsaej coigik, gij yw siuvaq gijgwn haenx hix hab gwnhaeux le gibseiz gwn. Itbuen yozvuz mboujlwnh gwn haeux gaxgonq roxnaeuz gwn haeux gvaqlaeng gwn yungh, gwn yw caeuq gwnhaeux wnggai gek 1 siujseiz baedauq, mienx ndaej yingjyangj daengz gij siuvaq supsou yozvuz caeuq gijgwn caeuq ywbingh yaugoj fazveih. Miz mbangj yw aeu ciuq daegdingh seizgan bae gwn yungh, lumjbaenz yw anhsaenz wnggai ninz gaxgonq 30 faencung daengz 1 siujseiz gwn. Gij yw coisiq numq hix hab ninz gaxgonq gwn, yawhbienh ngoenz laeng haetromh okhaex. Yw ciengheiq laengz fatnit wngdang youq fatnit fazcoz gonq 2 siujseiz gwn.

ii. Gwn yw fuengfap. Ywraemx itbuen moix ngoenz 1 fuk, cienq le faen baenz 2~3 baez gwn. Gij ywraemx itbuen haet、haemh roxnaeuz doengxhaet、banringz、 gyanghaemh gak gwn baez, moix baez doxgek 4~6 siujseiz. Doiq doengh gij bingh gaenj、bingh naek haenx, cix baez ndeu gwnliux, itbuen 1 ngoenz 1 fukyw, danghnaeuz binghcingz yiemzcungh, hix ndaej 1 ngoenz 2 fuk yw, yawhbienh gyagiengz liuzyau. Ywraemx itbuen hab raeuj dwk gwn, yw fungnit binghsa engq aeu ndat dwk gwn, sawj bouxbingh ok hanh. Mizseiz ywraemx yaekaeu caep dwk gwn, lumjbaenz doiq doengh boux ndat dangqmaz fanzcauq haenx. Mwh rueg haenq cix wnggai liengh noix gwn deih caep dwk gwn.

(2) Ywsien ywfap. Dieg Bouxcuengh nywj mwn faex noengq, seiq geiq ciengzseiz heu, vih Ywcuengh gunghawj le gij vanzging caeuq diuzgen sawjyungh gij yw singjsien, hix sawj Ywcuengh guhbaenz le yiengh sibgvenq angq yungh ywndip. Ywsien aenvih youq bonjdieg aeu caizliu caeuq ywbingh yaugoj haemq ndei cix deng dauqcawq yungh youq linzcangz. Sizcen biujmingz, mbouj noix yw singjsien cigsoh gauj ok raemx ndoetgwn, gij yozyau cwngzfwn de deng doek haemq noix, ndigah yaugoj itbuen ndei gvaq gij doxgaiq hawq de. Ndigah, Bouxcuengh gwnzbiengz soqlaiz haenh yw'ndip, ywsien "heiq raeh cix byaij gonq".

Ywraemx gwnfap itbuen miz sam cungj fuengsik: It dwg gij yw singjsien haenx swiq cengh le, haeuj ywraemx cienqcawj gwn yungh, ngeih dwg gij yw singjsien haenx cigsoh gauj、caq、dub daengj fuengfap gwn yungh, sam dwg gij yw singjsien haenx cwnglouz daezaeu raemxyw daeuj gwn.

【 Linzcangz wngqyungh gawjlaeh 】

Ngaihseiq ndip habliengh, dub yungz gauj ok raemx ndoetgwn, yw bingh fatnit, souyauq maqhuz ndei.

Raggongox ndip haeuj ywraemx bae, yungh bae yw gij bwtndat baenz ae, aen dungx ndat, yaugoj gig ndei.

Seng gozgwnh habliengh dub yungz bae gauj ok raemx gwn gij raemx de, yw bingh simnyap ninz mbouj ndaek, gwn geij ngoenz cij ndei lo.

Mbawmbu ndip、mbaw ngaih ndip、mbaw bekbenj ndip habliengh gauj ok raemx gwn yungh, yw mehmbwk dawzsaeg daiq lai、hozhawq bakhaemz, miz cozyung cingndat dingzlwed, souyauq gig vaiq.

Golinzgaeq ndip habliengh, dub yungz dwk gyangvanj laeuj haeujbae, aeu gij laeuj de raeuj dwk gwn, gij nyaq de oepnem giz bingh, yw baeznauq.

Raemx byaekrang ndip、raemx gvahoengz ndip、raemx swnghdi ndip、raemx oij ndip daengj gwn deih, yw bingh ndat gvaqlaeng hozhawq mbouj dingz.

Golinzgaeq ndip、gosiujgiz ndip、swnghdi ndip habliengh dub yungz gauj ok raemx ndoet gwn, yw gipsingq bwzyezbing miz itdingh yaugoj.

Raemx vagimngaenz ndip ndoetgwn, yw dwgliengz、liuzgamj、ganhyenz、hangzgauqmou.

Raemx nyafaenzlenz ndip ndoetgwn, yw vaihgamj fathwngq、yenhhouzyenz、gipsingq cihgi'gvanjyenz、veicangzyenz daengj.

Raemx gosingbya ndip ndoetgwn, yw gi'gvanjyenz、ae cuenj.

Raemx huzloz ndip ndoetgwn, yw dwgliengz fathwngq、mauhfung、conghhoz gawh'in、cangzyenz okleih、lohnyouh gamjyiemj、makbingh foegfouz daengj.

Raemx nyacaijmaj ndip ndoetgwn, yw aelwed、rueglwed、nyouhlwed、gyaeujngunh daraiz daengj.

(3) Muzyw ywfap. Muzyw ywfap dwg cungj fuengfap dawz Ywcuengh yungh raemx、meiq、laeuj daengj muz baenz raemxyw gwnyungh, bae yw bingh wzgoh ndeu. Aen ywfap neix daj Cinghcauz hainduj, riuzcienz youq giz dieg baihbaek Gvangjsih Bouxcuengh comzyouq haenx. Aenvih dangdieg dienheiq hwngqndat, vwnhbing haemq haenq, gyoengq canghyw ndawbiengz Bouxcuengh leihyungh dangdieg fungfouq yozcaiz (daegbied dwg yozcaiz singjsien), supsou le ywraemx caeuq ywsanq daegdiemj, youq ciengzgeiz yihliuz sizcen ndawde, cugciemh cauxbaenz le gij ywbingh fuengfap daegbied miz funghgwz haenx.

Gij daegdiemj aen ywfap neix, it dwg gawq baujlouz le gij daegdiemj ywraemx boiqdoih lingzvued, gwn fuengbienh, giem miz ywsanq cungj ndeicawq heiqfeih caezcienz, miz yaugoj gig vaiq, dawz yw cimq youq ndaw raemxmuz muh baenz saeq, sawj yw yungzheih faengej, youh mbouj hawj de veihfaz daiq lai, youq muhciz caeuq yenzmuh cozyung lajde, ndaej cungfaen fazveih yw yaugoj. Ngeih dwg gwnz linzcangz gaengawq binghcingz genj yungh gij raemxmuz doxwngq, doengh gij raemxmuz neix ndaej miz gij cozyung ywbang、ywdaiq ndaw boiqdoih Ywcuengh. Lumjbaenz binghndat aeu raemxgoenj caep、raemxcingj、gvangcenzsuij daengj guh raemxmuz, ndaej coh yw gij rengz cingndat de. Binghnit yungh raemx ndat, laeuj daengj guh raemxmuz, daeuj coh yw gij rengz sanq nit de nit. Binghhaw, yungh raemxcij guh raemxmuz, coh yw boujik gijrengz de. Aen ywfap neix yungh yw itbuen yungh yw'ndip, ywsien veizcuj, dabdaengz gij goengyauq ligcien cix liengh noix, heiq hung cix yauq vaiq haenx.

Cungj ywfap neix wngqyungh fanveiz haemq gvangq, daegbied dwg yw lwgnyez feiyenz、ae、fatndat、gingfung daengj bingh yaugoj ndei.

Muzyw ywfap cauhcoz yaudenj lumj lajneix.

① Gaengawq linzcangz yawjduenq, benbingh cawqfueng yungh yw.

② Gaengawq mbouj doengz binghcwngq genjyungh mbouj doengz raemxmuz, lumjbaenz raemxcaep、raemxndat、raemxcingj、gvangcenzsuij、meiq、laeujhaeux caeuq raemxcij daengj, moux baez yungh 100 hauzswngh raemxmuz cix ndaej lo.

③ Dawz gij yw cuengq haeuj ndaw muhrin roxnaeuz aen muh gimsug bae, caiq raix raemxmuz haeujbae, sijsaeq nyienz (dub) muh.

④ Nyienzmuh daengz gig saeq, dawz gij raemx yw muh ndei haenx daih gij conyaq de bae, raix haeuj ndaw yungzgi bae hawj boux lwgnyez baenz bingh haenx faen gwn.

⑤ Gwn yw soqliengh daih'it baez hab daih, ndaej gwn raemxyw baez muz ndeu 1/2 liengh, gij yw lw haenx doxgek 2~4 diemjcung gwn baez ndeu, faen 2~4 baez gwn liux. Gwn sat raemxyw baez muz ndeu le yawj binghcingz bienqvaq doq boiq doq gwn.

【Linzcangz wngqyungh gawjlaeh】

Gosingbya 5 gwz, gobienmax 5 gwz, goguthenj 5 gwz, gvangcenzsuij 100 hauzswngh, muh baez raemxmuz gwnyungh.

Duzndwen ndip 5 gwz, raemx nauq vunz 100 hauzswngh, raemxmuz gwnyungh. Yungh daeuj yw lwgnyez gingfung.

(4) Ywyienz ywfap. Aen ywfap ywyienz dwg aeu yozcaiz nienz baenz mbasaeq, yungh suijfan、lienh dangz、mienhhhoz、haeuxhoz roxnaeuz fuhingzci gizyawz, guh baenz giuzhingz gudij cici, doenggvaq daj gwn haeuj bak daeuj yw bingh cungj fuengfap ndeu. Ywyienz cilieng iq, supsou menh, ndigah hab gwn nanz yw menh, hab yungh daeuj yw gij bingh menhsingq ciengzgeiz haenx. Hoeng hix miz di yw gij ywsingq de haenq lai, vih sawj de menhmenh supsou cix guhbaenz ywyienz.

Mbangj di yw aenvih miz gij ywsingq rangrwt de mboujhab cienq nanz cix guh baenz ywyienz.

Gij yw yienz gwnyungh fap: Itbuen cungj dwg ndwnj gwn, moix ngoenz 2~3 baez, aeu raemxraeuj soengq bae gwn. Miz di ywyienz (lumjbaenz ndakyienz) youq mwh ciengjgouq yw bingh gaenjgip ndaej cuengq haeuj ndaw bak boux baenz bingh bae gamz. Doiq doengh boux maezmuenh, ndaej dawz ywyienz dubmienz, aeu raemxraeuj heuz roxnaeuz aeu bizcwzguenj guenq gwn. Gwn yw seizgan aeu gaengawq cingzgvang daeuj dingh, miz mbangj ywyienz aeu youq mwh bingh fat gwn yungh, lumjbaenz ywyienz yw gvansinhbing、simgeujin daengj. Miz mbangj yaekaeu youq mwh gwn haeux gaxgonq gwn yungh, lumjbaenz dungxin caeuq veisonh lai gvaqbouh. Miz mbangj aeu youq seiz haetromh dungxhoengq gwn yungh, lumjbaenz yw bingh saej miz non. Miz mbangj aeu youq gwn haeux le cij gwn yungh, lumjbaenz gij ywyienz doiq aen dungx miz coigiksingq haenx.

【 Linzcangz wngqyungh gawjlaeh 】

Ywyienz siujwz gihcunzvanz: Cinghfanz 30 gwz, duhndaem (cauj cug) 150 gwz, gungh nienz baenz mba, lienhdangz baenz yienz. Moix baez gwn 15 gwz, dang hing soengq, moix ngoenz 2 baez. Yungh youq yw bingh lwgnyez saej miz non.

Ginhniuzvanz: Songmienhcim 3500 gwz, gaeucuenqhung 2500 gwz, go'ndukmax 1500 gwz, gaeubakrag 1500 gwz, maexndeihmeij 1000 gwz, faenbied dwksoiq, gvaq 120 moeg aen raeng, doxgyaux le aeu raemx fan guh baez yienz, bauei, 150 yienz naek 50 gwz. Moix baez 10~15 yienz, moix ngoenz 3 baez, aeu raemxraeuj soengq gwn. Yungh daeuj yw gij bingh aekin haenx.

Sanhnai dingh gveih ganhcaujvanz: Gocahgyangh、dinghyangh、danghgveih、gamcauj gak daengjfaenh, gungh nienz baenz mbasaeq, aeu meiq diuz baenz yienz hung lumj makdongz, moix baez gwn 2 gwz, moix ngoenz gwn 2 baez, yungh laeuj soengq roengz. Yungh youq yw bingh dungx nit rueg.

Aen mbei dunghsizvanz: Gimcienzcauj 50 gwz, gihneiginh 50 gwz, manhyiengz 50 gwz, yenzhuz 50 gwz, davangz 50 gwz, mangzsiuh 50 gwz, gimcienzcauj aeu raemx cienq cij nungzsuz, gizyawz yw dwksoiq le gvaq 120 moeg raeng, gyahaeuj gimcienzcauj nungzsuzyiz bae, dak roxnaeuz gangq hawq, coux haeuj ndaw bingz fungred bwh yungh. Moix baez gwn 10 gwz (baez daih'it gya boix), moix ngoenz 4 baez. Yungh youq yw bingh damj gietsig.

(5) Ywsanq ywfap. Gij ywsanq ywfap dwg yungh cungj yw roxnaeuz geij cungj yw bae hawqsauj guh baez mba, ciuq gij gvidingh danyw yunghliengh, doxgyaux yinz le gwn, neix daeuj ywbingh cungj fuengfap ndeu. Gij ywsanq haenx byaujmenciz haemq hung, miz gij daegdiemj yungzheih faensanq, fuengbienh supsou, miz yaugoj haemq vaiq, seizneix vanzlij dwg gij cihingz yw'ndawfap Ywcuengh ciengzyungh ndeu.

Ndwnjgwn ywsanq louzsim saehhangh youq lajneix.

① Gij yw sanqsa dwg cungj gudij cici ywmba yiengh haenx ndeu, de caeuq hoengheiq ciepcukmienh hung, gig yungzheih supcumx, gij ywsanq supcumx le hix yungzheih doxba baenz ndaek, miz mbangj di yw cwngzfwn yungzheih yangjva bienqcaet. Ndigah, aeu louzsim baujcunz caeuq romyo. Mwh romyo seiz aeu fungred mbouj laeuh heiq guh yenzcwz, yungh bingz cang、hab cang、daeh cang cungj ndaej, caemhcaiq cuengq youq giz yaemliengz hawqsauj.

② Vihliux fuengzre ywsanq ndwnjgwn seiz gij ywsanq de haeuj hozgyoengx bae, itbuen aeu siujliengh raemxraeuj dawz ywsanq heuz baenz hoz caiq gwn cij habdangq.

【Linzcangz wngqyungh gawjlaeh】

Bouj bwt dingz ae sanq: Maklozsoh 100 gwz, go'gyaujgujlanz 100 gwz, govahenj 100 gwz, gungh nienz baenz mbasaeq. Moix baez gwn 5 gwz, moix ngoenz 2 baez, aeu raemxgoenj cung gwn. Yungh daeuj yw bingh ae.

Banzswj nenhswj sanq: Mbaw maexandou、mbaw maknimsaeq gak daengjliengh, gungh nienz baenz mbasaeq. Moix baez gwn 1~2 gwz, moix ngoenz 3 baez, aeu raemxgoenj cung gwn. Yungh bae yw dungxsiq.

Oknyouhdiemz cingndat sanq: Vangzlienzfaex 500 gwz, seng siggau 250 gwz, cihmuj 250 gwz, godouh 250 gwz, gungh nienz baenz mbasaeq. Moix baez gwn 5 gwz, moix ngoenz 2 baez, aeu raemxgoenj cung gwn. Yungh bae yw binghnyouhvan.

Cazhaemz gyanqyazsanq: Cazhaemz 300 gwz, caemhmbaemx 1000 gwz, gungh nienz baenz mbasaeq. Moix baez gwn 5 gwz, moix ngoenz 2 baez, aeu raemxgoenj cung gwn. Yungh daeuj yw hezyaz sang.

Aen dungx cijdungsanq: Maenzbaegmbouj 15 gwz, gimjlamz 10 gwz, go'ndokgaeq 10 gwz, gihneiginh 10 gwz, gungh nienz baenz mbasaeq. Moix baez gwn 5 gwz, moix ngoenz 3 baez, aeu raemxgoenj cung gwn. Yungh daeuj yw bingh dungxin.

Dienzcaet boujsaenzsanq: Dienzcaet 50 gwz, byuk duzbid 30 gwz, ceh makmej 30 gwz, dienzcaet yungh youzlwgraz roxnaeuz youzduhdoem cienqbyot, caeuq byuk duzbid、ceh makmej itheij nienz baenz mba gig saeq, aeu bingz coux roxnaeuz cang haeuj gyauhnangz bae. Moix baez gwn 5 gwz, moix ngoenz 2~3 baez, aeu raemxraeuj soengq gwn. Yungh youq yw bingh ninz mbouj ndaek.

(6) Yozsan ywfap. Yozsan Ywcuengh dwg youq Ywcuengh lijlun cijdauj lajde, youz yw、gijgwn caeuq diuzliuh sam yiengh cingguh cix baenz cungj gijgwn geiq miz yozvuz goengyauq youh miz gijgwn feihdauh ndei ndeu, yungh daeuj fuengz bingh yw bingh、giengz ndang iksouh. Ndawbiengz Bouxcuengh soqlaiz miz yw gwn doengz goek gij gangjfap haenx, ndigah ywfap yozsan hix dwg yw'ndawfap Ywcuengh yw bingh ndawde aen neiyungz youqgaenj ndeu.

Bouxcuengh ciuhgonq caeux youq Cinzhan gaxgonq couh swnghhoz youq rangh dieg Lingjnamz, baengh bya dep raemx youq, cauxbaenz le gij fungsug haengj gwn doenghduz suijcanj、sanhcinh daengj, mizseiz lij seng gwn lwed mouxdi doenghduz dem. Lumjbaenz Sungdai Couh Gifeih youq 《Rog Lingj Daiq Dap》 naeuz: "Boux laeggvangj caeuq rijndoeng, mboujcam roeg nyaen non ngwz, mboujmiz gij mbouj gwn de." Liuz Sizfanz 《Lingjbiuj Geiq Manz》 sij: "Haengj gwn duznon, lumjbaenz duzndwen、sipndangj、duzmoed、duzmbaj gijneix, caenh raen cix gwn." Ndawbiengz Bouxcuengh sibgvenq yungh gij yw doenghduz daeuj boiqguh gij yw fuzcingq boujhaw yozsan, guhbaenz le gij yungh yw daegdiemj "fuzcingq boujhaw, bietdingh aeu boiq gij doxgaiq lwednoh haenx". Gaengawq vwnzyen geiqsij dungjgi, gij doenghduz dieg Bouxcuengh ciuhgeq yungh guh gij gwn caeuq yungh guh yw de miz mou、vaiz、max、bit、yiengz、byacanghyiz、duzfw、duzngwz、roegfaek、duzdinz、duzmoed、daimau、duz aekex、duznag、roeglaej daengj 30 lai cungj. Ywcuengh nyinhnaeuz, fanzdwg gij yw nonloih cungj ndaej gyaepfung dingz in. Gij doxgaiq miz git haenx daej vaq cwk doengloz, unq geng siu ndaek. Doenghduz miz gyaep haenx nyinhyaem ciemzyiengz, onj simsaenz cix dingh hoenzbek. Doihduz bitgaeq caeuq duznyaen yienznaeuz miz gij singnwngz genq unq mbouj doengz haenx, hoeng cungj ndaej menhmenh ciengx roxnaeuz nyinhciengx heiqlwed, diuzleix yaem yiengz, dwg gij doxgaiq fuz cingq bingz huz haenx. Lumj duz aekex, dwg "yw bwtreuq heiq cuenj, gyaklwed、ae, caemhcaiq wnggai youq yienz sanq ndawde yungh"; sanyui, "cawj gwn gij feihdauh de gig naekna, gij ywsingq de on bouj"; daniz, "caet niu gig na, nyinhyaem gyangqhuj"; yiengzbya, "gij lwed sim de ndaej yw doeklaemx deng sieng caeuq gag yiengh lwed bingh, aeu daihgaiq faen ndeu yungh laeuj diuz, gwn de miz saenz yauq"; daimau, "cawj gej gak cungj doegyw Lingjnamz, Bouxlij caemz gij lwed de gwn, aeu daeuj gej gij doegyw" daengj. Seizneix, ndawbiengz bouxguhnaz lij baujciz cungj sibgvenq dajgwn neix, dawz doengh gij doenghduz fouqhamz danbwzciz neix, ginggvaq gyagoeng dajcawj, bae guh baenz gij yozsan feihdauh ndei haenx. Lumjbaenz byaek Lingjnamz mizmingz "lungzgukfungh" (ngwz、meuz、gaeq aeuq dang), "laeuj sam ngwz" (ngwzhab、ngwzgapdan、ngwznouhoi cimq laeuj), laeuj aekex, byaseng, gou nohma, noh faenj cwng, youzcaq rehcanz、rehdiz、duzhiet、duzsoed daengj cungj dwg gij conzdungj yozsan Bouxcuengh.

Bouxcuengh ciuhgonq dwg aen minzcuz fungj ndaem gak cungj gva mak yayezdai ndawde aen ndeu.

Dieg Bouxcuengh givwnh sang fwnraemx lai, diegnamh dingzlai dwg sonhsing caeuq cunghsing, hab gij faexmak yezdai、yayezdai sengmaj. Gvangjsih Gveigangj Si Lozbwzvanh moh Handai oknamh gij mak bienq daeuh ndawde couh miz makdauz、makmaenj、makdoengj、makgyamj、makmeiz、makyinzmenswj daengj. Gvangjsih Hozbuj Yen Dangzbaiz 2 hauh moh Handai oknamh aen rekdoengz ndawde, coux rim haeuxgok caeuq maklaehcei, naeng maklaehcei caeuq cehmak cungj baujciz caezcingj, neix dwg dangqnaj raen miz gij byauhbwnj maklaehcei ceiq caeux haenx. Vuzcouh Dadangz Byahwzdouzsanh moh Dunghhan, vat ok seiz youq ndaw aen vanjdoengz rom miz 28 naed makbanjlaed, caeuq gij mak banjlaed Gveibwz ngoenzneix ca mbouj geijlai doxdoengz. Dunghhan Yangz Fuz youq ndaw saw 《Yivuzci》 geiq naeuz dangseiz Lingjnamz gij binjcungj faexmak miz maklaehcei、

maknganx、makdoengj、makgam、oij、makgyamj daengj, caemhcaiq gangjmingz gij
yiengh caeuq gyaciz lai cungj mak. Sihcin Daih Gihhanz youq bonj saw 《Baihnamz
Yiengh Faexnywj》geiq naeuz 17 cungj coh mak, ndawde laehcei、maknganx、
makgam、makseq、makgyamj、makvujlingzswj daengj, daengz seizneix lij dwg gij
faexmak youqgaenj Gvangjsih ndaem haenx, caiqlix miz ywyungh gyaciz, lumj geiq
miz "oij yw iek", "yungh dangzrwi cimq makvujlingzswj, feih caiq gam". Dangzdai
Liuz Cunz youq 《Lingjbyauj Luzyi》geiq miz 11 cungj faexmak Lingjnamz, daj
neiyungz daeuj yawj beij 《Baihnamz Yiengh Faexnywj》miz haemq lai fazcanj,
lumj geiq makgyamj "gwn ndip caeuq cawj dang gwn, gej doeg laeuj", nenhswj "mak
de rog aeuj ndaw hoengz, mboujmiz ceh, gwn dwk van cix unq, ndaej raeuj dungx
caemhcaiq bouj naengnoh". Nanzsung Fan Cwngzda youq 《Gveihaij Yizhwngzci》
ndawde liedok laehcei、maknganx、gam mandaeuz、makgaemjgaet、makyehswj、
makgyoij、bohlozdien、makbug、makbenjdauz daengj 50 lai cungj gij mak ndaej gwn
haenx. Wngdang dwg gij mak dangdieg ndaem caeuq aeu daeuj gwn haenx. Couh Gifeih
sij bonj saw 《Lingj Rog Daiq Dap》youh bouj coh mak: Makbinhlangz、byauhliz、
cehgveraemx、suijunghswj、niuznaijswj、denhmazswj、sizhuzdauz、bingzbozgoj、
muzmanzdouz. Daj neix ndaej rox dieg Lingjnamz daj ciuhgeq roengzdaeuj couhdwg
dieg ndaem mak, lwgminz Bouxcuengh ciuhlaux youq ciengzgeiz swnghhoz sizcen
ndawde, nyinh rox daengz doengh gij mak neix mbouj danh ndaej gwn caemhcaiq
baenz yw, lumj makdoengj "ndaej gej gij doeg duzbya duzbaeu, ngveih de ceuj gvaq
nienj baenz mba cung laeuj gwn, ndaej yw hwet niuj in"; lizmungj "mak gig soemj,
dawz daeuj caq raemx gyaux dangz gwn, ndaej siu hwngq", yinzmenswj "ngveih
ndaej guh caz yungh, dwg doxgaiq ndei"; cijgiz "gaij laeuj ceiq lingz"; makbinhlangz
"cawz ciengqheiq, gyanggi, siu gwn" daengj. Youq ndaw conzdungj ywgwn
Bouxcuengh, ciengzseiz yungh gva mak guh yienzliuh, guh ok gak cungj ywgwn
miz minzcuz daegsaek haenx. Lumjbaenz liuzhingz youq rangh Dahyougyangh
Gvangjsih "ceizmak" (yungh niuznaijgoj、haeuxcid guh baenz ceiz), "vadonz" (yungh
haeuxcid、va namzgva、duhdoem、lwgraz、baizgoet mou baenz donz haeux)、bohloz
cung (yungh bohloz、raet、nohcing、gungqhaij aeuq cung)、gausanhcah、moeggva aeuq
daezmou、laeujmaknim、raemx cijvaiz maknimhenj、ciengqgyoij.

Ciuhgeq dieg Bouxcuengh liengzsiz gohuq, gij gapbaenz de ceiq caeux dwg gohuq ndaekrag、gaiqganj, daihngeih dwg cauxbaenz dawz haeuxnaz dangguh gijgwn cujyau de, doeklaeng dwg haeuxnaz、haeuxyangz、maenz、megmienh daengj cujliengz gapbaenz aen gyoephab moq haenx. Haeux、biek、duhhenj、haeuxfiengj youq Gvangjsih moh Handai ndawde cungj miz oknamh. Doengh gij liengzsiz gohuq neix mboujdan dwg lwgminz Bouxcuengh ciuhgeq guh gijgwn dingj iek, caemhcaiq dangguh cangq beizheiq、ik makheiq、dem bi lai gyaeu gij Ywcuengh dajgwn ywbingh haenx, gyagoeng baenz cukyw、laeujyw、haeuxyw、gauyw daengj ywgwn daeuj gwn yungh. Lumjbaenz gij haeuxcidndaem Gveibingz oemq baenz gij laeuj diemz haenx, miz gij gunghyau "bouj cung ik heiq cix bouj mak". Haeuxfaengx duhheu Bouxcuengh、daeuhseih Cauhbingz、daeuhfouh、biekmozyi Cenzcouh caeuq fwnjdiuz sawz daengj cungj dwg gij byaekyw ndaej hawj gyoengqvunz gyaez haenx. Minzgoz seizgeiz Ciz Sunghsiz youq《Yezgyangh Liuzyiz Yinzminz Lizsij》ndawde geiq miz "Bouxcuengh cihbai de…… Aeu cuzcez couxrim haeux, youq ndaw gyodanq cik, cuk bauq cix haeux cug, aeu noh duznon、duzngwz、duzroeg doihduz soengq gwn, nyinhnaeuz feihsien", neix couhdwg haeuxmok Bouxcuengh ndaw rog Gvangjsih mizmingz haenx. Seizneix, Bouxcuengh aeu goraeu daengj nye mbaw doenghgo caeuq haeuxcid guhbaenz haeuxnaengj hajsaek miz gij goengyauq siucik、cwz heiqnit、bangcoh siuvaq haenx, gaenq baenz Bouxcuengh haeuxgwn vwnzva ndawde gijgwn miz daibyaujsing haenx.

Ywgwn ywfap Ywcunghyih ciuq gij cujyau yienzliuh caeuq guhfap de, daihdaej ndaej faen baenz cukyw、haeuxyw、dangyw、laeujyw ywfap seiq loih.

① Cukyw ywfap. Dawz gijyw caeuq haeuxsan、haeuxfiengj、megmienh、haeuxmaex caemhcaez cawj baenz haeuxcuk, heuhguh cukyw. Gij fuengfap yungh cukyw daeuj fuengzre caeuq ywbingh haenx, couhdwg cukyw ywfap.

Cuk dwg cungj gijgwn guek raeuz conzdungj cix maqhuz miz daegsaek ndeu. Gij yienzliuh haeuxcuk cujyau dwg haeuxcid、haeuxsuen, bonjndang de couhdwg gij doxgaiq ndei genbiz ikheiq haenx. Cukyw ywfap habdangq doengh gij boux cungnienz bouxlaux neix giengzndang ciengxmingh、baujgen diuzleix, doiq boux cungnienz bouxlaux yawhfuengz gij bingh bouxlaux、doilaeng geqgoem miz leix, hix ndaej dangguh gij bingh singqgaenj de daeuj bangbouj ywbingh caeuq gak cungj bingh singqmenh caeuq bingh gvaqlaeng、soujsuz gvaqlaeng、sengcanj gvaqlaeng diuzleix yungh.

Cienqcawj cukyw seiz de, sien dawz haeuxsuen daengj haeuxgwn caeuq yw swiq seuq, cuengq roengz ndaw rek bae, gya raemxdang roxnaeuz raemxsaw habliengh, sien yungh feizfoengx cawj goenj bae, caiq yungh feiziq cienj daengz rojgwd couh baenz lo. Gij cukyw cienqcawj baenz le, ndaej gaengawq cingzgvang caemciek gya habdangq diuzdiuh. Itbuen daeuj gangj, gijgwn miz ywyauq cozyung (lumjbaenz makcauj、maknganx、nohyiengz、duhhoengz daengj) ndaej cigsoh caeuq haeuxsuen daengj itheij cawj baenz cuk; miz mbangj di sizcaiz roxnaeuz yozcaiz (lumjbaenz gensiz、caem、lingz、ngaeux daengj) wnggai sien nienz baenz mbasaeq, caiq caeuq haeuxsuen daengj itheij cawj baenz haeuxcuk. Miz mbangj yozcaiz mbouj ndaej aeuq yungz (lumjbaenz vangzgiz、danggvi、maenzgya、sugdeih、begswd、cehmakcauj daengj), ndaej sien dawz doengh gij yw neix cienqcawj le vut nyaq bae cix louz raemxyw, aeu raemxyw caeuq haeuxsuen daengj itheij cawj haeuxcuk.

【 Linzcangz wngqyungh gawjlaeh 】

Cuk vaizsanh haeuxroeg: Vaizsanh 30 gwz, haeuxroeg 30 gwz, makcauj 8 aen, haeuxsuen 100 gwz. Vaizsanh dat naeng bae ronq baez gaiq iq, caeuq gizyawz gijgwn gijyw gya raemx habliengh itheij cawj baenz haeuxcuk, gwn seiz ndaej gya gij begdangz roxnaeuz hoengzdangz habliengh haenx diuz feih. Cawj yw ndanghaw mbouj miz rengz, gwn noix mbwqgwn, dungxraeng haex myaix daengj bingh.

Cuk yinzsinh: Mba yinzsinh 3 gwz, haeuxsuen 100 gwz, binghdangz siuhliengh, gya raemx habdangq doxcaeuq dwk haeuj ndaw guvax bae cienqcawj baenz haeuxcuk. Doiq bouxlaux ndangdaej nyieg, bingh le ndangdaej haw daengj gak cungj bingh menhsingq haenx habyungh.

Cuk makmej: Makmej 50 gwz, beghab 20 gwz, haeuxsuen 100 gwz. Makmej dub mienz cienq gwd bae aeu raemxyw, beghab、haeuxsuen gya raemx habliengh cawj haeuxcuk, caj haeuxbuenq sug seiz, gyahaeuj raemx makmej bae, caiq cienq baenz haeuxcuk. Doiq gij bingh simdiuq heiqgaed、ninz mbouj ndaek loq lai、lengxhanh gag hanh daengj habyungh.

Cuk vangzgiz hoengzcauj: Vangzgiz 30 gwz, hungzcauj 10 aen, haeuxsuen 100 gwz. Vangzgiz sien dwk raemx cienq aeu gij raemxyw de, caiq dwk roengz ndaw rek bae caeuq gij hoengzcauj, haeuxsuen itheij cawj baenz haeuxcuk. Yungh bae yw lwedgungz、nienzgeij laux ndangnyieg、bouxlaux fouzgawh、menhsingq saenhyiemz、bingh gvaqlaeng ndang nyieg daengj.

Cuk roeglaej: Roeglaej 5 duz, haeuxsuen 100 gwz. Roeglaej gaj dai cawzbae bwn、cawzbae dungxsaej, swiq seuq le faeg soiq, haeuxsuen gya raemx habliengh, sien cawj goenj gonq, caiq gyahaeuj noh roeglaej itheij cienq cuk, doeklaeng gyahaeuj siujliengh laeuj henj、coeng、hing、gyu diuzfeih. Doiq gij bingh saenhhaw viznyoj、hwetsaet caepnaet daengj bingh habyungh.

Cuk coengzyungz nohyiengz: Coengzyungz 50 gwz, nohyiengz 50 gwz, haeuxsuen 100 gwz. Coengzyungz sien cienq cawzbae nyaq aeu raemx. Nohyiengz swiq seuq faeg soiq. Haeuxsuen gya raemx ngamjliengh, sien cawj goenj, caiq gyahaeuj nohyiengz, raemx coengzyungz itheij cienq cuk, doeklaeng gyahaeuj siujliengh laeujhenj、coeng、hing itheij cawj daeuq. Doiq gij bingh viznyoj、hwetsaet caepnaet, makhaw nyouh deih daengj habyungh.

② Dangyw ywfap. Dangyw couhdwg dawz gijgwn caeuq gij ywfaed dienseng miz itdingh ywyauq haenx gya raemx itheij cawj, itbuen lai yungh gij fuengsik aeuq、cwng、cawj guhbaenz raemxdang gwnyungh, yawhbienh dabdaengz aen muzdiz ywbingh cangqndang. Dangyw lai yungh youq boux ndangdaej hawnyieg de haeuj bouj, hix yungh youq geizlaeng bingh, cingqheiq daih haw, yungh gij doxgaiq lwednoh miz cingz haenx bae bangcoh diuzleix ndangdaej, yawhbienh coicaenh engq vaiq dauqfuk ndangcangq.

【Linzcangz wngqyungh gawjlaeh】

Dang gaeqdoj ndokmou: Dujfuzlingz 25 gwz, gaeulwedgaeq 25 gwz, ndokgamou 500 gwz. Itheij aeuq dang, gwn noh gwn raemxdang. Yw bibingh, bingh raen nyinzndok naengnoh hoqndok in, hwetsaet mbouj miz rengz.

Dienzcaet goen gaeq: Dienzcaet 5 gwz (aeu youz lwgraz caq gvaq), gaeqmeh geq duz ndeu. Dienzcaet caeuq gaeqmeh geq gya raemx habliengh itheij aeuq dang, gwn noh gwn raemxdang. Yw mehmbwk bingh heiqlwed haw.

Dang ronghda: Mbaw goujgij ndip 100 gwz, daepmou roxnaeuz daepyiengz 150 gwz. Gungh cawj raemxdang gwn, yungh youq bingh damonggaeq.

Dang demcij: Moeggva 100 gwz, din mou 500 gwz. Gungh aeuq dang gwn yungh. Yw canjhou heiqlwed mbouj gaeuq gij cij giepnoix de.

Dang suijlienz boujbwt: Bwtmou fouq ndeu (daihgaiq 750 gwz), swnjgyaeujhenj 25 gwz, makgingq 5 gwz, gosingbya 5 gwz, naenggam 5 gwz. Bwtmou ronq baenz gaiq, yungh raemxgoenj loq cawj gvaq, caenx gij raemx ndaw bwt hawq bae, gizyawz 4 cungj yw yungh baengzsa bau ndei, caeuq aen bwt mou gungh aeuq dang. Cawz bae ywbau, gya youz、gyu habliengh diuzfeih, gwn noh gwn raemxdang. Ywbingh bwt haw raen ae roxnaeuz heiqcuenj fanfoek fat, daejcaet hawnyieg.

Dang songcaem boujdungx: Dungxmou 500 gwz, gvei dangjsin 15 gwz, swnjgyaeujhenj 15 gwz, duhbenj 15 gwz, maenzbya 15 gwz, nya'gvanjdouj 10 gwz, cazbou 10 gwz. Dungxmou swiq seuq ronq baez gaiq, gizyawz 6 cungj yw dwk raemx cienq le cawzbae nyaq aeu raemxyw, caeuq dungxmou gek raemx aeuq cug naemz, gwn noh gwn raemxdang. Cawjceih roenhaeux hawnyieg, bingh raen oksiq、okhaex baezsoq gyalai、dungx raeng cizcaih、dungx in saejgoenj、gwn noix roxnaeuz mbwqgwn.

Dang gorengzmox ndoklungz riengmou: Gorengzmox 30 gwz, goragdingh 30 gwz, ndoklungz riengmou 250 gwz. Gyaraemx aeuq raemxdang gwnyungh. Cawjceih yaugih lauzsonj、makhaw hwetin.

Dang makvengj rongznyouhmou: Makvengj 100 gwz, rongznyouhmou aen ndeu. Gungh aeuq baenz raemxdang gwnyungh. Cawjceih nyouh deih.

Dang coemjnauqgaeb dungxmou: Coemjnauqgaeb 100 gwz, dungxmou 200 gwz. Gungh aeuq baenz raemxdang gwnyungh. Cawjceih dungx naeuh yag.

Dang gaeuvad saejlauxmou: Gaeuvad 15 gwz, gutrongh 15 gwz, saejlauxmou 100 gwz. Gyaraemx soqliengh habdangq gungh aeuq raemxdang gwnyungh. Cawjceih gyoenjconh.

Dang sienhaij cangqyangz: Mak yiengz 1 fouq, gohazsien 10 gwz, mbawgokyiengz 10 gwz, makvengj 10 gwz, duzhailungz 5 gwz, duzhaijmaj 5 gwz. Makyiengz buq hai, cawz seuq gij nyinzsing de, ronq baenz ben, doeklaeng 5 cungj yw aeu raemx cienq, aeu raemxyw caeuq mak yiengz itheij aeuq dang, gwn raemxdang gwnnoh. Cawjceih viznyoj, bingh raen viz nyoj nyieg mbouj yungh, mbouj ndaej bongq hwnjdaeuj roxnaeuz bongq hwnjdaeuj hix mbouj geng.

③ Haeuxyw ywfap. Gij "haeux" haeuxyw, dwg ceij gij haeuxgwn gvangqngeih de, baudaengz haeuxngaiz、haeuxfwnj、ceiz、haeux faengx、bauhswj、manzdouz、mienhdiuz、gau、bingj daengj. Haeuxyw ywfap dwg gijgwn dawz haeux, mienh daengj haeuxgwn caeuq yw itheij cauhguh baenz cujsiz roxnaeuz denjsinh loih neix, yungh bae fuengzbingh ywbingh cungj ywfap ndeu. Haeuxyw ywfap dwg cungj conzdungj gijgwn ywfap ndeu. Gij haeuxgwn haeux mienh loih neix itbuen cungj miz gij goengyauq gen beiz ik heiq haenx, danghnaeuz caiq boiq miz di gijgwn miz ywyauq caeuq gijyw itheij cawj baenz haeuxyw, ndaej miz gij cozyung boujhaw fuzcingq、demgiengz ndangdaej、coicaenh fukcangq、doilaeng geqgoem.

Haeuxyw caeuq cukyw ityiengh, hix aeu yawj gij yw, haeuxcaiz mbouj doengz haenx miz mbouj doengz guhfap. Mbangj di yw (lumjbaenz fuzlingz、goujgij、hoengzcauj、maknganx、makit hawq、duhhoengz daengj) ndaej cigciep caeuq haeuxsan、mienh daengj doengzcaez guh baenz haeuxseuq、manzdouz、gau、bingj daengj. Mbangj di ywcaiz mbouj ndaej cigciep gwn, goj ndaej sien dawz yw cienq cawj aeu raemx le, aeu gij raemxyw haenx diuzhaeuj haeuxsan、mienh ndawde bae, caiq guhbaenz haeuxseuq、gau、bingj daengj haeuxyw.

【 Linzcangz wngqyungh gawjlaeh 】

Haeux bazbauj: Nohmaknganx、hoengzcauj (cawz haed bae)、gensiz、maenzbya、fuzlingz、cehmbu (cawz sim bae)、haeuxroeg、duhbenj gak 10 gwz, haeuxsuen 250 gwz, hoengzdangz habliengh. Gensiz、maenzbya、fuzlingz、cehmbu、haeuxroeg dub soiq, sien cimq 40 faencung le, caeuq gizyawz yozcaiz sizcaiz de roengz ndaw rek bae, gyahaeuj raemx ngamjliengh caeuq hoengzdangz, gug cawj baenz haeuxseuq le gwn yungh. Cawjceih bouxlaux ndangdaej haw、simdiuq ninz mbouj ndaek、foeg fouz、dungxsiq doengh gij bingh neix. Diuz dan neix hix ndaej cawj baenz haeuxcuk, goengyauq doxdoengz.

Haeuxcid conhbei: Conhbei 10 gwz, haeuxcid 200 gwz, begdangz habliengh. Conhbei nienz baenz mbasaeq, caeuq haeuxcid、begdangz itheij dwk roengz gu bae gya raemx habliengh cawj baenz haeuxseuq gwn yungh. Cawjceih aen bwt haw ae nanz、aeknyap myaiz lai daengj bingh.

Haeux cozcauj: Roeglaej 2 duz, makcauj 5 aen, haeuxsuen 200 gwz. Roeglaej gaj bae swiq seuq cawzbae dungxsaej, faegmienz, aeu laeuj liuh、beg dangz、hoengzdangz、ciengqyouz、gyu、raemxhing iep 20 faencung. Hoengzcauj swiq cingh cawzbae haed; lingh dawz haeuxsuen cawj haeuxseuq, haeux yaek baenz seiz dawz nohroeglaej、hungzcauj youq gwnz haeux caiq cwng 20 faencung couh baenz. Doiq ndangdaej hawnyieg、saenznaiq mboujmiz rengz、cingsaenz mbouj saenqhwnj、lau nit genga caep、mak haw yangzveij daengj doengh gij bingh neix habyungh.

Haeux cabau gaeqndokndaem: Noh gaeqndokndaem 100 gwz, haeuxsuen 150 gwz. Noh gaeqndokndaem swiq seuq raemj baenz gaiq, yungh laeuj liuh、ciengqyouz、hing raemx iep 20 faencung. Dawz haeuxsuen cuengq guvax ndawde cwng cawj, haeux yaek baenz seiz dawz noh gaeqndokndaem cuengq youq gwnz haeux caiq feiz iq gug 20 faencung couh ndaej lo. Doiq doengh gij bingh nienzgeij laux ndangdaej haw、mehmbwk lwedhaw、bingh raen gyaeujngunh dava、saenz naiq mbouj miz rengz daengj.

Hozmaz lizswjgau: Lwgrazmaij 50 gwz, mak banjlaed 50 gwz, mbahaeuxyangz、mbamienh、hoengzdangz gij soqliengh habdangq de. Lwgrazmaij、mak banjlaed、hoengzdangz doengzcaez nienz baenz mbasaeq, cuengq haeuj mbahaeuxyangz gyaux yinz, caiq yungh raemx caeuq mienh guh baenz gau cwng cug. Doiq gij bingh beiz mak song haw、yaemlwed siedsonj yinxhwnj haexgaz haenx habyungh.

④ Laeujyw ywfap. Laeujyw ywfap dwg cungj ywbingh fuengfap dawz yozvuz caeuq laeuj itheij ginggvaq gyagoeng guhbaenz ywlaeuj hamz miz yw, doenggvaq gwn roengz ndaw roxnaeuz daj baihrog yungh aeu bae fuengzyw bingh, giengz cangq ndangdaej ndeu. Gwn laeujyw youq gwnz linzcangz lai yungh youq gij bingh fungsaep biin、cungfungh houyizcwng cauhbaenz bien gyad、bouxlaux daep mak song haw cauhbaenz nyinz ndok innaet haenx, hix ndaej dangguh giengzndang baujgen、doilaeng geqgoem gij doxgaiq nyinhbouj haenx gwnyungh.

Laeuj makvengj: Makvengj 200 gwz, vangzgiz 20 gwz, goujgij 20 gwz. Gak cungj yw dak hawq, aeu 50 doh laeujbieg 1000 hauzswngh dumhcimq 21 ngoenz.

Moix baez gwn 20 hauzswngh, moix ngoenz 2~3 baez. Cawjceih yangzveij、louhcing vadcing、lai nyouh nyouh deih.

Laeuj maknim: Maknimndaem 200 gwz, makcauj 50 gwz. Gak cungj yw dak hawq, aeu 50 doh laeujbieg 1000 hauzswngh cimq 21 ngoenz. Moix baez gwn 20 hauzswngh, moix ngoenz 2~3 baez. Cawjceih binzhez、bingh gvaqlaeng ndangnyieg、sinzging daeknyieg、rwz ok rumz、louhcing.

Laeuj cangqhwet daihbouj: Hingbwn 30 gwz, rumdaujgoeb 20 gwz, hwetmahenj 20 gwz, swnjgyaeujhenj 30 gwz. Gak cungj yw neix cimq laeuj 500 hauzswngh, 15 ngoenz gvaq le ndaej gwn yungh, moix baez gwn 20 hauzswngh. Cawjceih aen mak haw yinxhwnj gij haetin haenx.

Laeuj dilingz maexgyaeuqvaiz: Ganj lingzyen 75 gwz, maexgyaeuqvaiz 25 gwz, vahoengz gaeuheu 50 gwz, mbaw gonzya 50 gwz, meizding 75 gwz. Aeu 1000 hauzswngh 50 doh doxhwnj laeujhaeux dumhcimq 21 ngoenz couh ndaej gwn yungh. Moix baez gwn 10~20 hauzswngh, moix ngoenz 2~3 baez. Yungh youq gij fungcaep ndokin.

Laeuj ndokraek dingzin: Goseiqmbaw、govwhaemz、va gwnz mbaw、rag vujveiswj、gogingz、rag gaeugvaqngaeu、gaeusamdab、godiengangh、oenceu、cenhgungh、vujgyahbiz、rag gomaenj、va laj mbaw、dacezguzdanh、fuzlingzdoj gak cungj 30 gwz. Yungh 50 doh doxhwnj laeujbieg dumhcimq, baez daih'it gya laeuj 1200 hauzswngh baenz fungraed dumhcimq 5 ngoenz, baez daihngeih gya laeuj 1000 hauzswngh dumhcimq 10 ngoenz, daihsam baez gya laeuj 1000 hauzswngh dumhcimq 15 ngoenz, yienzhaeuh caiq dawz 3 baez laeuj cimq ok gij raemx de gek gvaq. Moix ngoenz gwn 3 baez, moix baez 10~20 hauzswngh. Cawjceih ndokraek cunggeiz、gizbu gawh'in.

Laeuj aekex: Aekex 2 duz, 50 doh laeujhaeux 1000 hauzswngh. Dawz duz aekex aen dungx de buq bae cawz ok dungxsaej caeuq lwgda, yungh baengzsa mad seuq gij lwed de bae, cuengq haeuj ndaw bingz bakgvangq bae, raix laeujbieg haeujbae, dumhcimq 3 ndwen couh baenz. Yungh daeuj yw bingh makhaw hwetsaet naetnaiq、ndangdaej hawnyieg.

Laeuj cangyiengz: Coengzyungz 30 gwz, gaeusaejgaeq 30 gwz, mbawgokyiengz

30 gwz, danggvi 30 gwz, goujgij 30 gwz, noh maknganx 30 gwz, hoengzcauj 30 aen, gohazsien 15 gwz, gok maxloeg 15 gwz, aekex doiq ndeu, ceuqma 2 diuz, hailungz doiq ndeu, haimaj doiq ndeu, 50 doh laeujhaeux 5000 hauzswngh. Dawz gij yw gwnz haenx cuengq haeuj ndaw bingz bakgvangq bae, raix laeujhaeux roengzbae dumhcimq 90 ngoenz, dak gvaq couh baenz lo. Haet haemh gak gwn baez ndeu. Cawjceih viznyoij、mak haw.

Laeuj moed: Moedndaem ndoengcoengz (cauj) 100 gwz, hoengzcauj 200 gwz, 50 doh laeujbieg 2000 hauzswngh. Dawz duzmoed caeuq hoengzcauj cungj haeuj ndaw bingz bakgvangq bae, raix laeujbieg roengzbae dumhcimq 30 ngoenz, dak gvaq bae couh baenz lo. Moix baez gwn 10 hauzswngh, moix ngoenz 3 baez. Cawjceih fungcaep caeuq bingh loihfungcaep.

Laeuj samngwz: Ngwzhab lix duz ndeu, ngwzgapndoengj lix duz ndeu, ngwzgapdan lix duz ndeu (ngwzheu hix ndaej), 60 doh laeujhaeux 3000 hauzswngh. Sien dawz laeuj gueng haeuj ndaw bingz bakgvangq bae, gij lwed ngwz uet seuq le, dawz duzngwz cuengq youq ndaw bingz bae goemq ndei dumhcimq 3~6 ndwen, dak gvaq couh baenz lo. Moix baez gwn 10~20 hauzswngh, moix ngoenz 2 baez. Cawjceih fungcaep caeuq bingh loihfungcaep.

Laeuj gaeundaux: Gaeundaux 500 gwz, hoengzcauj 200 gwz, binghdangz 50 gwz, 35 doh laeujhaeux 3000 hauzswngh. Dawz gaeundaux swiq seuq, gat saeq caeuq hoengzcauj cuengq haeuj ndaw bingz bakgvangq bae, raix laeujbieg roengzbae dumhcimq 30 ngoenz le, dak gvaq cawz nyaq bae, gya binghdangz haeuj bae caiq cimq 3 ngoenz, caj binghdangz yungz couh baenz lo. Moix baez gwn 30 hauzswngh, moix ngoenz 3 baez. Cawjceih fungcaep ndokhoh in、mak haw、beiz haw、ndangnyieg bingh lai.

Laeujyw Fungcaep: Goujcietfung 100 gwz, gaeudonj 100 gwz, maexlaeulej 100 gwz, hongzboqrumz 100 gwz, gofunghlwed 100 gwz, songmienhcim 100 gwz, gocaetdouj 100 gwz, godangjsinhdoj 100 gwz, govahenj 100 gwz, 50 doh laeujhaeux 5000 hauzswngh. Dawz gij yw gwnz neix faeg baenz benq, cuengq youq ndaw bingz bakgvangq bae, raix laeujbieg roengzbae cimq 30 ngoenz le, dak gvaq cawz nyaq bae cix baenz lo. Moix baez gwn 20 hauzswngh, moix ngoenz 2 baez; hix ndaej cat gva rog. Cawjceih fungcaep ndokin、goetcaet demseng、hwetga ingek, hohndok in.

(7) Cazyw ywfap. Aen ywbingh fuengfap cazyw dwg ceij cungj fuengfap yungh moux di yw roxnaeuz caz caeuq yw doxgyaux, ginggvaq gyagoeng cauhbaenz gij yaemjliuh cazyw, yungh raemxgoenj cungcimq roxnaeuz cienqcawj cix baenz, dingjdaih caz bae gwn yungh, yungh bae fuengzyw bingh, cangqndang yienz nienz ndeu. Yw caz sojyungh gij caz de miz cazheu、cazhoengz、cazva、vuhlungzcaz、bujwjcaz daengj doengh cungj binjloih mbouj doengz neix, gij singnwngz de gak mbouj doengz, lumjbaenz cazheu cingndat leihnyouh doeng roenraemx, cazhoengz singj uk daezsaenz diuz "gyaeujuk", cazva leix heiq gaij nyap doeng roenhaeux, vuhlungzcaz caeuq bujwjcaz siu lauz sawj ndangdaej byom doeng roenhaeux yaugoj haemq ndei. Linghvaih lij gvangqlangh wngqyungh gizyawz gijgwn caeuq yw daeuj guh yienzliuh, lumjbaenz naenggveiq、noh maknganx、maksanhcah、maklozhan、dahaijswj、makgam、vagut、go'gyaujgujlanz、cehyiengzmbeq、hing、mbawswjsuh、bozhoz daengj. Cazyw ywfap youq gwnz linzcangz ndaej guh gij bangbouj ywfap bouxlaux ndangnyieg baujgen cangqndang caeuq gak cungj bingh.

【Linzcangz wngqyungh gawjlaeh】

Caz mbaw'ngaeux gemjbiz: Mbaw'ngaeux 3 gwz, cehyiengzmbeq 6 gwz, maenzgya 3 gwz. Raemxgoenj cung cimq dingj caz gwn. Doiq doengh gij bingh biz、hezcihsang、haexgaz daengj bingh habyungh.

Caz maklozhan: Maklozhan 5 gwz. Ronq soiq, yungh raemxgoenj cung cimq, seiz mbouj seiz dang caz gwn. Doiq gij bingh hoz hawq humz、ae daengj bingh habyungh.

Caz go'gyaujgujlanz: Go'gyaujgujlanz ndip 10 ciengwz. Swiq seuq, ronq saeq, dak hawq, yungh caengq cwng 30 faencung, caiq dak hawq, fungred baucang bwhyungh. Moix baez 15~20 gwz, cimq raemxgoenj gwn. Cawjceih ganhyenz、gi'gvanjyenz、hezyaz sang、hezcih sang.

Caz bozhoz: Gobozhoz 1000 gwz. Swiq seuq, ronq saeq, dak hawq, fungred baucang. Moix baez 10 gwz, raemxgoenj cung cimq dwk gwn. Cawjceih dwgliengz、hozin、dungxraeng.

Caz dwgliengz: Vagimngaenz 1000 gwz, lwgrazbya 1000 gwz, cazbou 1000 gwz, mbawgohungh 1000 gwz. Swiq seuq, ronq saeq, dak hawq, cwng 1 siujseiz, caiq dak hawq, fungred baucang. Moix baez 30 gwz, raemxgoenj cung cimq dwk gwn. Cujci gij bingh dwgliengz、fatsa caeuq gizyawz bingh binghdoeg yinxhwnj haenx.

　　Caz dingzae: Mbawbizbaz 5 ciengwz, mbawmanghgoj 5 ciengwz, gamcaujdoz 5 ciengwz, gizsiengzcauj 5 ciengwz. Swiq seuq, ronqsaeq, dak hawq, cuengq haeuj hangz ndaw caengq cwng 30 faencung, caiq dak hawq, fung red baucanh. Moix baez 20 gwz, raemxgoenj cung dwk gwn. Cuzci ae ndat、ae sauj、ae nanz.

　　Caz cinghliengz: Byaeknok 5 ciengwz, gogaekboux 5 ciengwz, mbaw vagimngaenz 5 ciengwz, raghaz 5 ciengwz. Swiq seuq, ronq saeq, dak hawq, cuengq haeuj ndaw caengq cwng 30 faencung, caiq dak hawq, fungred baucang. Moix baez 20 gwz, raemxgoenj cung dwk gwn. Cawjceih mauhfung、gej seizhah ndataeng hozhawq.

　　Caz sinyenz: Sincaz (gomumhmeuz) 5 ciengwz, gaeuvad 5 ciengwz, rumseidiet 5 ciengwz, cicienzcauj 5 gaen. Swiq seuq, ronqsaeq, dak hawq, cuengq haeuj ndaw caengq cwng 30 faencung, caiq dak hawq, fungred baucang. Moix baez 20 gwz, raemxgoenj cung dwk gwn. Cuzci gip、menhsingq sinyenz.

　　Caz ganhyenz: Rumdenzgihvangz ndip 5 ciengwz, fazgya ndip 5 ciengwz, gyaujgujlanz ndip 5 ciengwz, nyagemzbuh ndip 5 ciengwz. Swiq seuq, ndaed ronqsaeq, dak hawq, cuengq haeuj ndaw caengq cwng 30 faencung, caiq dak hawq, fungred baucang. Moix baez 20 gwz, raemxgoenj cung dwk gwn. Ndaej gya dangzrwi roxnaeuz begdangz habliengh itheij gwn. Cawjceih menhsingq ganhyenz.

Ngeih. Ywcuengh Ywrogfap

1. Ywcuengh cimfap

Ywcuengh cimfap dwg Bouxcuengh youq ciengzgeiz swnghcanj、swnghhhoz sizcen ndawde, youq mwh caeuq bingh guh goengqcaej doucwngh gocwngz ndawde, cwkrom caeuq cungjgez ok gij gingniemh dijbauj haenx, dwg daegsaek ywfap Ywcuengh linzcangz ywbingh ndawde aen ndeu, dwg aen bouhfaenh gapbaenz youqgaenj conzdungj yihyoz guek raeuz, dwg aen fuengmienh youqgaenj dijbauj vwnzva yizcanj Bouxcuengh.

Yihyoz Bouxcuengh nyinhnaeuz, bouxvunz baenz ndang cungj miz hezvei ndadoh, gaengawq binghcingz sihyau ndaej cim、ndaej camx、ndaej deu. Cimcamz (roxnaeuz cimdeu) yauqwngq gij cozyung yienzleix de dwg, cimcamz (roxnaeuz cimdeu) hezvei gikcoi cujyau dwg doenggvaq lohlungz、lohfeiz conzdauj caeuq heiqlwed yinhhengz daengz dungxsaej nem ndangdaej gak giz, caiq cienz daengz "gyaeujuk", ginggvaq duenh cunghsuh "gyaeujuk" bae cawqleix le gig vaiq guh ok fanjying doxwngq, saedyienh samheiq doengzbouh sengleix bingzyaenx. Ywcuengh nyinhnaeuz diuz lohfeiz youq ndaw ndang bouxvunz dwg diuz goengloh cienzgamj, gij cunghsuh de youq "gyaeujuk". Lohfeiz caeuq lohlungz ityiengh, miz gansen caeuq vangjloz mbedoh cienzndang, sawj cingqciengz ndang vunz ndaej youq ndaw seizgan gig dinj gamjsouh daengz gak cungj saenqsik caeuq gikcoi baihrog, caemhcaiq aeu neix daeuj hab'wngq gak cungj bienqvaq baihrog.

(1) Hauzcim ywfap. Hauzcim ywfap dwg aen cimcamzfap Ywcuengh ceiq ciengz yungh ndeu, ceiq caeux ndaej ra goek daengz Sihhan seizgeiz, neix ndaej daj Gvangjsih Gveigangj Si Lozbwzvanh moh Handai oknamh 3 fag cimngaenz rwzcim baenz yiengh vaenzcag haenx ndaej cingqsaed. Haidaeuz, cimcamz ywfap Ywcuengh cujyau yungh youq camzfeuh、camzcon、camzdeu, itbuen mbouj louzcim, hengzyw le ciengzseiz youq baihrog cat di laeujyw roxnaeuz raemxhing ndeu, cim le geih baegnaet caeuq deng rumz boq fwn rwed. Gaenriengz daihliengh sizcen gingniemh cwkrom caeuq fanfoek linzcangz niemhcingq, ciemhciemh fazcanj baenz yw bingh'in seiz de cij louz cim, caiqlij cim camz gyoeb yungh. Ywcuengh hauzcim ywfap cujyau aeu nyeng camz、cigsoh camz、roegding camz、deu camz veizcuj, roxnaeuz vaiq ok cim, mbouj miz gizyawz soujfap boujsiq roxnaeuz soujfap bangcoh.

Hauzcim ywfap Ywcuengh hix dwg ciuqei Ywcuengh cimcamz ywfap aeu in guh hezvei caeuq aeu cauq guh suhez guh ywbingh yenzcwz caeuq genj hez fuengfap neix. Aeu in guh suhez, couhdwg aeu giz in de dangguh ywbingh hezvei, buvei. In, cujyau dwg gij roxnyinh boux baenzbingh, dwg boux mizbingh cungj linzcangz biujyienh binghyiengh gagrox ndeu. Ywcuengh cimcamz aeu in guh hezvei, mingzbeg le aen yenzcwz aeu giz in dangguh aen hezvei daeuj ywbingh. Aeu cauq guh hez, couhdwg aen ywbingh yenzcwz aeu giz bingh gij bingh boux baenz bingh soj baenz haenx roxnaeuz giz dieg miz yiengjsingq biujyienh de genj aeu geij aen hezvei daeuj guh ywbingh hezvei.

(2) Hujcim ywfap. Hujcim ywfap Ywcuengh dwg cungj fuengfap dawz bakcim coemh hoengz le gig vaiq camz haeuj ndaw ndang vunz itdingh hezvei roxnaeuz buvei bae ywbingh ndeu. Hujcim gawq miz cim gihgai coigik, youh miz feiz raeujndat coigik, doiq fungh、nit、saep、bi doengh gij neix miz ywbingh cozyung gag daengz.

Gij ywbingh geileix hojcim: Youq baengh gij rengz "feiz" neix coigik hezvei roxnaeuz gizbu, miz gij cozyung on ging sanq nit、gyaep fung vaq saep、hoiz lwed doeng loz、fuz cingq doeng loz nem aeu ndat yinx ndat、hengz heiq sanq doeg.

Ywcuengh ciengzyungh hujcim ywfap cujyau miz hujcim yungh yw、hujcim mbouj yungh yw、sam hujcim mbouj yungh yw 3 cungj.

① Hujcim yungh yw. Cunjbei gunghcoz: Hujcim (aeu 10~15 lizmij raez diuz gangsienq, gyaeuj ndeu baenz baenz yiengh cim, lingh gyaeuj ancang gaenzfaex, couh baenz hujcim)、dajhojgih、ciujcingh、daeng ciujcingh、denjciuj、mienzciem、faiq、liuzvangzfwnj、youzcaz roxnaeuz youzduhdoem.

Cauhcoz fuengfap: Genj ywbingh buvei ciengzgvi siudoeg, aeu faiq gya di liuzvangzfwnj ndeu gienj hwnj gwnz bakcim bae, caemj hwnj youzcaz roxnaeuz youzduhdoem, diemj coemh hoengz, deq feizmbaw ndaep le, gig vaiq diemj youq giz ywbingh genjdingh haenx, yienzhaeuh sikhaek ciemz okdaeuj. Cim le siudoeg. Cim camz geij lai laeg, gaengawq gij binghcingz bouxbingh、daejcaet、giz dieg de daeuj dingh. Itbuen daeuj gangj, giz dieg genga hwetdungx camz loq laeg, baihlaeng najaek hezvei loq feuh. Moix baez cim soqliengh lainoix gaengawq bingh bienq gizbu menciz hung iq daeuj dingh. Cimcamz gek geijlai seizgan yawj gidij binghcingz daeuj dingh, itbuen 1~2 singhgiz cim 1 baez couh ndaej.

Linzcangz yinhyungh: Hujcim yungh yw cujyau yungh youq gij bingh naengnoh ganjyenjsing haenx, lumjbaenz gadin saepdoeg hoengzgawh、baezboprangh、gyak daengj. Giz cimcamz aeu giz bingh gizbu roxnaeuz giz bingh seiqhenz de.

② Hujcim mbouj yungh yw. Cunjbei gunghcoz: Hujcim (aeu 10 hauh roxnaeuz 12 hauh cuse cimdaeuz ancang gaenzfaex, guh baenz hujcim)、daeng ciujcingh、ciujcingh、dajhojgih、denjciuj、mienzciem.

Cauhcoz fuengfap: Genj ndei giz ywbingh, yienzhaeuh ciengzgvi siudoeg, yungh 1% bujlujgajyinh gizbu mazcui, ginggvaq 3 faencung mazcui le, dawz hujcim cuengq youq gwnz daeng ciujcingh haenx coemh hoengz, swngh ndat vaiq di ndaemq haeuj ndaw hezvei bae. Cim le siudoeg. Moix aen hezvei 1~3 cim, 5~6 ngoenz camz 1 baez, lienzdaeb camz 1 ndwen guh 1 aen liuzcwngz.

Linzcangz yinhyungh: Dungx duiq、dungxin aeu cunghvanj、cuzsanhlij. Dungxsiq aeu denhsuh、sanggiyih. Gyoenjconh aeu bwzvei、cangzgyangz、cingzsanh、dacangzsuh.

③ Samhujcim mbouj yungh yw. Cunjbei gunghcoz: Hujcim (yungh 3 fag cimnyibbuh ciuq sam daengjfaenh caemhcaiq baenz cihsaw binj yienghhaenx doekdingh youq gwnz daet faex luenz iq roxnaeuz guenj diet luenz ciggingq daihgaiq 0.8 lizmij haenx, couh baenz hujcim)、dajhojgij、ciujcingh、denjciuj、mienzciem、daeng ciujcingh、youzcaz roxnaeuz youzduhdoem.

Cauhcoz fuengfap: Genj ndei giz ywbingh de siudoeg. Sien dawz bakcim caemj gij youzduhdoem roxnaeuz youzcaz, yienzhaeuh cuengq youq gwnz daeng ciujcingh coemh hoengz, gig vaiq couh camz haeuj giz deng binghhaih. Cim le siudoeg. Doxgek seizgan ciuq binghcingz bae dingh, itbuen 1~2 singhgiz cim 1 baez.

Louzsim saehhangh: Hujcim ywfap coigik haenq, bouxlaux de caeuq boux meh daiqndang geihyungh. Youq mwh gaxgonq hengzguh wngdang yiengq bouxbingh cekgej cingcuj, yawhbienh ceng'aeu bouxbingh boiqhab. Doiq doengh boux miz cungj ginghyang ok lwed caeuq gij sinhcangbing、doegfung hwnjsang (hezyaz sang)、binghdoegndat caeuq gizbu gawhhoengz de siujsim yungh roxnaeuz mbouj yungh. Youq mwh cauhcoz wngdang siujsim, gig vaiq, baexmienx sieng lohlungz、lohfeiz caeuq dungxsaej. Cim le aeu yiemzgek siudoeg conghcim, fuengzre ganjyenj (Ywcuengh cwng nyiemxdoeg).

Hujcim ywfap linzcangz cujyau yungh youq gij bingh naengnoh sienghaih gijgvangq haemq hung de mbouj deng lahdawz haenx, lumj bwzdenfungh、 saengingsingq bizyenz, lij miz gij bingh bicwng caeuq cungfungh houyizcwng daengj.

(3) Cimdeu ywfap. Ywcuengh cimdeu ywfap dwg cungj fuengfap yungh daihauh cimnyibbuh﹑sam limq cim (mwh ciuhgeq yungh doenghgo geng﹑cimdoengzheu﹑cimngaenz) daengj guh cimdawz, doenggvaq deu ndaemq itdingh buvei biujmienh ndang vunz dabdaengz aen muzdiz ywbingh ndeu. Ywcuengh cimdeu ywfap dwg aen ywbingh gifap ndawbiengz Bouxcuengh ciengzseiz yungh ndeu, miz gij daegdiemj genjdanh﹑fuengbienh﹑bienzngeiz﹑mizyauq﹑yungzheih doigvangq sawjyungh. Ywbingh geileix dwg doenggvaq cimdeu muenxgiet (youh heuhguh giz atin roxnaeuz giz minjganj) biujmienh ndang vunz lohlungz﹑lohfeiz, deu gij cwk roenloh, gujvuj cingqheiq, gyaep doeg ok baihrog bae.

Cunjbei gunghcoz: Cimdawz﹑ciujcingh﹑denjciuj﹑mienzciem.

Cauhcoz fuengfap: Ywcuengh cimdeu ywfap ciengzyungh giz deu de daih dingzlai dwg gij fanjyingdenj (muengxgiet) biujmienh ndang vunz, roxnaeuz gij fanjyingdenj lajnaeng lohlungz﹑lohfeiz. Genj ndei giz deu le ciengzgvi siudoeg giz deu caeuq cimdawz, fwngzmeh swix caeuq fwngzyinx bengqgaenj gij naenggiz deu, fwngzmeh gvaz﹑fwngzyinx﹑fwngzgyang gyoeb dawz gaemgaenj gij cimdawz de, doiq cunj giz deu gig vaiq haeujcim caemhcaiq deu hwnjdaeuj, yienzhaeuh youq giz deu caenx di lwed ndeu okdaeuj, caiq cat di raemxhing roxnaeuz gizyawz raemxsiudoeg cix ndaej lo. Gihbwnj soujfap miz feuh deu﹑laeg deu﹑vaiq deu﹑menh deu﹑mbaeu deu﹑naek deu﹑diuq deu﹑ngauz deu daengj. Gij fuengsik cimdeu miz dienj deu﹑hangz deu﹑coengz deu﹑gengx deu﹑sanq deu﹑baiz deu daengj. Mboujguenj yungh cungj deufap lawz, cungj aeu vaiq haeuj vaiq ok (menhdeu cawzvaih), deu gat naeng biujmienh roxnaeuz naeng lajde mbangj cujciz, cim congh ndaej caenx ok di lwed guh yaudenj.

Louzsim saehhangh: Boux miz bingh ceiq ndei aeu ninz, fuengzre ngunh cim; siudoeg itdingh aeu yiemz, deu yw le 3~5 ngoenz ndawde gizbu mbouj ndaej yungh raemx swiq, aeu fuengz giz sieng ganjyenj; deu yw le roxnyinh miz ndat in, dangngoenz mbouj hab guh hong naek, louzsim yietnaiq. Mbouj gwn sin manh daengj gijgwn miz coigiksingq haenx.

Cimdeu ywfap linzcangz cujyau yungh youq dungx in, binghmbaqgiet (genhcouhyenz)、doek swiz、hwet in、ndoknaengh saenzgingh'in daengj doengh gij bingh neix.

(4) Mengcim ywfap. Mengcim ywfap dwg gij hongdawz ywbingh haenx aeu benq gangvax ndaekdub roxnaeuz muz baenz cim, yienzhaeuh youq naengnoh bouxbingh doxwngq hezvei gaemh naenx, roxnaeuz camz gvej daengz laj naeng ok lwed, dabdaengz ywbingh muzdiz cungj ywbingh fuengfap ndeu. Mengcim ywfap dwg gij ywbingh gisuz ciuhgeq Ywcuengh conzdungj ndawde aen ndeu, miz lizsij cibfaen raez.

Cunjbei gunghcoz: Mengcim、ciujcingh、denjciuj roxnaeuz raemxhing、mienzciem、mienzgiuz.

Cauhcoz fuengfap: Mengcim ywfap gij cauhcoz fuengfap de haemq lai, ciuq coigik fuengsik faen, miz diemjcamz、baizcamz、byaijcamz、humxcamz、comzcamz、sanqcamz、cizcunghcamz、gozsancamz daengj. Ciuq gij coigik de giengz nyieg faen, miz naek camz、mbaeu camz、cung camz、cuengq lwed camz、deugam camz daengj; doiq bingh giz dien、ndatcwnq、biujcwngq、yiengzcwngq, yungh gij soujfap haw bouj saed siq、naek dien (gwnz) mbaeu deih (laj); doiq gij bingh giz deih、nitcwngq、leixcwngq、yaemcwngq, yungh gij soujfap siq saed bouj haw、naek deih mbaeu dien; doiq gij bingh giz vunz (cungqgyang) nem nit ndat camca、hawsaed doxgiem, cix yungh gij soujfap bingz camz、song hiep mbaeu camz. Camz gvaq le yungh denjciuj、ciujcingh roxnaeuz raemxhing siudoeg couh ndaej lo.

Louzsim saehhangh: Mwh cauhcoz wngdang dawz mengcim swiq seuq caemhcaiq siudoeg, gizbu naengnoh hix wngdang siu doeg, yawhbienh fuengz deng lah. Louzsim gaemdawz gij soujfap coigik caeuq gij giengzdoh gikcoi, aeu bouxbingh ndaej souh guh doh. Doiq gizbu miz baez naeuhyag、gominj caeuq bingh nyaeng, mbouj hab sawjyungh mengcim ywfap.

Mengcim ywfap linzcangz ciengzseiz yungh youq yw cungfungh、mauhfung、lwgnyez gyanghwnz daej、lwgnyez gipmenh gingfung daengj binghcwngq.

(5) Naengcim ywfap. Naengcim youh cwng ndaundaenq cim、meizvacim、lienzvacim, naengcim ywfap dwg yungh cim youq gwnz naengnoh feuh vaek camz

lohlungz、lohfeiz vangjloz feuh haenx daeuj yw bingh cungj ywfap genjbienh ndeu. Meizvacim ndaej cawx, hix ndaej gag guh. Gij gag guh de yungh 6~8 fag cim gang mbouj myaex comz baenz suk, dinghmaenh gaenz cim gyaeuj ndeu, gaenzcim ndaej yungh cukgyaengh roxnaeuz faexgyaengx guh baenz, loh ok bakcim. Gij cim de baizlied baenz gij vamoiz yenzhingz, ndigah heuhguh meizvacim.

Cunjbei gunghcoz: Meizvacim、ciujcingh、denjciuj、mienzciem.

Cauhcoz fuengfap: Dawz gij cimdawz caeuq naengnoh giz gvaek dwk haenx siudoeg, fwngz gvaz gaem gaenzcim baihlaeng, lwgfwngzyinx naenx youq gwnz gaenzcim, bakcim doiq cunj giz gvaek camz de, yungh gij rengz gengoenh de dawz bakcim cigsoh gvaek dwk youq gwnz naeng, caemhcaiq sikhaek daez hwnj, fanfoek guh. Gij giengzdoh coigik de faen mbaeu、cungdaengj、naek sam cungj.

Coigik mbaeu: Yungh rengz gengoenh haemq mbaeu dwk roq, aeu gizbu naengnoh cumxhoengz, bouxbingh mbouj miz in guh doh. Doiq doengh boux lauxnyieg、mehmbwk lwgnyez、binghhaw caeuq gyaeuj naj daengj giz ndangnoh feuhmbang de habyungh.

Coigik naek: Yungh rengz gengoenh haemq naek roq, daengz gizbu naengnoh roeproiq ok lwed, aeu bouxbingh roxnyinh loq in guh doh, habyungh youq boux ndangcangq、saedcwngq caeuq giz ndangnoh na lai de.

Coigik cungdaengj: Youq gyang coigik mbaeu、naek ndawde, aeu naengnoh gizbu cumxhoengz, bouxbingh loq roxnyinh in hoengz gizbu mbouj miz iemq lwed guh doh, habyungh youq itbuen bingh caeuq dingzlai vunz.

Coigik buvei de miz baenz lajneix.

Ciuq loh roq camz: Ciuq diuz lohsienq lohlungz、lohfeiz hengzbyaij haenx roq dwk, lumj ciuq diuz loh giz hoz laeng hwet gumq haenx roq dwk.

Ciuq diemj roq camz: Gaengawq muengxgiet (hezvei) lohlungz、lohfeiz gij cawjceih de bae roq camz, ciengzseiz yungh gak cungj daegdingh hezvei, lumjbaenz Vazdoz gyazcizhez、fanjyingdenj daengj.

Gizbu roq camz: Aeu gizbu binghbienq buvei bae sanqcamz、humxcamz, yungh youq laemx dwk dengsieng haenx gizbu cwkgawh indot、gyak gaengj、byoemloenq daengj doengh gij bingh neix.

Louzsim saehhangh: Bakcim meizvacim wngdang bingz caez、mbouj miz ngaeu, roq dwk seiz bakcim wngdang cigsoh, baexmienx ngaeu deu. Danghnaeuz ciuq loh roq dub, moix gek 1 lizmij baedauq roq dub baez ndeu, itbuen ndaej ciuq loh roq dub 10~15 baez. Gizbu naengnoh miz sieng、naeuhyag cix mbouj hab roq dub, danghnaeuz roq dub oklwed, wngdang louzsim seuqcengh siudoeg, fuengzre lahdawz.

Naengcim ywfap linzcangz lai yungh youq yw gyaeujin、hiepin、baihlaeng in、hwet in、naengnoh mazmwnh、sinzginghsing bizyenz、hezyaz sang、ninz mbouj ndaek、bingh roenhaeux、siucaq mbouj ndei、gyak gaengj、banq ndoq、yawjgaenh、mbouj miz cij daengj doengh gij bingh neix.

(6) Camzlwed ywfap. Camzlwed ywfap dwg aeu cim camz itdingh hezvei aen ndang bouxvunz, yungh nyaenjnaenx roxnaeuz ciemzguenq daengj fuengfap sawj dacim roxnaeuz hezvei ok lwed, aeu neix dabdaengz ywbingh muzdiz cungj ywrogfap ndeu.

Cunjbei gunghcoz: Cim sam limq、cimnyibbuh roxnaeuz gizyawz cimdawz lumjbaenz mengcim daengj、ciujcingh、denjciuj、mienzgiuz、fagnep、dajhojgih、hujguenq.

Cauhcoz fuengfap: Fwngzmeh baihgvaz, fwngzyinx gaem cim, fwngzgyang gabdawz giz bakcim, loh ok bakcim 1~2 lizmij, fwngz swix nep roxnaeuz gab dwk, mbe soeng naengnoh giz camzlwed de, sien youq giz coigik de baihgwnz baihlaj neix doi naenx, sawj lwed gyonjcomz, cangzgveih siudoeg naengnoh, cimdawz le, fwngzgvaz dawz cimz gig vaiq camz haeuj 0.3 lizmij baedauq, sikhaek okcim, fwngz swix caenxnep conghcim caenx ok geij ndik lwed, roxnaeuz gya ciemz hujguenq, goksup daeuj sawj de ok lwed. Dajcim gvaq le aeu siudoeg mienzgiuz hawq naenx congh camz cim de dingzlwed. Danghnaeuz dwg laemx dwk deng sieng, ndaej daj aen cungsim caeuq seiqhenz roxnaeuz gwnz laj swix gvaz genj aeu dieg cuengq lwed.

Louzsim saehhangh: Camzlwed ywfap coigik gik haenq, youq mwh camzcim gaxgonq wngdang yiengq bouxbingh cekgej cingcuj, sawj bouxbingh boiqhab. Linghvaih, wnggai sawj bouxbingh dijvei cwxcaih, baexmienx ngunh cim. Cim gvaq le, congh cim de wngdang yiemzgek siudoeg, fuengzre ganjyenj. Baez ndeu cuengqlwed mbouj hab daiq lai, aeu geij ndik couh hab. Miz swfazsing oklwed roxnaeuz sonjsieng le mbouj yungzheih dingz lwed, siujsim yungh roxnaeuz mbouj yungh cungj ywfap neix.

Camzlwed ywfap linzcangz cujyau yungh youq doenghgij hujdoeg、ndatdoeg hwngqhoengh dih yangzcwng、yezcwng, lumjbaenz gak cungj binghsa、vaiganj fatndat、laemx dwk deng sieng cwklwed、ngunhmaez、mauhfung、baenz gam、gipsingq yenhyenz、dahoengz gawhfoeg、hwet ga in daengj.

(7) Saenzcim ywfap (saeqhingz caxcim ywfap). Saenzcim ywfap dwg yungh saeqhingz caxcim, genj naenx in ceiqcingxdiemj haeuj cim, yienzhaeuh guh bozliz iq hawj giengz swgiz cix dabdaengz ywbingh yaugoj cungj ywbingh fuengfap he. Saeqhingz caxcim genj yungh gij gang mbouj myaex guhbaenz, raez 65~80 hauzmij, baudaengz gaenzcim、ndangcim、bakcim sam bouhfaenh. Hoz、aek、baihlaeng、gvanhcez itbuen genj yungh caxcim dinj, giz caekhaex、hwet daengj giz naeng noh na de genj yungh caxcim raez.

Cunjbei gunghcoz: Saeqhingz caxcim、ciujcingh、denjciuj、mienzgiuz、baengzsa、gyauhbu.

Cauhcoz fuengfap: Guh soujsuz gaxgonq genj giz naenxin de guh cangzgveih siudoeg, youq diemj naenx in giz ceiq cingx haeuj cim, cim caeuq naengnoh ben 45 doh camz haeuj, daej laeg daengz ndokmoz, dang cimcax camz haeuj giz binghbienq seiz cimgamj ceiq giengz (roxnyinh soemj bongq), caemhcaiq fangse daengz giz sieng'wngq buvei, mwh neix doq dingz haeuj cim, dawz fag cim ciuq faenzleix ndangnoh byaijyiengq bozliz baijdoengh geij baez le doq ndaej ok cim. Ciemz cim le gaemh naenx gizbu 30 miuxcung baedauq fuengzre ok lwed. Moix baez cim yw 1~3 giz, ligseiz 2~5 faencung, itbuen cim 1~3 baez le raen yaugoj, moix gek 4~5 ngoenz cim baez he, 10 baez guh aen liuzcwngz ndeu.

Louzsim saehhangh: Saenzcim ywfap gig haenq, youq mwh camzcim gaxgonq wngdang yiengq bouxbingh cekgej cingcuj, sawj bouxbingh boiqhab. Linghvaih, wnggai sawj boux baenzbingh ndang rih cwxcaih, baexmienx ngunhcim. Cim gvaq le giz congh cim wngdang yiemzgek siudoeg, fuengzre ganjyenj. Boux deng sieng cuengqlangh de mbouj hab yungh cungj ywfap neix.

Saenzcim ywfap linzcangz yungh youq rog cuiguenj hoz、gen、mbaq、laeng、hwet、dij、gahengh daengj dieg cujciz gaenjgip, menhsingq sonjsieng cauhbaenz indot caeuq feihganjyenjsing genga gvanhcez in.

(8) Cimrwz ywfap. Gaengawq aen gihcuj lijlun Ywcuengh, rwz youq giz dien, bengxyouq "gyaeuj uk" song henz, doeng lienz "lwgda", youq swnghlij fuengmienh doenggvaq lohlungz、lohfeiz vangjloz caeuq dungxsaej ndoknoh daengx ndang doxlienz, youq binglij fuengmienh hix yaek biujyienh ok itdingh fanjying, dang mwh ndang vunz fatseng bingh, dujrwz doxwngq buvei aiq okyienh bienqsaek、doedhwnj、mboeploemq、foegfouz、cunglwed、minjganjdenj、vauqsonj daengj yienhsiengq, canghyw Bouxcuengh doenggvaq cim camz doengh gij fanjyingdenj (hezvei) neix, baenzneix couh dabdaengz aen muzdiz ywbingh dih fuengfap couhdwg cimrwz ywfap Ywcuengh.

Ywcuengh cimrwz ywfap miz lai cungj fuengfap, gij ciengzseiz yungh de miz hauzcimfap、atyienzfap、cuengqlwedfap、yozvuz cusefaz daengj 4 cungj.

Ywcuengh cimrwz youq gwnz linzcangz cujyau yungh youq yw cehmegfoeg、heuj in、saenzgingnyieg、ging in、dungx in daengj bingh.

2. Ywcuengh citfap

Ywcuengh citfap dwg doenggvaq coemh log roxnaeuz oenq gangq biujmienh ndang vunz itdingh buvei roxnaeuz gizin, sawj gizbu canjswngh gij coigik raeujndat roxnaeuz gij log in haemq mbaeu, bae diuzcez aen ndangdaej dien、deih、vunz samheiq doengzbouh bingzyaenx, baenzneix dabdaengz aen muzdiz fuengz bingh yw bingh fuengfap cungj ndeu. Ywcuengh citfap miz gij on ging sanq nit、diuzcez heiqlwed、siu foeg dingz in、gyaep fung dingz humz、baujgen fueng bingh daengj goengyauq, cungjloih de gig lai, dauqcawq yungh youq linzcangz gak goh.

(1) Ywcuengh maeyw diemjcit ywfap. Ywcuengh maeyw diemjcit ywfap dwg cungj fuengfap dawz diuz mae'ndaij Ywcuengh cimq guh haenx diemjdawz le cigciep lag cit hezvei roxnaeuz buvei biujmienh ndangdaej bouxbingh, neix daeuj ywbingh ndeu.

Cunjbei gunghcoz: Maeyw、fagnep、dajhojgih、daeng ciujcingh daengj.

Ywcuengh maeyw diemjcit ywfap yungh hez gvilwd: Gaengawq "Fwngz nit laeng hwngq foeg youq meiz, ndangnoh reuq riengz in maz loz gyang, cijmiz bingh humz dawz lwgdaeuz, gak bingh guh cit mbouj liz yangh" yenzcwz aeu hez. Fwngz nit, couhdwg bouxbingh miz lau nit fatnit binghyiengh de, aeu hezvei cik fwngz veizcuj. Laeng hwngq, vix miz fathwngq、dijvwnh swng sang, aeu hezvei giz laeng veizcuj. Foeg youq meiz, couhdwg doiq gij bingh gaiq foeg roxnaeuz naengnoh vaih haenx, riengz henz gaiq foeg roxnaeuz naengnoh vaih caeuq cungqgyang aeu cuj hezvei he, haj hez cujbaenz hingz vameiz; ndangnoh reuq, vix fanzdwg bouxbingh ndangnoh reuqsuk, youq gwnz naengnoh reuqsuk haenx genj aeu cujyau hezvei. Riengz in maz loz gyang, vix fanzdwg bouxbingh gizbu indot roxnaeuz mazmoed, genj aeu henzbien buvei roxnaeuz diemj cungqgyang haenx guh cujyau hezvei; "dawz lwgdaeuz", vix fanzdwg gij bingh bizcinj loih yinxhwnj va humz, genj aeu aen cinj ceiq gonq ok haenx roxnaeuz aen cinj ceiq hung haenx daeuj guh cujyau hezvei. Hoeng dan ciuq yenzcwz baihgwnz gangj haenx aeu hez lij mbouj gaeuq, moix cungj bingh cungj yaek aeu giethab ciuq loh (lohlungz、lohfeiz) aeu hez.

Cauhcoz fuengfap: Yungh fwngzmeh、fwngzyinx baihgvaz geb dawz gyaeuj maeyw he, caemhcaiq loh ok gyaeuj mae 1~2 lizmij. Dawz gyaeuj mae loh ok haenx youq gwnz daeng ciujcingh roxnaeuz gizyawz daeng diemj dawz, danghnaeuz miz feizmbaw bietdingh boq ndaep, cij aeu gyaeuj mae miz lwgheiz couh ndaej. Dawz lwgfeiz doiq cinj hezvei, swnh'wngq gengoenh caeuq fwngzmeh dungcoz utgoz, dungxfwngzmeh onj cix riengj dwk dawz gyaeuj mae daiq miz lwgfeiz haenx cigciep diemj naenx youq gwnz hezvei sien genj ndei haenx, baez naenx feiz ndaep doq hwnj guh ciuq he, itbuen aen hezvei he cij cit ciuq he.

Louzsim saehhangh: Gyaeuj dawzfeiz gaem mae bietdingh loh ok gyaeuj mae, haemq raez gvaq fwngzmeh cix ndaej lo, raez lai mbouj fuengbienh diemj feiz, dinj lai yungzheih coemh dawz gyaeujfwngz boux hengz guh. Cauhcoz seiz itdingh aeu gaem ndei hojhouz, mwh hengz cit aeu gyaeujmae lwgfeiz ceiq hoengh seiz de guh diemj naenx ceiq ndei seizgei, gaej bingz naenx, yaek sawj lwgfeiz daemj hez. Yaek louzsim soujfap mbaeunaek, itbuen dwg aeu mbaeu doiq mbaeu, aeu naek doiq naek, cung guh ciengz yungh. Cit le roxnyinh lumj moed haeb roxnaeuz lumj feiz ndat, gaej aeu fwngz bae vaz, fuengz lah. Hengz cit seiz dijvei bouxbingh aeu naengh roxnaeuz ninz couh ndaej. Doiq giz da caeuq mehmbwk daiqndang gimq cit, boux saedndat de siujsim yungh.

(2) Faex seiqfueng ndatroq ywfap. Faex seiqfueng ndatroq ywfap dwg dawz faex seiqfueng bwh ndei de gyaeuj ndeu coemh baenz danq haenx roq youq giz hezvei roxnaeuz gizin miz huq gek, yawhbienh yw moux di bingh ganciep cit yw fuengfap.

Cunjbei gunghcoz: Aeu faex seiqfueng 500 gwz (gawq baenz raez 20~30 lizmij, gvangq 3~4 lizmij geij donh), maengmbaek 500 gwz, vahoengz 100 gwz, gya haeuj 3000 hauzswngh 60%~75% ciujcingh. Cimq 15 ngoenz, dawz ok faex seiqfueng dak hawq bwh yungh. Gij raemxyw daih gvaq cawz nyaq bae couhdwg yw ndok ding, faen cang bwhyungh. Caepcawq baengzsa、ceijnaeng na、daeng.

Cauhcoz fuengfap: Ciuq baenz bingh buvei mbouj doengz genj yungh gij baengzsa hung iq ngamq hab haenx 2~3 caengz, aeu raemxyw yw ndok ding cimq mbaeq le, bingz oep youq giz bingh, rog gya mbaw ceij na ndeu ndaej hoemq gvaq baengzsa, yienzhaeuh dawz naeng faex seiqfueng bwh ndei haenx youq gwnz daeng coemh baenz yienghsiengq danq, coemh caengz rog naeng faex, moix baez coemh raez 2~3 lizmij, coemh daengz naeng faex cenz caengz ngeih faenh cih it dawz feiz, yauhgiuz dawz feiz laegdoh gaeuq, roq seiz mbouj sinz lwgfeiz couh ndei, dawz gyaeuj dawz feiz youq gwnz ceijna fanveiz goemq baengz sa de roq, roq daengz gizbu fatndat. Roq yaek miz cezcou hix yungh rengz yinz, roq daengz gij ywraemx baengzsa gyo dwg ngamjhab. Moix ngoenz roq baez ndeu, moix 10 ngoenz guh aen liuzcwngz ndeu, yaugoj gig ndei.

Louzsim saehhangh: Wnggai mboujduenh nod doengh giz roq de, fuengzre gizbu log sieng hwnj bop.

Faex seiqfueng ndatroq ywfap linzcangz cujyau yungh youq hwet in、gvanhcez biin、ndokcaet demseng daengj binghcwng.

(3) Riengzva mazvuengz cit ywfap. Riengzva mazvuengz cit ywfap dwg aen citfap Ywcuengh gagmiz daegsaek ndeu, riengzva mazvuengz cit ywfap aeu Ywcuengh cimq riengzva mazvuengz, diemj dawz le cigciep cit itdingh hezvei roxnaeuz buvei biujmienh ndangdaej bouxbingh, daeuj ywbingh cungj fuengfap

ndeu.

Cunjbei gunghcoz: Moixbi 4~5 nyied、10~11 nyied yaeb raez daihgaiq 3 lizmij riengzva mazvuengz geq. Aeu vuengzcungq、yungzvangz gak 15 gwz, ducung 12 gwz, yujyangh 6 gwz, mozyoz 6 gwz, nye gveiq 6 gwz, bwzcij 6 gwz, conhgungh 6 gwz, naeng makfob 6 gwz, dukhot 6 gwz, gyaep linh 6 gwz, songmienhcim 6 gwz, dunghcwngzhuj 6 gwz, maengzbaegmbouj 6 gwz, dinghyangh 3 gwz, iengcoengz 3 gwz, sisinh 3 gwz, gij yw gwnz haenx cimq youq 500 hauzswngh 95% ciujcingh ndawde, 3 aen singgeiz le yungh baengzsa daih gvaq cawz gya bae, youq ndaw raemxyw de dwk roengz binghben 3 gwz、seyangh 1 gwz, caiq cimq riengzva mazvuengz 15 gwz, cang bingz fungred bwhyungh.

Cauhcoz fuengfap: Aeu fwngzmeh baihgvaz dawz gij riengzva mazvuengz diemjdawz de gig vaiq naenx youq gwnz hezvei genjdingh, feiz ndaep gvaq le caiq cungzfuk bae guh, cit daengz naengnoh cumxhoengz veizcij.

Louzsim saehhangh: Yaek fuengzre nad sieng.

(4) Ywcuengh vadaeng cit ywfap. Ywcuengh vadaeng cit ywfap youh heuh daengcauj cit roxnaeuz daj daengcauj, youq dieg Bouxcuengh dauqcawq yinhyungh, caemhcaiq liuzyau cinjdingh. Ywcuengh vadaeng cit ywfap dwg aeu daengsimcauj caemj youz diemj dawz le cigciep roxnaeuz ganciep diemj cit youq hezvei roxnaeuz buvei dijbiuj bouxbingh, aeu daeuj ywbingh cungj fuengfap he.

Cunjbei gunghcoz: Youzcaz bingz ndeu roxnaeuz youzduh bingz ndeu、daengsimcauj geij go、daengyouz aen ndeu、dajhojgih. Danghnaeuz mboujmiz daengsimcauj caemh daej aeu faiq duet cih dingjlawh.

Cauhcoz fuengfap: Vadaeng cit faen daeng rongh cit, daeng yaem cit song cungj.

① Daeng rongh cit. Daengsimcauj 1~3 diuz caemj youz le diemjdawz, cigciep coemh youq gwnz hezvei, "baba" miz sing. Cungj citfap neix feiz dawz haemq foengx, coigik haenq, ndat doh haemq naihnanz, cit le biujmienh miz bopraemx hung lumj duhheu ne, daihgaiq buenq ngoenz cix ndaej siusaet lo.

② Daeng yaem cit. Sien youq gwnz hezvei senjdingh de nem benq hing mbang ndeu, yienzhaeuh aeu daengsimcauj caemj youzcaz diemj dawz cit youq gwnz hing benq, roxnaeuz yungh daengsimcauj 1~3 diuz caemj youz diemj dawz, boux hengz swd de aeu gij on ndat lwgfwngzmeh riengjret naenx youq gwnz hezvei ywbingh, fanfoek geij baez.

③ Daeng yaem citfap gaij ndei. Dawz daengsimcauj caemj youz diemj dawz daihgaiq buenq faen cix boq ndaep, dingz daih'iek buenq faencung, caj daengsimcauj vwnhdu miz di doek daemq le, aeu gij ndat lw de diemj youq gwnz hezvei, yaugoj ndeimaenh. Aen fap neix coigik iq, cit le mbouj miz riz. Gij youhdenj de dwg ancienz, bouxbingh yungzheih ciepsouh, bingh gipgaenj、bingh'iq menhnumq cungj ndaej yungh.

Daeng rongh cit caeuq daeng yaem cit gag miz gijndei, boux hengz swd aeu gaengawq gij daejcaet、nienzlingz、binghbienq buvei bouxbingh caeuq naihsouhlig mbouj doengz bae hengz cit, hawj habdangq coigik. Danghnaeuz coigik daiq lai ndaej yinxhwnj gij fanjying mbouj ndei, coigik daiq iq youh mbouj dabdaengz aen muzdiz ywbingh. Ywcuengh itbuen yungh diuz daengsimcauj ndeu hengzcit, hix miz baez ndeu yungh 2~3 diuz, aeu yawj gidij binghcingz daeuj dingh, moix ngoenz cit 1~3 baez cix ndaej lo. Lwgnyez caeuq boux ndangdaej nyieg itbuen hab yungh 1 diuz daengsimcauj guh daenyaem cit, yungh hez mbouj hab daiq lai. Bouxcoz bouxcungnienz itbuen yungh 2 diuz daengsimcauj, binghgipsingq ndaej yungh daengz 3 diuz daengsimcauj. Bouxsai lai yungh daeng rongh cit, vunzmbwk lai yungh daeng yaem cit. Boux biz roxnaeuz boux ndangnoh na ndaej yungh 2~3 diuz daengsimcauj, lai guh daeng rongh cit. Boux byom itbuen yungh 1~2 diuz daengsimcauj, lai yungh daeng yaem cit. Doiq mbangj di bingh singqgaenj, lumjbaenz youhgwz、bagmou, lai yungh 1~2 diuz daengsimcauj guh daeng rongh cit, neix soudaengz ywbingh yaugoj riengjvaiq.

Louzsim saehhangh: Vadaengcit dwg ywfap Ywcuengh haemq gaeuqgeq, sawjyungh gaxgonq aeu naihsim yiengq boux bingh cekgej cingcuj, sawj de boiqhab ywbingh. Doiq doengh boux mizndang、cingsaenzbingh de siujsim yungh. Aeu genj cinj hezvei, doiq yajmwnzhez、funghfujhez、naj、gaenh "aen simdaeuz"、yinhbu daengj giz youqgaenj de, mbouj hab yungh aen ywfap neix.

(5) Ywcuengh huj goeng ywfap. Ywcuengh huj goeng ywfap dwg yungh gij nye yw ginggvaq gyagoeng bauq guh haenx diemj dawz ndaep bae feizrongh le, aeu song

caengz ceijnaengvaiz duk ndei dangq cit itdingh buvei roxnaeuz hezvei aen ndang bouxbingh, dabdaengz yw bingh muzdiz cungj ywfap he.

Cunjbei gunghcoz: Huj goeng yw yungh caizliu aeu gocwxbyaeknok、meizcihmbe、gosanhyangh、gaeucuenqhung、gogukcaengx、gogingz、gaeudanghgveih、gaeuseiqfueng、ceihfunghsan daengj yw'ndip haenx ronq baenz 15~20 lizmij raez, dak hawq le, gya hing ndip、daihcoeng、songmienhcim、coengzbek、fangzgij, aeu laeujbieg cimq (laeuj yaek cimq gvaq gwnz yw), 7 ngoenz le dawz ok dak hawq bwhyungh. Lij yaek cunjbei daeng ciujcingh、dajhojgih、ceijnaengvaiz.

Cauhcoz fuengfap: Aeu nge yw, dawz nge yw gyaeuj ndeu cuengq youq gwnz daeng ciujcingh coemh, feiz rongh ndaep le, dawz gij nge yw dawz amqfeiz neix duk youq ndaw song caengz ceijnaengvaiz, couh youq hezvei gwnz ndang bouxbingh hengz cit (mwh cit gek buh roxnaeuz cigciep cit youq gwnz naeng cungj ndaej). Moix ngoenz hengzcit 1~2 baez, 10 ngoenz guh aen liuzcwngz ndeu, moix aen liuzcwngz doxgek aen singhgiz ndeu.

Aeu hez: Doegnit, cwngqyaem lai aeu hezvei baihlaeng, doegndat、cwngqyiengz lai aeu hezvei seiq cik genga. Ciuq lohlungz、lohfeiz Ywcuengh ciuq loh genj hez roxnaeuz genj aeu giz fanjying, yawj gidij binghcingz daeuj dingh.

Louzsim saehhangh: Yaek fuengzre dangqsieng.

(6) Ngaih ci ywfap. Ngaih ci ywfap dwg Ywcuengh ciengzyungh ywbingh fuengfap ndawde loih ndeu. Faen ngaih simdaeng cit caeuq ngaih gienj cit song cungj. Ngaih simdaeng cit dwg aeu ngaihyungz guh baenz ngaih simdaeng hung iq mbouj doengz. Yungh seiz dawz ngaih simdaeng cigciep cuengq youq gwnz naengnoh cit, roxnaeuz gek yw (hing、gyaeujho、gyu、naeng gungqsou daengj) cit. Ngaih gienj cit youh heuhguh ngaih diuz cit.

Cunjbei gunghcoz: Ngaihyungz roxnaeuz ngaih diuz、dajhojgih、ceijsayouz roxnaeuz baengzfaiq.

Cauhcoz fuengfap.

① Raeuj cit. Dawz diuz ngaih diemj dawz gyaeuj he, depgyawj hezvei roemzring, daengz bouxbingh roxnyinh raeuj ndat cwxcaih couh dingh mboujdoengh. Cit daengz naengnoh loq hoengz couh ndaej. Itbuen cit 10~30 faen cung mbouj daengj.

② Gvaengxgvax cit. Dawz gij ngaih diemj dawz haenx depgyawj giz cit bingzhingz baedauq gvaengxgvax roemz cit (liz naengnoh daihgaiq 3 lizmij), moix baez cit 10~30 faencung.

③ Roeglaej dot cit. Dawz diuz ngaih diemj dawz gyaeuj he le doiqcinj hezvei, lumj roeglaej iq dot haeux ityiengh, baez hwnj baez roengz, fwt gyawj fwt gyae dwk cit. Moix baez cit 5 faencung.

④ Saed naenx cit. Dawz diuzngaih yw diemj dawz le duk hwnj cib caengz ceijsayouz roxnaeuz baengzfaiq 3~5 caengz, swngz ndat naenx daengz gwnz hezvei, sawj heiq ndat daeuj daengz giz laeg, fazveih ywbingh cozyung.

Louzsim saehhangh: Yaek fuengzre dangqsieng.

Linzcangz wngqyungh: Doenggvaq raeujndat coigik deudoeng lohlungz、lohfeiz heiqgei, cawz nit gyaep doeg, hoiz yiengz gouq nyieg, ciengz aeu daeuj ywbingh hawhanzsing, lumj baenz dungx in、fungciz ndok in、oksiq daengj.

(7) Mbaw vasien daeuq hez ywfap. Ywcuengh vasien daeuq hez ywfap dwg dawz vasien mbaw faex cuengq youq gwnz hezvei soj ywbingh haenx, yungh yieng sienq roxnaeuz nye goyw diemj dawz gek va mbaw cit ndat, doenggvaq gij heiq rang vasien, gij heiq na naek mbawloeg, dabdaengz ywbingh muzdiz cungj fuengfap he.

Cunjbei gunghcoz: Vasien roxnaeuz mbaw faexsien、yieng sienq roxnaeuz nge rag goyw、dajhojgih、daeng ciujcingh.

Cauhcoz fuengfap: Ciuq bingh genj yw yungh hez, giethab Ywcuengh gij roxnaj gvendaengz dien deih vunz caeuq va faex swnghgih doengzbouh hengzbyaij haenx, ciuq seiq heiq vuzhou geiqciet yungh va seiz caeuq mbawfaex oiq. Danhfanz dang ciet vasien lumj hamz bau、co mbe、hai、hai hoengh、sou hwnj naj、valoenq daengj limqva caeuq mbawoiq、mbaw gyaeundei、mbaw loeg、mbaw heu、mbaw hoengz、 mbawgim daengj mbaw faex cungj ndaej genj yungh. Cungj fuengfap neix caizliu lai、heih hag heih yungh, ancienz baenghndaej, dauqcawq yungh youq Ywcuengh linzcangz gak goh.

Louzsim saehhangh: Yaek fuengzre dengsieng, danghnaeuz miz naengnoh naeuhyag roxnaeuz baenz yiengz gaenq naeuhyag vaq nong, mbouj hab yungh cungj ywfap neix.

3. Ywcuengh gvetfap

Ywcuengh gvetfap dwg yungh mbangj di doxgaiq (lumj vanjmeng、gungndok daengj) roxnaeuz gij yw youq gwnz ndang bouxbingh cinhingz gvet yw, yawhbienh dabdaengz ywbingh moegdik cungj fuengfap he. Ywcuengh gvetfap cujyau faen yw'gvetfap caeuq gungndok gvetfap.

Cunjbei gunghcoz: Hongdawz gvet、youzcaz roxnaeuz meiq.

Cauhcoz fuengfap: Aeu youzcaz roxnaeuz meiq daz youq gwnz hongdawz gvet, yienzhaeuh daj gyaeuj hoz coh laj, sien aen ndang, laeng seiq guengq, youz gyaeuj gyawj yiengq gyaeuj gyae swnhyiengq gvet, gvet gij dungcoz yauhgiuz mbaeu unq miz rengz, hawj bouxbingh roxnyinh nanq、ciengq、maz roxnaeuz loq in cix ndaej. Gij cwngzdu gvet haenx aeu naengnoh okyienh loq hoengz couh ndaej.

(1) Yw'gvetfap.

① Buzgaiq roxnaeuz golwxlawz gvetfap: Dawz buzgaiq singjsien roxnaeuz golwxlawz saz ndat, gat bae benq iq he, aeu mienhgat swngz ndat gvet yw.

② Suijlanzcingh gvetfap: Dawz suijlanzcingh singjsien swiq cingh dub yungz, aeu baengzmbang duk ndei gvet daengx ndang.

③ Gyaeqgaeqhenj coeng gya doxgaiq ngaenz gvetfap: Sien dawz gyaeqgaeq cawjcug aeu ok gyaeqhenj, gya geij dug coeng dub yungz, doxgaiq ngaenz aen he, yungh baengzmbang duk dwk gvet daengx ndang.

(2) Gungndok gvet. Aeu ndoksej max、maxloeg、mizloeg daengj nyaenloih guh baenz ndokgvetgung, youq gwnz ndang bouxbingh baihlaeng、mbaq、gencueg、doeggup daengj doengh giz neix guh gvet yw. Aen fap neix lai yungh youq mwh yw vaihgamj seizbingh、ndaw sieng cab bingh daengj bingh.

Louzsim saehhangh: Gimq yiengq nyig roxnaeuz yiengq vang gvet, ligdoh cungdaengj, boux naengnoh naeuhyag roxnaeuz baenz yiengz gaenq naeuhyag vaq nong, mbouj hab yungh cungj ywfap neix.

Yw'gvet ywfap linzcangz ciengzyungh youq yw fatsa、mauhfung、vaiganj caeuq bingh roenhaeux saej dungx.

4. Gij yw roemz swiq ywfap

Gij yw roemz swiq ywfap dwg yungh gij yw nyaq dieg Bouxcuengh cienqraemx, sien hawj bouxbingh naengh youq ndaw bungz humx baengz, swngz ndat roemz cwng naengnoh giz bingh, caj vwnhdu raemxyw ngamjhab le, caiq caemxswiq cungj ywfap he.

Cunjbei gunghcoz: Cungj fuengfap neix gij yw ciengzyungh de ciuq binghcingz mbouj doengz bae dingh, doiq fungciz hoh in、hwet ga in、sieng rog gaeuq daengj ndaej genj yungh douguzsan、doengzliengj、faexcueng hom、songmienhcim、mbaw makbug、mbaw makgam、dalozsanj、siujlozsanj、gaeusoeng daengj yw. Dwgliengz goj genj yungh gofuengzfung、goginghgai、mbawgutnduengx、nga'gveiq、vagut、caujhozceh. Gipsingq sizcinj ndaej genj yungh goginghgai、gofuengzfung、sengsiggau、caemhgumh、canghsuz、niuznaijswj、swnghdi、byukduzbid、senggamcauj. Hoh niujsieng ndaej genj yungh douguzcauj、dancaem、vahoengz、denhnamzsingh、cenhniuzciz、soqmoeg、raglingzsien、cenhgungh、laeujhenj.

Cauhcoz fuengfap: Yungh gij yw nyaq habliengh, gya raemx habliengh, raemx cienq, swngz raemx raeuj haemq sang miz heiqfwi seiz roemz cwng gizbu roxnaeuz daengx ndang, caj raemx raeuj doek daengz bouxbingh ndaej naihsouh le caiq caemxndang.

Louzsim saehhangh: Baexmienx dangqsieng.

Gij yw roemz swiq ywfap gij bingh linzcangz hab'wngq haenx gig gvangq, doiq vaiganj、siengndaw、mazbi、fungsiz、fatsa daengj, Ywcuengh ciengzseiz aeu lai cungj Ywcuengh, yw nyaq doxgap cienq raemx swiq caemx roemz cwng. Gij yw daj baihrog yungh haenx gimqgeih siengdoiq haemq noix, aeu gij yw lai hoeng rengz hung, yinhhengz heiqlwed, baex uq cawz bingh. Doiq yw bingh laemx dwk deng sieng、hwet ga in、funghsizsing gvanhcezyenz、binghnaeng daengj binghcwng miz ywyauq haemq ndei.

5. Ywcuengh raek yw ywfap

Ywcuengh raek yw ywfap dwg genj yungh gij yw raek venj youq aen ndang bouxvunz itdingh buvei, yungh gij yw heiq daegbied dabdaengz fuengz bingh yw bingh cungj fuengfap he. Cungj fuengfap neix laizyouz dwg ciuhgeq Bouxcuengh "veifuz", miz gaij doeg siu yenz、siu gawh dingz in、fuengz bingh yw bingh cozyung.

Ywfap raek yw Ywcuengh ciengzseiz yungh haenx gig lai, linzcangz ndaej gaengawq sihyau cauhguh, miz daeh ywhom、daehhom、giuzhom、rumq vwnhbiz、daeh baex binghraq daengj.

(1) Daeh ywhom. Doiq doengh boux bingh menhsingq, lwgnyez ndangdaej nyieg de, genj aeu gij yw rangrwt byaij ndonj haenx guh baenz daeh ywhom, aeu maesei raek youq gwnz hoz roxnaeuz daenj youq gwnz gengoenh, miz cungj cozyung baujgen fuengzbingh, doiq gij lwgnyez yungzheih dwgliengz、siuvaq gunghnwngz daemq youh dijgangliz yaeznyieg haenx, engqgya habyungh.

(2) Rumq vwnhbiz. Aeu gunghdinghyangh、canghsuz、naenggam、houbuz、begswd、moegrang、faenzcepraemx、cazlad gak habliengh, itheij nienz baenz mba saeq, guhbaenz rumq dungx, raek youq giz saejndw, 3 ngoenz vuenh yw baez ndeu. Binghyiengh siusaet le mbouj caiq raek. Ndaej oncung genqbeiz、hengz heiq dingz in, habyungh youq doengh gij bingh lwgnyez roenhaeux beiz vei hawnyieg dungxsiq、heiq nywngh dungx ciengq、dungx in daengj.

(3) Giuz ronghda. Giuz ronghda dwg Ywcuengh raekyw ywfap cungj ndeu. Cawqfueng gap baenz: Cinanzsingh 10 gwz, moegcaeg、mbawnengznuengx、vagut gak 6 gwz, itheij nienz baenz mba saeq, gya meiq di noix ndeu, diuz yinz, aeu baengzfaiq unq duk baenz giuz. Dawz aen giuzyw venj youq giz goekrumz he da, 2 ngoenz vuenh yw baez ndeu. Ndaej so rumz cing ndat、sanq cwk rongh da, habyungh youq bingh dahoengz (gezmozyenz).

(4) Daeh hom siu gwn. Aeu caujsanhcah、caujhaeuxnyez、caujlwgndo gak 10 gwz, hozyangh、canghsuz gak 6 gwz, naenggam、moegrang gak 3 gwz, itheij nienz baenz mba saeq, cuengq haeuj ndaw daeh iq aeu baengzsei roxnaeuz baengzcouz guh baenz haenx bae, venj youq baihnaj hoz, daeh yw bingh giz denhduzhez, 7 ngoenz vuenh yw baez ndeu. Ndaej diuzleix roenhaeux "aen lumz (beiz)" "aen dungx (vei)", yungh youq lwgnyez siuvaq mbouj ndei、bingh romcwk.

(5) Daeh baex binghlah. Aeu gutnduengx、caugyaz、bozhoz、fuengzfung、cuhsah、mbaw'ngaih、gosipraemx gak habliengh, sien dawz cawz cuhsah caixvaih gak cungj yw nienz baenz mba saeq gig saeq, yienzhaeuh gyahaeuj cuhsah bae doxgyaux yinz, cang haeuj ndaw daehbaengz iq bae, ndaej baex binghraq fuengz bingh, yungh bae yawhfuengz mazcinj caeuq liuzhingzsing ganjmau. Youq mwh binghraq riuzhengz,

dawz daehyw venj youq hoz baihnaj, 5~7 ngoenz vuenh yw baez ndeu.

Gizyawz ciengzyungh fueng raekyw lumj lajneix.

① Yawhfuengz dwgliengz: Raek gyoij hoengz、va doengz、nye gingz、bozloz、gujbei, miz sanqnit gyaep cumx roxnaeuz cingndat goenghauh.

② Yw gipsingq gezmozyenz: Aeu mbaw godonhhau ndip mbaw ndeu dub yungz, cang haeuj daehbaengz iq, raek youq binqgoz.

③ Yw gipsingq yujsenyenz: Aeu mbaw bwzbeifungh mbaw ndeu, aeu baengz bau ndei, raek youq caek bingh aencij, 2~3 ngoenz cix ndaej ndei lo.

6. Cuizyw ywfap

Ywcuengh cuizyw ywfap dwg aeu nye faex samoeg roxnaeuz nye faexrenh donh he, gawq baenz cizging 3~4 lizmij, raez 8~9 lizmij donq iq, caemhcaiq youq cungqgyang conq congh iq he daihgaiq 12 hauzmij, ndaw congh cang diuz gaenz faexcuk he raez 42~45 lizmij guh baenz fagcuiz, yienzhaeuh aeu faiq habliengh cuengq haeuj gij mba cuizyw 5~10 gwz, aeu baengz bau youq gyaeuj aen cuiz he cug ndaet couh baenz aen cuizyw he.

Cunjbei gunghcoz: Mbacuizyw yungh siglanz、cengzbya、gofungsanq、gocaetdoq、giujcaujlungz、songmienhcim nu baenz mba le caeuq siujliengh binghben、canghnauj boiq guh baenz.

Cauhcoz fuengfap: Yungh seiz aeu cuizyw cigciep cuiz dub youq gwnz binghbienq buvei roxnaeuz gwnz hezvei, gij giengzdoh de aeu bouxbingh ndaej souh couh hab.

Louzsim saehhangh: Danghnaeuz okyienh gominj couh dingz yungh, lumjbaenz miz naeng naeuhbaih roxnaeuz baez gaenq naeuhyag vaqnong, mbouj hab yungh aen ywfap neix.

7. Nem oep ywfap

Ywcuengh nem oep ywfap dwg aeu Ywcuengh nem youq moux di buvei roxnaeuz gwnz hezvei aen ndang bouxvunz, doenggvaq gij yw swgiz, diuzcez aen ndang bouxvunz dien、deih、vuz samheiq doxdaengh, dabdaengz ywbingh muzdiz cungj ywrogfap he.

Cunjbei gunghcoz: Ywcuengh、baengzsa、gyauhbu.

Cauhcoz fuengfap: Muenx oep fap、humx oep fap、nem oep fap、cam oep fap.

Muenx oep fap: Gaengawq giz dieg baenz bingh, dawz gij ywhoz、gau unq daengj gij yw boiqndei haenx dan daz youq gwnz ceijnaengsang roxnaeuz baengzsa hung iq doxhab'wngq, daeb baenz 4~6 caengz, cwgoemq youq giz baenz bingh. Gij fanveiz oep yw wngdang loq mauhgvaq henzrog giz dieg ywbingh de, yungh gyauhbu dinghmaenh couh ndaej lo.

Humx oep fap: Dawz ywoep oep youq seiqhenz binghcauq, cungqgyang louz congh iq he. Cujyau habyungh youq baenz yag nong doeg roxnaeuz boedbaih le lw gij foeg caengz siu de.

Nem oep fap: Dawz yw nem diep youq gwnz ndang giz dieg yw dingh de cungj oep rog fuengfap ndeu.

Cam oep fap: Dawz gij ywmba boiqndei haenx vanq youq gyauhbu roxnaeuz ywgau cunghyangh, yienzhaeuh oep nem youq gwnz giz bingh roxnaeuz yw bingh hezvei.

Louzsim saehhangh: Oep yw aeu louzsim diuzcez gij cingzdoh hawq mbaeq de. Mbaeq lai yungzheih roenx ok rog laesaet, uq buhvaq, hawq lai cix yingjyangj yw iemq. Danghnaeuz gijyw bienq hawq, ndaej caemciek gya raemxyw nyinh le caiq oep, roxnaeuz seizseiz vuenh. Danghnaeuz miz gominj couh dingz oep yw.

8. Ywcuengh gij yw guenqcuk ywfap

Ywcuengh gij yw guenqcuk ywfap dwg aeu gij raemx Ywcuengh cawj goenj haenx gya ndat aen guenqcuk daegbied guh haenx, caiq dawz guenqcuk swngz ndat sup ciemz youq giz ywbingh gwnz de daeuj ywbingh fuengfap cungj ndeu.

Ywbingh gihlij: Ywcuengh gij yw guenqcuk ndaej cawz fung cawz cumx, hoz lwed suh nyinz、sanq hanz cij in、ciem doeg siu gawh、doeng gigih lohlungz caeuq lohfeiz. Daj gij gvanhdenj yienhdaih yihyoz daeuj yawj, youq ciemzguenq seiz, cawz fuyaz sup ciemz gij coigik ndei neix caixvaih, gij raemxyw ciemzguenq buvei de deng supsou, caiq gya ndat oep cozyung, sawj gizbu hezgvanj gyahung, lwed sinzvanz gyavaiq, gaijbienq cung lwed cangdai, saenzging ndaej daengz diuzcez, coicaenh daise, gaijndei yingzyangj, demgiengz gij naengzlig dingj bingh, baenzneix couh dabdaengz aen muzdiz ywbingh.

Cunjbei gunghcoz: Sijsaeq genjcaz bouxbingh, mingzbeg cinjdon, dinghcinj dwg mbouj dwg gij bingh habngamj guenqyw ywfap, miz mbouj miz bingh gimqgeih, caiq senjdingh giz ciemzguenq. Caepcawq raemxyw、guenqyw、cim caeuq ywsiudoeg daengj. Senjdingh dijvei ciemzguenq soj yungh haenx. Guh ndei cekhoiz, siucawz gij yieplau simleix bouxbingh.

Guenq yw dajguh: Genj aeu gij cukgim bakging 1.5~4 lizmij、seng maj 1~2 bi doxhwnj haenx, aeu gij gyawj rag sohcingq haenx ceiq ndei, cawz bae naengrog, bangx guenq dohna habdangq, bangxhenz caeuq henzbak muz dwk rongh ngaeuz bingz, louz aeu dohraez 10 lizmij baedauq.

Gij yw ciengzyungh: Gaeuiethaeux、samcienzsam、funghajcauj、fungsamgak、fungbetgak、rumcougaen、mauxdanhaeu、nauqvaiz、gaeuhaexgaeq、sizcanghbuz daengj gak habliengh.

Cauhcoz fuengfap: Dawz Ywcuengh gwnz de habliengh gya raemx cawj goenj, raix roengz aen guenqcuk gaenq guh ndei haenx bae, doengz cawj 5 faencung le dawz ok bwhyungh, bien ciemz bien lauz, vut cingh raemxcaw, swngz ndat vaiq gouq youq gwnz naengnoh ciemzguenq genjdingh haenx. Moix baez ciemz 5~10 faencung, baez daih'it ciemz seizgan goj dinj di. Baez daih'it ciemz guenqcuk ok le couh aeu cim samlingz raehfwd youq giz guenq yaenq camznaek 3~4 cim, youh vaiq dawz guenq ndat youq giz camz cim ciemzguenq. Yienghneix fanfoek 2~3 baez. Gwnz guenqcuk miz bophau lai ndaej lai ciemz geij baez, cigdaengz mbouj miz bophau cij sat. Moix baez ciemzguenq le cungj yaek aeu siudoeg ceij veiswngh uet cengh le caiq sup ciemz. Ciemzguenq sat uet cengh le caiq aeu siudoeg sujbaqyw (mbaw sujbaq seuqcengh haenx ciemq youq doengh gij ywraemx gwnzneix soj gangj, lauz ok niuj buenq hawq cix guh baenz) oep youq giz ciemzguenq, caj liengz le louzsim vuenh sujbaq yw ndat.

Suzcenz cunjbei: Guenqcuk 10~20 aen, moix aen neiging 1.5~4 lizmij, sang 8~10 lizmij, bien na 0.2 lizmij, seiqhenz caeuq bakguenq muh dwk rongh ngaeuz. Cunjbei gudiet roxnaeuz guvax aen ndeu、fagnep、sujbaq、siudoeg cimsamlimq、siudoeg mienzgiuz daengj. Gij yw ndaej gaengawq binghcingz sihyau roxnaeuz genjyungh maedfueng niemhfueng ndawbiengz, lumjbaenz funghsizsing hwet ga in genjyungh gij yw gyaep fung cawz cumx、doeng ging vued loz、vued lwed vaq cwk.

Bingh hab'wngq caeuq aeu hez: Ndaej gak cungj binghsa、funghsizsing hwetga in、hoz mbaq innaet、biengjndang gyad、seiqguengq mazmoed daengj. Fatsa ndaej aeu goekrumz、hozguz caeuq hezvei giz najaek baihlaeng noh haemq lai na haenx. Hozmbaq innaet ndaej aeu gizbu sam seiq aen ahsihez. Fungcaep biin ndaej youq gizbu genj hez, lumjbaenz hwet in aeu sinsu、yauhsu、yauhyangzgvanh、swliuz daengj hezvei, ga in aeu vanzdiu、yinhsi、fuzdu、veijcungh、yangzlingzcenz、cezguz daengj hezvei, gen in ndaej genj genhliuz、hozguz、vaigvanh、liuzsu daengj hezvei.

Cauhcoz soujfap: Dawz yw、guenqcuk、sujbaq、raemx habliengh dwk roengz ndaw gu bae, goeb dwk cienq cawj daihgaiq diemj cung ndeu, yungh fwngzswix gaem fagnep dawz guenqcuk okdaeuj, yungh fwngzmeh、fwngzyinx、fwngzgyang fwngzgvaz dawz guenq faet seuq le, vaqvit sup youq gwnz hezvei genjdingh haenx. Gaengawq binghcingz, moix baez ndaej ciemz 15 guenq baedauq, daihgaiq 15 faencung ciemz sat, aeu fwngzmeh、fwngzyinx、fwngzgyang fwngzgvaz dawz guenq doi yiengq baihswix roxnaeuz baihgvaz, couh ndaej dawz aen guenq ok, menhcij yungh gij cimsamlimq siudoeg ndei haenx youq giz gaenq ciemz sup haenx daengj soh camz cim, moix cim laeg daihgaiq 1.5 hauzmij, camz sat le caiq ciuq fuengfap baihgwnz ciemzguenq baez ndeu, daengzlaeng yungh siudoeg mienzgiuz uet cengh gij lwed ciemz sup okdaeuj haenx, aeu fagnep dawz sujbaq ndaw gu okdaeuj niuj hawq, oep youq giz ciemz sup haenx, caep le cix vuenh bae, fanfoek 2~3 baez.

Louzsim saehhangh: Wnggai genj ndei giz dieg ciemzguenq, aeu ndangnoh na, laj naeng cujciz soengrwnh caeuq giz bwn byoem noix de ceiq ndei. Aeu guenq seiz, gaemh naenx gij noh henz guenq sawj hoengheiq haeujbae, couh ndaej dawz roengz, mbouj ndaej nyengh rag guenq yw. Ciemzguenq le danghnaeuz naengnoh hwnj bopraemx, aen iq de ndaej yungh fanhvayouz cat, gvaq geij ngoenz le couh ndaej gag ndei. Aen hung de aeu cim siudoeg deu vaih, caenx hawq raemx le cat fanhvayouz roxnaeuz lungzdamjswj couh ndaej lo. Boux sinhcangbing sinhlij saihgez, bouxbingh daengx ndang bingh naengnoh, bouxbingh cingsaenzbingh guengz cauq mbouj onj haenx, boux gig byomreuq caeuq boux naengnoh mbouj miz danzsing, boux daiqndang 4 ndwen doxhwnj mbouj yungh roxnaeuz noix yungh aen fap neix. Boux baenz bingh wnggai aeu dijvei cwxcaih, seizdoeng ciemzguenq aeu louzsim bauj raeuj, fuengzre deng liengz. Ciemzguenq seiz wngdang caenhliengh vut cengh raemxcaw bae, mienxndaej log sieng naengnoh. Itbuen wnggai youq mwh bouxbingh gwn haeux le 2 siujseiz bae guh, mienx mwnh iek lai baeg lai haenx ciemzguenq. Ciemzguenq seiz bouxbingh mbouj ndaej senj nod dijvei, mienxcij guenqcuk duetdoek. Song ga saetda mbouj ndaej ciemzguenq. Giz ciemzguenq dangngoenz mbouj ndaej swiq raemxcaep, aeu fuengz ganjyenj. Doiq doengh boux lwgnding lwgnyez、ndangdaej daiq hawnyieg、foegfouz、bingh oklwedsingq、gvangqlangh naengnoh naeuhyag caeuq gij hezgvanj hung seiqhenz siujsim yungh roxnaeuz geih yungh aen fap neix.

9. Ywcuengh dangqndat ywfap

Ywcuengh dangqndat ywfap dwg cungj ywrogfap baengh rengz ndat roxnaeuz rengz ndat boiqhab rengz yw, dangqndat aen ndang bouxvunz itdingh buvei, neix daeuj deudoeng lohlungz、lohfeiz heiqlwed, diuzcez dien、deih、vunz samheiq neix doengzbouh bingzyaenx, baenzneix dabdaengz aen muzdiz ywbingh cungj ywrogfap ndeu. Ywcuengh dangqndat ywfap faen mbouj dwg yw dangqfap caeuq gijyw dangqfap song daih loih, dauqcawq yungh daeuj linzcangz gak goh ywbingh, daegbied dwg doiq gij bingh hanzsaep gietcwk、heiq nywngh lwed cwk roxnaeuz hawhanzsingq haenx liuzyau haemq ndei. Gaujguj swhliu cwngmingz, Ywcuengh dangqndat ywfap laizyouz gyaeraez, youq mwh Sizgi Seizdaih Bouxcuengh ciuhgonq hag rox yungh feiz couh gaenq didnyez lo, cien bak bi daeuj dwg gij soujduenh caeuq fuengfap mizyauq yinzminz Bouxcuengh baengh de fuengz bingh ywbingh haenx ndawde cungj ndeu.

(1) Gij yw ndatdangq ywfap. Ywcuengh dangqndat ywfap dwg dawz moux di yw gya'ndat le, cuengq youq giz dieg daegdingh aen biuj bouxbingh, guh ndat dangq roxnaeuz bae dauq senj nod, baengh yozliz caeuq yezliz bae yw bingh. Ndawbiengz Bouxcuengh lai yungh gij yw heiq rangrwt haenx daeuj dangguh gij yw dangq yw.

Cauhcoz fuengfap.

① Yw bau ndatdangq ywfap. Yungh gij ywfuk baihgwnz gangj neix 1~5 cungj roxnaeuz cienzbouh, dawz gij yw cauj ndat, aeu baengz duk swngz ndat cigciep dangq gizbingh, moix baez ndatdangq seizgan mbouj mauhgvaq 30 faencung, moix ngoenz 2 baez.

② Yw bingj ndatdangq ywfap. Dawz yw nienz baenz mbasaeq, gya gij mbamienh habdangq haenx guh baenz bingj, dawz yw cwng cawj le ndat dangq yw gizbingh, roxnaeuz dawz yw cauhbaenz ywgau, yungh seiz loq gya gangq, swngz ndat dawz ywgau oep youq giz ywbingh.

Louzsim saehhangh: Mwh sawjyungh aen fap neix, wnggai daegbied louzsim gij dohraeuj yw dangq mbouj ndaej daiq sang, mienxndaej log sieng naengnoh.

(2) Mbouj dwg yw ndatdangq ywfap. Aen fap neix dwg dawz moux di doxgaiq mbouj dwg yw haenx cauj ndat、cawj ndat、coeb ndat roxnaeuz yungh gizyawz fuengfap gya ndat, caj vwnhdu habdangq le swngz ndat dangqlog bouxbingh itdingh buvei, baenzneix miz gij cozyung ywbingh. Itbuen moix ngoenz dangq 2~3 baez, moix baez 20~30 faencung. Gij mbouj dwg yw ndatdangq ywfap Ywcuengh ciengzyungh haenx miz lajneix geij cungj.

① Sadangq ywfap: Yungh sa saeq habliengh, cuengq youq ndaw rek cauj ndat le gya meiq habliengh, cangdaeh, roxnaeuz youq sadangq le gyahaeuj raemx hing 30~50 hauzswngh, caiq cauj 1 faencung, cang daeh, swngz ndat dangq gizbingh. Cujyau yungh youq dungxiq in、hwet ga in、gaeuqgeq sonjsieng in daengj doengh cungj bingh neix.

② Gyuseng ywfap: Yungh gyuseng 500 gwz, cuengq youq ndaw rekdiet cauj roxnaeuz gya meiq cauj, cauj ndat le cang youq ndaw daehbaengz ndatdangq giz bingh. Aen fap neix gojyij yw lai cungj bingh, lumjbaenz dungxin ndaej dangq gwnz dungx giz naenx in, hwet in ndaej dangq hwet, gvanhcezyenz ndaej dangq gvanhcez buvei, canghyenz caeuq okleih ndaej dangq saejndw song henz caeuq dungxiq, boux gamjsouh fungnit ndaej dangq ndokleq daengz dacuihhez song henz baihlaeng, dangq giz dieg de lij ndaej yw gaeuq ae、gyagmyaiz, dangq danzcunghhez ndaej yw binghcaw、simgeujin, boux oknyouh mbouj doengrwt dangq cingqgyang dungxiq. Linghvaih, dangq dungxiq caeuq hwet lij ndaej yw yangzveij、vaiq yaet、laeuh cing caeuq ging in daengj. Aenvih gyuseng laizloh gvangq, aen fap neix sawjyungh gig fuengbienh.

③ Haeux dangq ywfap: Dawz haeuxsan cauj ndat, cang daeh, ndat dangq giz bingh. Habyungh youq dungx in ingeq、hwet in daengj bingh.

④ Bakcae dangqfap: Aeu bakcae diet mbouj caiq yungh haenx ndaek ndeu, vuengzcungq habliengh, dawz ndaek bakcae diet cuengq haeuj ndaw cauq feiz bae coemh ndat, dawz okdaeuj, caiq youq gwnz de vanq di vuengzcungq fwnj, caj de dohraeuj doekdaemq daengz daihgaiq 40 doh seiz, sikhaek dawz bakcae diet dangq youq gwnz ywbingh buvei. Habyungh youq dungx in inrengz、hwet in、gvenhaepsingq laemx dwk deng sieng daengj.

⑤ Laeuj dangq ywfap: Aeu 30 doh laeujhaeux 500 hauzswngh, log ndat, yungh faiq yw cimq caemj, nu cat baknaj aek, daj gwnz daengz laj, ndaej yw sim aek ciengq nyap in、heiq cwk mbouj cizcaih cungj bingh neix.

⑥ Coeng dangq: Aeu daihcoeng daiq rag ganj 500 gwz, ronq soiq, rek hawq cauj cug, caiq yungh meiq 30~50 hauzswngh cawj, sikhaek couh yungh baengz bau ndei dangq aen dungxiq caeuq aen saejndw seiqhenz. Cujyau yungh youq nyouhbix、dungxiq ciengq in daengj bingh.

⑦ Hing coeng dangq: Aeu gyaeuj hing geq、gyaeuj coeng geq gak 500 gwz, singjsien dafunghngai roxnaeuz mbaw makgam 30~50 gwz, faeg soiq, gyaux laeujhaeux habliengh cauj ndat, cuengq haeuj daehbaengz bae, daed ndaet bakdaeh, dangq gij gvanhcez in haenx, ndaej yw bingh fungcaep caeuq loihfungcaepsingq gvanhcezyenz. Danghnaeuz dangq saejndw seiqhenz, ndaej yw lwgnyez sieng gwn, dungxsiq caeuq hanzsingq dungxiq in daengj bingh.

⑧ Danq hing dangq: Aeu danq samoeg 100~200 gwz nienz mienz, gyaeuj hing geq 150 gwz, gya haeuxcauj cauj ndat, cang haeuj ndaw daehbaengz bae dangq giz bingh. Ndaej yw laemx dwk deng sieng saet yw roxnaeuz yw ndei gvaqlaeng caiq dauqcungz fat gij in haenx.

⑨ Ceu gij dangq: Aeu hozceu hau 30~50 gwz, goujgij 100 gwz, doxgyaux yinz heuz laeuj cauj ndat, aeu baengzfaiq bau nyib, sien dangq le caiq oep laeng hwet, yungh youq mak haw hwet in caeuq hanz singq hwet in daengj bingh.

⑩ Raemz dangq: Raemz 500 gwz, cauj ndat le cang haeuj daehbaengz bae, cug ndaet bakdaeh, ndat dangq dungx, ndaej yw bingh gaenjmenhsingq veicangzyenz、 hanzsing dungx in、gwn gij caep nit de daiq lai gij gwn miz coigik singq haenx yinxhwnj dungx in、saejgoenj、dungxsiq daengj bingh.

⑪ Gyaeq dangq: Gyaeq dangq dwg dawz gyaeqmoq daeuj cawj sug, roxnaeuz dawz gyaeqgaeq caeuq moux di yw doxgyaux daeuj cawj cug hawj de bienqbaenz gyaeqyw, yienzhaeuh swngz ndat youq bouxbingh gwnz gyaeuj、hoz、najaek baihlaeng nem seiq cik gen、gyangsim din fwngz daengj buvei, ciuq gonqlaeng fanfoek ringx nod ndatdangq. Ndaej yungh song aen gyaeq doxlawh sawjyungh, dangq daengz bouxbingh loq ok hanh cij sat, caemhcaiq hawj bouxbingh goemq denz dwk ninz. Aen fap neix cujyau yungh youq doengh gij dwgliengz、lwgnyez ndatsang、siuvaq mbouj ndei、dungx in、fungcaep bi in daengj. Danghnaeuz yw doengh boux lwgnyez iq ndat sang gingfung haenx, ndaej dawz doxgaiq ngaenz 1 aen、yungzvuengz、coeng daengj habliengh bau haeuj ndaw gyaeq bae, caiq yungh baengz bau ndei ringx dangq lwgnyez gwnz gyaeuj、najbyak roxnaeuz daengx ndang, yaugoj engq ndei.

10. Diemjhez ywfap

Ywcuengh diemjhez ywfap dwg canghyw aeu lwgfwngz youq itdingh hezvei caeuq gwnz swgiz sienq dijbiuj aen ndang bouxbingh guh diemj naenx、mbaengq、bek caeuq gouq daengj soujfap daeuj yw bingh cungj fuengfap he. Cungj fuengfap neix miz diuzcingj yaem yiengz、sodoeng loh roen gingloz、diuzhuz heiqlwed、soeng gej nemlienz、menh gaij nohndang gaenjcieng cougaen、fuz cingq gaijdoeg daengj cozyung. Cauhcoz seiz bien cat bien diemj hez roxnaeuz caeuq cimfaex, cimcuk diemj naenx dox giethab, guh fap seiz goj boiqhab sawjyungh laeujyw. Diemj naenx hezvei ciuq binghcingz daeuj dingh, diemj naenx giengzdoh yij hezvei okyienh roxnyinh nanq、maz、ciengq、naek couh ndaej.

11. Ywcuengh saejndw yw ywfap

Ywcuengh saejndw yw ywfap dwg wngqyungh yozvuz youq giz cungqgyang saejndw couhdwg giz sinzgezhez de oep、nem、dienz、cat、oen、cit daengj fuengsik daeuj yw bingh cungj ywrogfap ciengzseiz yungh ndeu. Aen saejndw yw ywfap Ywcuengh ciengzseiz yungh haenx miz geij cungj lajneix.

Oep fap: Dawz gij ywhoz boiq ndei haenx, gau unq daengj doengh gij yw neix cigciep oep youq giz cungqgyang saejndw.

Dienz fap: Dawz ywmba、ywyienz roxnaeuz ywgau dienz saejndw cungqgyang.

Cat fap: Yungh raemxyw cigciep daz youq saejndw.

Oenq fap: Yw'ngaih diemjdawz le aeu daeuj oenq gangq saejndw.

Cit fap: Sien yungh gyusaeq、hing benq、coeng hau roxnaeuz gizyawz yw dienz youq ndaw saejndw, yienzhaeuh dawz yiengngaih cuengq youq gwnz de diemj dawz couh ndaej lo.

12. Ywcuengh mauhyw ywfap

Ywcuengh mauhyw ywfap couhdwg aeu aen mauh hamzmiz yw haenx daenj youq gwnz gyaeuj daeuj ywbingh cungj fuengfap ndeu. Ywcuengh mauhyw ywfap miz gij cozyung vwnhyangz dingz in、ningz sim an saenz, youq ndaw linzcangz cujyau yungh youq gyaeujdot、ninz mbouj ndaek daengj binghcwngqq. Lumjbaenz yungh damjceih cazlad 50 gwz, cenhgungh 50 gwz, begcij 50 gwz, cehyiengzmbeq 50 gwz daengj nuz baenz mba saeq guh baenz aen mauh, daenj youq gwnz gyaeuj cix ndaej yw ninz mbouj ndaek.

13. Ywcuengh saihwet yw ywfap

Ywcuengh saihwet yw ywfap dwg cungj fuengfap dawz Ywcuengh cuengq haeuj ndaw saihwet bae hawj bouxbingh haed youq gwnz hwet, yawhbienh dabdaengz ywbingh muzdiz ndeu. Ywcuengh saihwet yw ywfap miz gij gunghyau vwnhging doengloz、sanq nit dingz in, gwnz linzcangz ciengzseiz aeu bae yw gij bingh dungxin、dungxsiq、hwet ga in daengj. Lumjbaenz yungh coengbeg 80 gwz, mbaw'ngaih 80 gwz, hingndip 50 gwz daengj dub soiq, guh baenz sai hwet haed youq giz hwet dungx, haemh ngoenz mbouj dawz roengz, cig daengz dungxin bingh ndei. Hix goj yungh danggvi 50 gwz, nga'gveiq 50 gwz, cicenhvuh 30 gwz daengj dub soiq guh baenz sai hwet haed youq giz hwet dungx, moixngoenz sawjyungh 6 diemjcung doxbae, 3 ndwen guh aen liuzcwngz ndeu, ndaej yw hwet in.

14. Ywcuengh gingnyinz ywfap

Ywcuengh gingnyinz ywfap dwg cungj fuengfap youq Ywcuengh lijlun cijdauj lajde, sawjyungh conzdungj soujfap boiqhab cimcamz roxnaeuz ciemzguenq daengj gyoebhab fuengfap daeuj baizcawz gij gazngaih gwnz doengloh samroen songloh neix daeuj dabdaengz fuengz bingh yw bingh.

Ywcuengh gingnyinz ywfap doenggvaq conzdungj soujfap caeuq cimcamz roxnaeuz ciemzguenq gij cigciep cozyung de, sawj gij nyinzgiet lohlungz、lohfeiz youq biujmienh ndang vunz ndaej sodoeng, gij cwk lohlungz、lohfeiz ndaej doengrat, cigciep baiz doeg okrog, doengzseiz diuzcingj heiq lwed caeuq dungxsaej goengnaengz, dauqfuk dien、deih、vunz samheiq doengzbouh yinhhengz, baenzneix dabdaengz aen muzdiz ywbingh.

Gij ceiq hung daegsaek gingnyinz ywfap haenx couhdwg aeu cungj fuengfap gyoebhab siu cauq neix, couhdwg aeu gij yihliuz soujduenh mbouj dwg yw haenx bae siucawz gij bingh cauq ndangdaej gaenq baenz haenx. Gingnyinz lijlun nyinhnaeuz, gingnyinz giet cix baenz cauq, lai aenvih heiqsez soj famh, cwk rom ndaej nanz, geng mbouj yungzheih sanq. Gij yihliuz soujduenh dan'it haenx nanz ndaej gungroengz, gij fuengfap veizdiuz yiennaeuz ndaej miz gij ndangdaej diuzcez cozyung de, hoeng nanz ndaej gungroengz "giet cauq" baujleij. Ndigah, gingnyinz soujfap gaengawq gij daegdiemj "giet comz" gingnyinz gietcauq, yungh gyoebhab yihliuz soujduenh, doxgap baenz "gyoebhab siucauq" ywfap, couhdwg aeu leix nyinz soujfap、cimcamz ywfap、ciemzguenq ywfap veizcuj, habdangq yungh gij bangbouj ywfap bae cungsaed. Aen fuengfap neix hix heuhguh gingnyinz sam lienz ywfap, couhdwg doengzseiz sawjyungh gij leixnyinz soujfap、cimcamzfap caeuq ciemzguenq ywfap dih lienzhab ywbingh fuengfap, bingzciengz ywbingh baiz gonqlaeng dwg sien yungh leix nyinz soujfap ywbingh ndaej daengz binghcauq cobouh soeng, daengx ndang cizcaih, cieplaeng aeu cimcamz ywfap doiq binghcauq guh camz yw, yienzhaeuh youq conghcim biujmienh naengnoh camz yw haenx, caiq bae ciemzguenq ywbingh, sawj gij binghcauq gietcomz haenx gingmeg doengrat, bingh in ndaej soeng gaij.

(1) Gihbwnj soujfap. Youq mwh yw bingh, sawjyungh conzdungj soujfap doengzseiz boiqhab sawjyungh gihbwnj soujfap daeuj diuzcingj noh nyinz binghcauq, yawhbienh dabdaengz aen muzdiz ywbingh.

① Naenznu fap: Youh heuhguh gaemh fap, cujyau dwg gij fuengfap gizbusing ywbingh sawj yungh, lumjbaenz giz ndangnoh haemq mbang、ndoksej biujcaengz、 gyaeuj、gumq fwngz、gumq din daengj. Yungh song lwgfwngzmeh roxnaeuz fwngzgyang、fwngzyinx daih'it hoh fwngz dungx guh cezcuzmen, cigciep roxnaeuz aeu itdingh gokdoh caeuq itdingh ligdoh bae hengz youq gij nohnyinz gietdiemj biujmienh aen ndang bouxvunz, roxnaeuz yungh angjfwngz roxnaeuz goekfwngz (da、siuj yizcigih) gaemx naenx doengloh gingnyinz roxnaeuz gij binghvih doxgven de, ligliengh hung iq habdoh, liggouz bouxbingh gizbu miz roxnyinh maz、in、ciengq caemhcaiq ndaej naihsouh, dwg aen gaemh fap haemq ndei. Gij cozyung de miz doengging vued loz、hai doeng bixsaek、byaij heiq vued lwed、sanq cwk dingz in, ndigah miz gij gangjfap gaemh cix sanq de.

② Gaemx naenx fap: Youh heuhguh naenx fap, miz dungxlwgfwngz naenx、goekfwngz naenx、baihnaj gencueg atnaenx caeuq gencueg naenx, hix ndaej gangj dwg youq gwnz giekdaej gaemh fap bae gyanaek ligliengh caeuq gyalaeg laegdoh, dawz gij naek ndangdaej youz hwet daiqdoengh senj daengz gwnz cezcuzdenj haenx dwg aen fap atnaenx. Daengx ndang ndangnoh giz na saed de, aeu baihnaj gencueg naenx fap daiq doifap veizcuj. Gizyawz yawj gezgou bienqvaq, ndaej yungh lwgfwngzdungx naenx fap roxnaeuz goekfwngz naenx fap. Gencueg naenxfap habyungh youq giz angjdin caeuq daihhaj yauhcuih vangdoed giz de.

③ Doibued fap: Dawz giz naenx de yiengq caek ndeu nod couhdwg doibued fap, ndaej gaengawq sihyau, yiengq aen fuengyiengq lawz doi. Doibued fap ndaej youq gwnz giekdaej gaemh fap de doi, hix ndaej youq gwnz giekdaej naenx fap de doi, couhdwg gaemx seiz daiq doi, roxnaeuz naenx seiz daiq doi. Mwh doi seiz nod hab menh, aeu boux baenz bingh ndaej naihsouh guh hanh. Nyinzgietdiemj laeg, dieg hung roxnaeuz giz in minjganj, ndaej yungh gaemh fap daiq doifap roxnaeuz naenx fap daiq doifap. Doibued fap miz gij cozyung deudoeng gingnyinz、leix nyinz hoiz lwed、sanq cwk siu giet、youq ndaw soujfap gingnyinz haemq ciengzseiz yungh.

④ Naenx gaeuq fap: Dawz cezcuzmen dungxlwgfwngz haenx yiengq caengzlaeg noh senhveiz roxnaeuz noh giengq vad haeuj bae, caiq naenx ok rog daeuj couhdwg gaeuq. Noh giengq roxnaeuz noh senhveiz vaq, cauxbaenz diuz yiengh diuz cag, aenvih vaddoengh gaemx naenx gunnanz, lai yungh gaeuq fap. Genhgvanhcez caek laeng gonq, gumh gencueg caeuq gaguengq gwnz laj, ndaej yungh gaeuq fap daiq bued fap. Ndaej deudoeng gingnyinz、doeng leih lwed meg、hingz heiq dingz in.

⑤ Nu bued fap: Dawz senhveizva roxnaeuz gaiva gij noh giengq、saenzging haenx daengj, youz caek ndeu vadyiengq lingh caek couhdwg nu bued fap. Habyungh youq hoz、gumq fwngz、ga. Ndaej soeng nyinz vued lwed、soenggej nemlienz、dajdoeng gingnyinz.

⑥ Gaemh dawz fap: Hozdung gvanhcez, aeu doengh doenq in, bangbouj naenx、doi、gaeuq、bued gij bienqvaq soujfap haenx. Habyungh youq hoz、gen、ga. Ndaej dajdoeng gingnyinz laengzsaek、sanq cwk siu giet dingz in.

⑦ Gung giemz soujfap: Dawz seiq lwgfwngz gyoeb baenz fueng ndeu, fwngzmeh caeuq seiq lwgfwngz gyoebconz haenx dox giethab, gapbaenz "fwngz gung giemz". Yungh lwgfwngzmeh caeuq lwgfwngz ndawde gyoebrengz cozyung, yungh rengz nap dawz caemhcaiq loq daezhwnj, aeu fwngzmeh soem caeuq lwgfwngzdungx gij gaprengz haenx cozyung youq giz damqcaz de, doenggvaq baenjnapsik nyaeuz caz fap cazra bingcauq. Fatyienh binghcauq le, yungh fwngzmeh soem cab naenx fap、cab bued fap caeuq lwgfwngzdungx nu baenj fap、nu bued fap daengj guh siucauq, sawj cauqgiet de cobouh soenggej. Habyungh youq caengz feuh cazcauq caeuq siucauq giethab wngqyungh, lumjbaenz caek hoz、laeng hoz、giz mbaq caek naj daengj buvei.

⑧ Fajfwngz goeng soujfap: Aeu fajfwngz caek cik de guh fueng ndeu, dayizci guh lingh fueng, song fueng lienzhab doxcaeuq yunghrengz cozyung youq giz damqcaz, ndaej dan fueng sawjyungh, hix ndaej song fwngz giethab, dox hezdiuz, guhbaenz rengzgyoeb, yawhbienh daezsang cozyung giengzdoh caeuq yaunwngz, cazcauq siucauq. Linzcangz ciengzseiz yungh youq baihgwnz mbaq、hwet、caekhaex caeuq gen daengj giz dieg de.

(2) Cunghhoz soujfap. Doiq gij leix nyinz caengz gyang caengz laeg haenx, wnggai yungh gyoebhab soujfap bae hengzyw. Ciengzseiz yungh gaprengz lwgfwngz gij daenh ywfap haenx、napcauhfap、nubuedfap、songfwngz bued nu fap; rengzgen dih gaemx naenx faz、gaemh nu fap; genfap caeuq gaprengz lwgfwngz dih song fwngz boiqhab fap nem gencueg gaemh、gencueg nu、gencueg bued daengj. Linzcangz ndaej gaengawq giz ywbingh lingzvued yungh gij gihbwnj soujfap roxnaeuz cunghhab

soujfap caeuq binghcauq dox habngamj haenx.

① Cimcamz ywfap: Youq gwnz giekdaej ciepswnj gij ginghyen vunz ciuhgeq, ginggvaq daihliengh linzcangz sizcen, youq gwnz giekdaej vat aeu yenzgiu gingnyinz "diemj nyinzgiet" miz diemj、sienq、mienh caeuq laiveizsingq faenbouh gvilwd ndaej nyinhrox moq, dawz gij yozsoz vunz ciuhgeq "aeu in guh su" bienqbaenz "aeu cauq guh su" dangguh gij ywbingh yenzcwz gingnyinz cimcamz ywfap, youq mwh yw bingh boiq yungh "maenh cauq hengz cim、it congh lai cim、gizbu lai cim、daeuq cim con camz、nod hengz diemj camz、caenh nyinz faen camz、mbaeu diemj camz loz、vaiq haeuj vaiq ok" daengj lai cungj cimcamz fuengfap moq, youq yw binghgingnyinz ndawde miz cozyung haemq ndei, gejcawz le haujlai bingh gingnyinz binghcauq.

i. Gij hengzcim fuengfap "aeu cauq guh su". "Aeu cauq guh su", couhdwg aeu binghcauq gingnyinz dangguh suhez ywbingh. Gij heiqlwed aen ndang bouxvunz caeuq gingloz dox gvanlienz. Heiq lwed mbouj swnh, cix gingloz mbouj doeng, gingloz mbouj doeng couh in, in couhdwg cauq, cauq couhdwg su. Binghcauq gvihaeuj binghcwngq yangzsing dijcwngh biujyienh, dangguh aen yenzcwz yw bingh bae yw su hez (buvei). "Aeu in guh su", couhdwg aeu giz in de dangguh giz hezvei, giz dieg yw bingh. In, dwg gij roxnyinh bouxbingh, dwg gingnyinz binghbienq cungj linzcangz biujyienh binghyiengh ndeu, Aeu in guh su mingzbeg doekdingh le aen yenzcwz aeu giz in de dangguh ywbingh hezvei. Gij youhdenj "aeu cauq guh su" haenx dwg aen muzbyauh ywbingh mingzbeg, dinghvih deng cinj, hengz yw cigdaengz gizbingh, ndaej heiq yienhda, miz yaugoj gig vaiq, miz gij gwzgvanh ceijcwng canghyw caeuq bouxbingh dungjyiz nyinhdingh haenx. Youq mwh canghyw aeu cim camz daengz giz yw bingh binghcauq, gij cimgamj boux canghyw caeuq gij roxnyinh bouxbingh doengzbouh okyienh, caeuq "aeu in guh su" camz yw fap dan baengh bouxbingh cujgvanh roxnyinh guh baengzgawq, youq gwnz ywfap de miz mingzyienj mbouj doengz. "Aeu in guh su", aenvih boux baenz bingh doiq indot gij roxnyinh de mbouj doengz, giz in de aiq dwg gij biu binghcwngq, hix aiq dwg gij bonj de, giepnoix gij yw bingh hezvei maenhdingh haenx, gij ywfap ciengzgvi de nanz ndaej laebdingh, hoeng aen yenzcwz "aeu cauq guh su", cix miz gij gveihlizsing aen binghcauq dinghvih de, fuengbienh ciengzgvi ywbingh.

ii. Gij hengz cim fuengfap aen cauq hengzcim. "Aeu cauq guh su" miz gij youhdenj hengzyw cigciep daengz giz bingh, yauliz gyonjcomz, ywbingh yaugoj yienhda daengj, dwg saedyienh cimcamz cigsoh dabdaengz giz bingh soj aeu yungh, yungh gij binghcauq dinghmaenh cix hengz camz yw, dwg saedhengz gingnyinz ywfap youh it yausu. Dinghmaenh binghcauq, ciengzseiz yungh fuengfap miz 5 cungj lajneix.

Mbaengq gaem maenh cauq fap: Aeu haj lwgfwngz baihswix gyoeb bae mbaengq gaem, fwngzgvaz gaem cim hengz camz.

Gaemh dawz maenh cauq fap: Aeu haj lwgfwngz baihswix gyoebrengz dawz bingh cauq gaemndaet, caemhcaiq loq daezhwnj, vih hengz cim fuengbienh, hengz ndaej ancienz.

Ceijciet maenh cauq fap: Yinhyungh haj lwgfwngz baihswix gyoebrengz, aeu lwgfwngzmeh bae cab naenx binghcauq, miz gij cozyung maenhdingh binghcauq, yienzhaeuh bae camz cim, hab hengz yw binghcauq giz noh nyinz haemq mbang de.

Gaemh naenx maenh cauq fap: Yinhyungh haj lwgfwngz baihswix gyoebrengz, yungh dungxfwngzmeh maenh naenx maenh dingh binghcauq cix hengz camz yw, hab hengz yw giz nohnyinz haemq na de.

Doi gaemh maenh cauq fap: Yinhyungh haj lwgfwngz baihswix gyoebrengz, aeu dungxfwngzmeh doi gaemh binghcauq, caemhcaiq dinghmaenh youq fuengbienh nem ancienz cimcamz buvei, doeklaeng cij hengz camz.

iii. Gizbu lai cim (it congh lai cim) hengz cim fuengfap. Gizbu lai cim, dwg ceij doiq binghcauq buvei hengz yw aeu it congh lai camz (3~5 cim), ndaemq daengz giz mbouj doengz de, saedhengz lai cungj mbouj doengz soujfap bae hengz yw dih cimcamz ywfap. Itbuen dwg aenvih gingnyinz binghcauq fanveiz haemq daih sihyau. Sizcen cwngmingz, aen fap neix dwg fuengfap mizyauq habyungh youq yw gij binghcwngq gingnyinz haenx. Gizbu lai cim hengz yw lienghdoh, wngdang ciuq vunz、ciuq bingh、ciuq cwngq、ciuq buvei cix dingh, lingzvued yungh cim camz fuengfap, itbuen moux aen gizbu aeu 3~5 camz suenq ngamj.

iv. It cim lai yiengq hengzcim fuengfap. It cim lai yiengq camz fap dwg youq gingnyinz binghcauq giz ceiq in de roxnaeuz suhez buvei cig camz ndaej heiq le, caiq dawz cim doiq daengz caengz feuh, faenbied yiengq gwnz、laj、baihswix、baihgvaz daengj 2 aen doxhwnj fuengyiengq nyeng camz roxnaeuz bingz camz dih fuengfap. Linzcangz ndaej gaengawq mbouj doengz gingnyinz, caemhcaiq giethab bouxbingh daejcaet caeuq cimcamz buvei naengnoh na mbang mbouj doengz, gietdingh cim camz coigik giengzdoh caeuq camzcim fuengyiengq. Itbuen ndangdaej giengzcangq caeuq aeu indot、nyinzbengq、cienj nyinz、gyangcig、gvanhcez hozdung gazngaih daengj guh cujcwng haenx, ndaej yiengq 3 aen doxhwnj fuengyiengq camz cim, caiqlij aeu gak fuengyiengq camzcim ndaekheiq le, cungj ndaej hengz haemq daih fukdoh naenj cienj daez cap soujfap. Hoeng ndangdaej hawnyieg caeuq aeu noh nyinz soengrungq mboujsou、seiqguengq suk feiq mbouj yungh daengj guh cujcwng de, dan ndaej yiengq 2~3 aen fuengyiengq camzcim, ndaej heiq le cij hab hengz fukdoh iq naenj cienj daez cap roxnaeuz mbouj yungh naenj cienj daez cap soujfap. Gizin nyinznoh lai na de hab nyeng camz, nyinznoh feuh mbang de couh hab bingz camz. Youq yiengq aen fuengyiengq ndeu camz le, ndaej loq louz cim 1 faencung baedauq, hix ndaej mbouj louz cim, caiq yiengq lingh aen fuengyiengq camzcim.

Cimcamz ywfap cungj yenzcwz dwg cimcamz coigikliengh lai roxnaeuz noix, wngdang aeu bouxbingh naihsouh guh hanh. Cimcamz aeu hez hix ciuq mbouj doengz binghcingz daeuj dingh, cujyau dwg aeu gingnyinz binghcauq veizcuj. Danghnaeuz baenzbingh buvei haemq gughanh, cix ndaej "aeu cauq guh su". Danghnaeuz bingh bienq fanveiz haemq daih, cix ndaej gaengawq gij gingnyinz soj bingh haenx, genj aeu gij ginghez dox gvanlienz haenx bae yw.

② Ciemzguenq ywfap: Youq cimcamz suhez、binghcauq、giz giet cauq le, gya aeu gij fuengfap ciemzguenq hengz yw, ndaej demgiengz liuzyau, cauxbaenz aen ywfap lai lienz ndeu.

③ Bangbouj ywfap: Bangbouj ywfap couhdwg yungh gij yw miz vuedlwed vaqcwk、doeng loz cijin goengyauq haenx bae cat baihrog, roxnaeuz sawjyungh gij ywraemx miz soeng nyinz vued loz haenx swiq rog、oep rog. Linghvaih, son bouxbingh gaemdawz gij ywfap gag diuzleix genjheih haenx caeuq gij fap baujgen lienhgoeng haenx, bae gyagiengz linzcangz ywbingh yaugoj.

④ Lai lienzhaeh ywfap: Doiq bouxbingh yungh itbuen leix nyinz soujfap bae hengz yw, couhdwg yungh dansik roxnaeuz fukhab soujfap, doiq ndangdaej cienzmienh "saujdang", hawj bouxbingh ndaej roxnyinh cwxcaih mingzyienj, yienzhaeuh aeu soujfap doiq mbangj giz binghcauq guh cek giet, hawj habdangq "cingj yiet", neix dwg bouh daih'it. Cingj yiet le, saedhengz cimcamz ywfap, doiq cungdenj binghcauq caeuq lienzsoj fanjying gietcauq faen baez cim ceih, neix dwg bouh daihngeih. Gaenlaeng youq cimcamz ywbingh buvei hengz guh ciemzguenq ywfap, neix dwg bouh daihsam. Youq ndaw gocwngz guh cienzdauq ywbingh, aenvih ywbingh muzdiz caeuq gij liengh ywbingh de cengca, doiq ywbingh buvei de guh lingzvued diuzcingj, yawhbienh hab'wngq daengx aen gocwngz ywbingh sihyau. Gidij fuengfap lumj lajneix.

i. Gingnyinz gietcauq damqcaz. Youq gwnz giekdaej dijgwz genjcaz, yungh aen fap gingnyinz fwngzbungq caz cauq, doiq daengx ndang gingnyinz gietcauq guh damqcaz. Gij gonqlaeng damqcaz dwg daj aen gyaeuj hainduj, yiengq hoz、mbaq、aek、dungx caeuq seiqguengq cienzmienh saedhengz. Damqcaz cungdenj buvei dwg giz gyaeuj, gvanghgwzginhgih、nezginhgih、wjginhgih caeuq sinjginhgih; giz hoz de, hoz cwk laeng caeuq hoz laeng ginh gih; giz mbaq, ganghsanggih caeuq siujlingzhingz gihginhgih; giz aek de, sojguzya gihginhgih, cojvwjlwz yunghdagih caeuq lwzgunghginhgih; giz dungxiq, fuzcizgih、fuzvai sezgihginhgih nem fuzhaeu "vanj ginh" gih; giz baihlaeng, ganghyagihginhgih nem sucizgihginhgih; giz hwet, yauhsanhgozginhgih; giz caekhangx, lizcanggihginhgih nem dunzdagihginhgih; gen, genhginhgih, coujginhgih; ga, daduij gujneicwz, gujvaicwz caeuq cizginhgih; gahengh, ginhgih、feihcangzgih caeuq bijmuzyiz gihginhgih.

ii. Cobouh sogej "giet cauq". Youq gwnz giekdaej damqcaz gietcauq, doiq gij yangzsing giet cauq caz ok de yungh mbouj doengz gij soujfap saedyungh leixnyinz haenx guh sogej, dabdaengz aen muzdiz ndangdaej gingnyinz gietcauq cienzmienh cobouh soenggej.

iii. Yungh cimcamz ywfap bae "siucauq gejgiet". Youq gwnz giekdaej soujfap sogej gietcauq, doiq gij gingnyinz gietcauq caeuq gingnyinz gietcauq lienzsoj fanjwngq cauxbaenz haenx, yungh cimcamz cimq yw fap bae guh "siuqcauq gejgiet".

Aeu ciuq vunz、ciuq cauq、ciuq bingh faen baez saedhengz, cimcamz fuengfap lai cungj lai yiengh.

iv. Wngqyungh ciemzguenq ywfap, muzdiz dwg demgiengz gij ywbingh yaugoj cimcamz suhez、binghcauq、gietcauq buvei gvaqlaeng.

v. Roi gyaeuj caeuq bouj lauq. Sojgangj roi gyaeuj, couhdwg doiq gij gingnyinz gietcauq giz gyaeuj de hengz guh soujfap habngamj roxnaeuz cimcamz ywbingh, bae siucawz gij binghcwng aen gyaeuj, demgiengz gij gunghyau cingjdaej ywbingh. Bouj lauq dwg ceij youq hengzyw gvaqlaeng, bouxbingh lij roxnyinh miz mbangj giz lij caengz dabdaengz ywbingh yaugoj, lij bietdingh aeu guh gij bangbouj ywbingh, yawhbienh dabdaengz ywbingh yaugoj habhoz cix bae guh gij soujfap bangbouj haenx.

⑤ Gij bingh gimqgeih: Bouxbingh gizbu naengnoh naeuhyag, miz baez、bouxbingh miz binghlah gaenjgip, bingh gicizsing caemnaek、uqlih caeuq seiqguengq nem giz dieg fatbingh yakrwix, miz ginghyang ok lwed caeuq gyag lwed, bouxbingh gigdoh doeknyieg, mehdaiqndang, mehnaenghndwen, lwgnding lwgnyez daengj gimqyungh.

Cieng Daihroek Ywcuengh Yawhfuengz Ciengxndang

Yawhfuengz caeuq ywbingh dwg song cungj soujduenh caeuq fuengfap mbouj doengz gyoengqvunz caeuq bingh guh doucwngh haenx, gij ywbingh ceiq ndei de dwg yawhfuengz ciengxndang. Yawhfuengz, couhdwg yungh itdingh cosih bae fuengzre bingh fatseng. Ciengxndang, couhdwg bauj ciengx sengmingh. Youq ndaw linzcangz gunghcoz caeuq swnghhoz sizcen, song yiengh neix gig nanz gaglieng faenhai.

Geij cien bi daeuj, yinzminz Bouxcuengh youq ndaw gocwngz caeuq bingh guh doucwngh de, youq yawhfuengz bingh fuengmienh cwkrom ndaej le gingniemh caeuq cihsiz fungfouq, caemhcaiq miz deihfueng daegsaek caeuq minzcuz daegsaek sienmingz, dwg aen gapbaenz bouhfaenh youqgaenj yihyoz Bouxcuengh. Gaujguj swhliu gaenq cingqsaed, Bouxcuengh ciuhgonq daj seizgeiz ciuhnduj doxdaeuj couh sengfat youq dieg Gvangjsih. Gij vasiz "Vunz Gizlinzsanh" youq Laizbinh Si Gizlinzsanh fatyienh haenx, gij vasiz "Vunz Liujgyangh" Liujgyangh Yen Dunghdenhnganz fatyienh haenx, cungj gvihaeuj gij vunzloh vasiz Gaeuqsizgi seizdaih geizlaeng, liz seizneix 5 fanh bi baedauq. Aenvih dangseiz swnghcanjliz gig daemq, cungqvunz roxnaeuz youq conghgamj youq, roxnaeuz aeu faex cauhbaenz rongz, gvaq gij saedceij "lienz bwn daiq lwed gwn doenghduz" baengh aeu doenghgo caeuq dwk aeu duznyaen daeuj dingjjiek haenx. Vihliux senglix, gyoengqvunz lij bietdingh aeu caeuq gij diuzgienh yakrwix ndaw swhyienzgyaiq guh goenqceij doucwngh, ndigah couh cauh ok le gij hongdawz guhhong genjdanh caeuq hagrox yungh feiz. Linghvaih, youq Liujcouh Bwzlenzdung Gaeuqsizgi seizdaih giz dieggaeuq haenx, raen giz dieg gaeuq coemh ndok、coemh rin、coemh danq, gangjmingz Bouxcuengh ciuhgonq caeux youq yenzsij sevei couh gaenq sawjyungh feiz. Sawjyungh feiz sawj vunzloih ndaej miz le gij ligliengh dwkfug swyenz, doiq bouxvunz veiswngh baujgen hix gig youqgaenj. Bouxcuengh ciuhgonq seiqdaih youq baihnamz youq, ndoeng lai faexnoengq, fwn lai cumxmbaeq, vunz yungzheih baenz gij bingh caeuq de mizgven, lumjbaenz bicing. Sawjyungh feiz gawq ndaej re nit, re duzguk duznyaen, youh ndaej yawhfuengz caeuq yw gij bingh neix. Sawjyungh feiz lij gaijbienq liux gij diuzgen dajgwn Bouxcuengh ciuhgonq, daj gwn ndip daengz gwn cug, gij gwn mbouj dan yungzheih siuvaq, caemhcaiq engqgya cenghseuq veiswngh, sawj vunz aeu ndaej yingzyangj engq lai, hix gemjnoix fatseng gij bingh dungxsaej, coicaenh le ndangdaej genggangh. Lumjbaenz 《Laex Geiq》 soj gangj: "Cawj seng baenz cug, hawj vunz mboujmiz bingh ndaw dungx."

Ndaej gangj, buenxriengz sawjyungh feiz, Bouxcuengh ciuhgonq hainduj miz le gij gingniemh yawhfuengz bingh. Sawjyungh feiz sawj Bouxcuengh ciuhgonq rox guhmeng, youq diegriz Gveilinz Swngbiznganz、Liujcouh Lijyizcuij、Nanzningz Bouswjdouz daengj oknamh le sizgi muzrongh haujlai caemhcaiq fungfouq lai saek, riengz de oknamh gij gangvax (benq) haenx dwg gij gangvax nienzdaih ceiq gaeuqgeq seizneix guek raeuz fatyienh haenx. Gaenriengz gangvax fatmingz caeuq sawjyungh, Ywcuengh cimmeng ywfap cugciemh miz okdaeuj, doiq yawhfuengz bingh fatseng miz le cozyung youqgaenj.

Ciet Daih'it　Yawhfuengz Ciengxndang Swhsiengj

Yihyoz Bouxcuengh youq ndaw fazcanj gocwngz cungjgez ok haujlai fuengfap yawhfuengz ciengxndang, ndawde hamz miz gij swhsiengj yawhfuengz ciengxndang gig lai.

It. Aen Ciengxndang Gvanh Vunzmeh Caeuq Fanhfaed Habdangq Yawhfuengz

Bouxcuengh ciuhgonq doenggvaq saenzvah hingzsik daeuj gangj swhgeij doiq seiqgyaiq gij yinsiz haenx. Gvendaengz laizlouz diendeih, aen saenzvah 《Baeuqroxdoh Caeuq Mehloeggap》 nyinhnaeuz, yijcou haidaeuz dwg aen donz heiq ndeu vaiq baenq haj saek, de yied baenq yied vaiq, doeklaeng suk baenz ndaek gyaeq baed ndeu, cungqgyang miz sam aen gyaeqhenj, aenvih duz gungqmbwt mboujduenh cienjdoengh caeuq nonmbajhaeux youq gwnzde conq congh, doeksat dek baenz diendeih. Lingh aen saenzvah 《Baeuqroxdoh》 naeuz: "Mwh ciuhlaux gyae, dien caeuq deih doxndaeb ndaetmaenh youq itheij, giet youq itheij, mbouj ndaej faenhai. Gvaqlaeng, sawqmwh sing byajben ndeu, ceg baenz song daih benq lo." Song aen saenzvah Bouxcuengh neix cix miz daibyaujsing haenx cungj nyinhnaeuz yijcou mbouj dwg "daj ndaw mboujmiz de seng miz", cix dwg youz heiq roxnaeuz ringaiq yienjbienq baenz, neix couh youq gvanhnen fuengmienh swngznyinh yijcou dwg youz vuzciz bienqvaq daeuj lo.

Bouxcuengh ciuhgonq "sam gaiq gvanh". Ciuq gij saenzvah Bouxcuengh, aen saenzgyaeq samvuengz haenx caq hai le cauxbaenz le aen yijcou yenzcudij sam caengz lizdij gezgou, gyaiq baihgwnz couhdwg gwnzmbwn, youz Leizgoeng bae guenj. Gyaiq cungqgyang couhdwg daihdeih, youz Baeuqroxdoh gaemguenj. Gyaiq baihlaj couhdwg gwnz raemx doxroengz, youz Gyaulungz naengh cin. Vunzloih swnghhoz youq ndaw yiengh vanzging neix, souh daengz gij yingjyangj daj dien、 deih、raemx daengj gak cungj swyenz ligliengh daeuj haenx.

Bouxcuengh ciuhgonq nyinhnaeuz, sojmiz doxgaiq cungj miz lingzheiq, vunz aeu yawjnaek swyenz, caengaenh swyenz, caeuq swyenz huzndei caemhyouq, cij ndaej fouz cai fouz bingh. Bouxvunz baenzbingh lai dwg caeuq swyenzgai moux di saehfaed doxcung doxhaek.

Bouxcuengh ciuhgonq aen leixniemh ciengxndang de ndaej cauxbaenz, aiq caeuq gij saenzvah Bouxcuengh youq mboujrox mbouj nyinh ndawde yingjyangj mizgven, gij gihbwnj leixniemh de——Vunz aeu caeuq fanhfaed huzndei cij ndaej gengangh noix bingh roxnaeuz mbouj miz bingh, hab gwzgvanh saedsaeh.

Ngeih. Aen Simleix Ciengxndang Leixniemh Simndang Doengzyw

Bouxcuengh ciuhgonq ywbingh lai dwg yw vuh doxgyoeb youq itheij, yawjnaek fazveih gij cozyung simleix diuzcingj caeuq simleix amqseih. Lumj gij yizsiz bouj haeux dem souh vih bouxlaux baenzbingh biujyienj haenx, gij yizsiz cingj va geiq faex geiq rin vih boux lwgnyez baenz bingh de guh haenx, saedsaeh dwg miz gij cozyung simleix ywbingh gig giengz haenx. Doiq doengh gij bingh aenvih souh cingsaenz coigik roxnaeuz dungxliengz gvaqbouh cix cauhbaenz haenx, Bouxcuengh ciuhgonq yungh cungj coininz amqseih vueddoengh heuhguh "rang rumj" ndeu bae ywbingh, sawj bouxbingh gejcawz cingsaenz fuengmienh indot. Doiq gij vunz mauhfung haenx, boux canghyw lajmbanj ciengzseiz yungh cungj fuengfap gvet "ngwzbiu" bae ywbingh, dawz duz "ngwzbiu" bouxbingh gwnz aek baenzbingh haenx gvet "dai" bae, yawhbienh sou ndaej saen sim itheij yw yaugoj.

Sam. Aen Ciengxndang Leixniemh Yinhdoengh Diuzheiq

Bouxcuengh ciuhgonq doiq gij heiq ndang vunz gig yawjnaek, nyinhnaeuz bouxvunz dwg baengh swyenz cix seng, gij heiq ndang vunz cijmiz ciuq gij heiq diendeih caeuq gij heiq daihdeih, sam yiengh neix doengzbouh yinhhengz cij ndaej gengangh souhlaux, gij heiq ndang vunz caeuq diendeih mbouj doxdaengh couh ndaej baenzbingh. Doiq Gvangjsih Cojgyangh digih、Yougyangh digih giz dieg Bouxcuengh comzyouq neix gij dahingz dozveh bangxdat ciuhgeq——Dozveh bangxdat Byaraiz dih gaujcaz, biujmingz Caeuxcinz seizgeiz Bouxcuengh ciuhgonq gaenq gvangqlangh wngqyungh gigungh dazyinx、yinx foux doenghgij fuengfap neix daeuj yawhfuengz ciengxndang.

Ciet Daihngeih   Yawhfuengz Ciengxndang Fuengfap

It. Dajgwn Ciengxndang

Mwh ciuhgeq, Bouxcuengh ciuhgonq youq ndaw gocwngz ra gijgwn de, fatyienh miz di gijgwn mboujdan ndaej dingj iek, lij miz gij gunghyau baujgen yw bingh gig ndei, ndaej yw gwn song yungh. Gaengawq《Vangzdi Neigingh》geiqloeg, aeu haeux noh mak byaek guh bouj ciengx ndangdaej, demgya gij naengzlig dingj bingh, ndaej saedbauj an'onj. Haj cungj gohaeux, dwg haeuxsuen、duhgven、meg、duhhenj caeuq haeuxyangz. Haj cungj lwgmak, dwg makdauz、makmaenj、makgingq、maklaed、makcauj. Haj cungj doihduz, dwg vaiz、yiengz、mou、ma、gaeq. Haj cungj byaekheu, gveiz、hoz、giux、coeng、coenggep (Dangzciuz Vangz Binghgenz cu). Haeux、mienh、noh、gyaeq lai dwg sonhsing, gak cungj byaekheu lai dwg genjsing, gwn noh、gyaeq daengj gijgwn daiq lai, itdingh aeu yungh mak byaekheu daeuj cunghhuz, cijndaej veizciz ndaw ndang daise gij sonh genj de doxdaengh. Ndigah, haeux noh mak byaek youq yingzyangjyoz fuengmienh bietdingh aeu giem miz, gak cungj gijgwn cungj miz yingzyangj daegsingq. Itbuen cingzgvang lajde, ndang vunz youq itdingh hanhdoh ndawde yaek gag guh gyoebhab diuzcez, hoeng youq mwh baenzbingh couh miz di daegbied genj aeu, ndigah ndaej gaengawq bingh mbouj doengz cix genj aeu gijgwn mbouj doengz, dabdaengz aen muzdiz bouj bien gouq beih. Lajneix siujsim doiq haeux、mak roxnaeuz byaekheu daengj sam loih gijgwn haenx gij yingzyangj baujgen caeuq fuengz bingh yw bingh cozyung de guh gaisau.

1. Haeux

Ciuhgeq dieg Bouxcuengh liengzsiz gohuq, gij gapbaenz de ceiq caeux dwg gohuq ndaekrag、gaiqganj, daihngeih dwg cauxbaenz dawz haeuxnaz dangguh gijgwn cujyau de, doeklaeng dwg haeuxnaz、haeuxyangz、maenz、megmienh daengj cujliengz gapbaenz aen gyoephab moq haenx. Haeux、meg、haeuxyangz、maenz、haeuxfiengj、maenzbya、maenzfaex、biek、duhhenj、duhgaeuj、duhheu、duhlanhdouq、duhbap、duhbenj、duhyangj daengj, doengh gijneix mboujdanh dwg gijgwn dingj iek lwgminz Bouxcuengh ciuhgeq, caemhcaiq dangguh cungj Ywcuengh ywgwn ndaej cangq beizheiq、ik makheiq、yienz bi demsouh, gyagoeng baenz cukyw、laeujyw、haeuxyw、gauyw daengj haeuxngaizyw daeuj gwn. Lumj haeuxmaeg Hocouh oemqlaeuj "dawz bae gwnz haw gai mizmingz caemhcaiq miz daegsaek", haeuxmaeg Gveibingz oemq baenz laeujvan "bouj cungh ik heiq cix bouj iu", duhyangj iep soemj miz siu mwghwngq gunghyau.

Gvangjsih Bahmaj Yauzcuz Swciyen dwg "giz dieg bouxvunz gig souhlaux" seiqgyaiq mizmingz, gijgwn bouxlaux souhlaux Bahmaj ndaej faen song daih loih: Loih ndeu dwg aeu gij byaekheu coliengz codaeuz dajndaem roxnaeuz sengmaj youq ndaw bya haenx guh cujyau haeuxgwn, aeu haeuxyangz veizcuj. Lingh loih ndeu dwg gij fusiz de aeu youz lwgrazmaij、youzcaz、youz duhhenj daengj youz doenghgo veizcuj, ginggvaq yendai gohyoz yenzgiu biujmingz, doengh gij youz doenghgo neix mboujdan ndaej muenxcuk gij yingzyangj cwngzfwn bouxvunz bietdingh aeu yungh haenx, caemhcaiq ndaej yawhfuengz bingh. Gij dajgwn daegdiemj boux souhlaux Bahmaj, dwg mbouj miz uqlah、haeuxliengz co、haeuxgwn swhyienz, ndatliengh gijgwn de ndaem、haeuxgwn senhveiz co、cwng naenj veizcuj、cien cauj gig noix. Boux souhlaux Bahmaj lai, caeuq gij dajgwn gezgou hableix miz gvanhaeh maedcaed.

2. Mak

Gvangjsih givwnh sang fwnraemx lai, diegnamh dingzlai dwg sonhsing caeuq cunghsing, hab gij faexmak yezdai、yayezdai haenx sengmaj. Gveigangj Lozbwzvanh moh Handai oknamh gij mak bienq daeuh ndawde couh miz makdauz、makmaenj、makgam、makgyamj、makmeiz、makyinzmenswj daengj. Hozbuj Dangzbaiz 2 hauh moh Handai oknamh aen rekdoengz ndawde, coux rim haeuxgok caeuq maklaehcei, naeng maklaehcei caeuq cehmak cungj baujciz caezcingj, neix dwg dangqnaj raen miz gij byauhbwnj maklaehcei ceiq caeux haenx. Vuzcouh Dadangz Byahwzdouzsanh moh Dunghhan, vat ok seiz youq ndaw aen vanjdoengz raen 28 naed makbanjlaed, caeuq gij mak banjlaed Gveibwz ngoenzneix ca mbouj geijlai doxdoengz.

Cindai Gihhanz youq bonj saw 《Baihnamz Yiengh Faexnywj》 geiq naeuz 17 cungj coh mak, ndawde laehcei、maknganx、makgam、makseq、makgyamj、makvujlingzswj daengj, daengz seizneix lij dwg gij faexmak youqgaenj Gvangjsih ndaem haenx. Dangzdai Liuz Cunz youq ndaw 《Lingjbyauj Luzyi》 geiq miz 11 cungj faexmak Lingjnamz, daj neiyungz daeuj yawj beij 《Baihnamz Yiengh Faexnywj》 loq miz fazcanj, lumj geiq makgyamj "gwn ndip caeuq cawj dang gwn, gej doeg laeuj", nenhswj "mak de rog aeuj ndaw hoengz, mboujmiz ceh, gwn dwk van cix unq, ndaej raeuj dungx caemhcaiq bouj naengnoh". Nanzsung Fan Cwngzda youq 《Gveihaij Yizhwngzci》 ndawde miz "cigoj" cangh he, liedok le Gvangjnanz saeloh gij mak ndaej gwn haenx miz 50 lai cungj、wngdang dwg gij mak dangdieg ndaem caeuq aeu daeuj gwn haenx, caemhcaiq ginggvaq de caenndang nyinh gvaq. Daj neix ndaej raen, Gvangjsih daj ciuhgeq roengzdaeuj couhdwg ndaem mak.

Lwgminz Bouxcuengh ciuhlaux youq ciengzgeiz swnghhoz sizcen ndawde, nyinhrox daengz doengh gij mak neix mboujdanh ndaej gwn caemhcaiq baenz yw cix yungh daeuj guh ywgwn, ndaej cigciep gwn、caq baenz raemx dwk ndoet、iep dwk gwn, roxnaeuz boiqhab gizyawz Ywcuengh gwn, ndaej dabdaengz muzdiz fuengz bingh yw bingh. Lumj makdoengj "ndaej gej gij doeg duzbya duzbaeu, ngveih de ceuj gvaq nienj baenz mba cung laeuj gwn, ndaej yw hwet niuj in"; lizmungj "mak gig soemj, dawz daeuj caq raemx gyaux dangz gwn, ndaej siu hwngq"; yinzmenswj "ngveih ndaej guh caz yungh, dwg doxgaiq ndei"; cijgiz "gaij laeuj ceiq lingz"; makbinhlangz "cawz ciengheiq、gyanggi、siu gwn" daengj. Minzgoz seizgeiz 《Cauhbingz Yenzci》 geiq miz: "Maklozhan feih diemz nyinh aen bwt. Bingh huj, aeu bwtmou aeuq dwk gwn, maqhuz mizyauq."

3. Byaekheu

Gvangjsih deihleix diuzgen, swhyienz vanzging haemq ndei sawj nungzyez swnghcanj ndawde ndaem byaek fat ndaej caeux. Dieg Bouxcuengh ciuhgeq caeux couh rox daengz gijgwn itdingh baudaengz byaekheu youq ndawde. Gveigangj Lozbwzvanh moh Handai oknamh gij ceh doenghgo ndawde bauhamz miz gyohhozloz、gvehoengz、Gvangjdungh hanzsiu 3 cungj. Cindai Gihhanz youq 《Baihnamz Yiengh Faexnywj》 ndawde geiqloeg gij byaek haenx miz byaekmbungj、lwggwz、byaek dadaeuzcai、byaekninz、makgyamj daengj geij cungj. Daengz Mingz Cingh seizgeiz, byaekheu Gvangjsih binjcungj mingzyienj demlai, lumj Mingzdai Gyahcing 《Ginhcouh Ci》 geiqloeg gij byaekheu de miz 25 cungj, Cinghdai Daugvangh dembouj 《Nanzningz Fuj Ci》 geiqloeg miz 61 cungj byaek, Minzgoz seizgeiz 《Yunghningz Yen Ci》 geiqloeg miz 88 cungj byaek (ndawde byaekcwx miz 14 cungj). Ciuq dungjgi gij byaek ciengz gwn miz: Byaekhau、byaekbeuzgeng、byaekgat、byaekyouzcai、byaekmbungj、lauxbaeg、byaekaengjgwx、byaekbohcai、byaekgailanz、byaekdoengzhau、byaekroem、byaekgujgih、byaekgaeujgij、byaekginhcinh、duhngaz、byaeklozgveiz、byaekcenhlijyangh、byaekrwzvaiz、rangz、byaekgyauhbwz、gveliengz、gve'ndiq、sietgva、namzgva、 lwghozloz、lwggwz、moeggva、maenzgat、sawzguh、ngaeux、lwgcwd、byaeklingz、byaekginz、sijsuh、byaekgep、giux、yenzsih、moegngeix、raetnae daengj. Gij byaekheu neix deng lwgminz Bouxcuengh ciuhgeq gvangqlangh yungh daeuj guh Ywcuengh ywgwn. Lumj raemx byaekmbungj ndaej gaij doeg gozduz; byaekbohcai "ndaej gaij doeg laeuj"; byaekmiek "feihdauh haemz singq liengz, ndaej gaij doeg hwngq, youh ndaej yw doeg guj"; sijsuh "gwn le naih iek, ndaej gaij baeg"; byaekgaeujgij "feih gambingz, gwn le ndaej cing sim mingz moeg" "aeu daeuj boiq daepmou, ndaej yw daephuj" daengj.

Ngeih. Hableix Hwnqyouq

Bouxcuengh ciuhgonq gaengawq gij dilij vanzging caeuq dienheiq diuzgen dieg Bouxcuengh, vih yawhfuengz bingh, mienx deng duznyaen sienghaih, fazmingz le "ganlanz" gencuz. Gij saw ceiq caeux geiqloeg mizgven gencuz ganlanz haenx dwg 《Vei Suh》, bonj saw neix youq ndaw "liuz conh bien" naeuz: "Boux Liuz, gij cungj wnq nanz manz haenx…… Ciuq faex cik moeg, youq gwnz de youq, heuh de guh ganlanz". Daj neix gvaqlaeng youq 《Bwz Sij》《Dungh Denj》《Gaeuqdangz Saw》《Saendangz Saw》《Daibingz Vanzyij Geiq》 daengj saw ndawde cungj miz gij geiqloeg doxlumj haenx. Cungj ranz neix gij cujyau dwzcwngh de dwg guh ranzlaeuz faen gwnz、laj song caengz hwnq, caengz baihgwnz youq vunz, caengz baihlaj rom miz hongdawz daengj doxgaiq caeuq riengh ciengx vaiz、mou daengj doihduz, giz youq de liz gwnz namh geij mij. Cungj gencuz neix mboujdan doeng rumz, aeu rongh, ciuqrongh goengnaengz ndei, caemhcaiq lij ndaej mizyauq bae fuengz baex heiq cangh, dingj duznyaen duzngwz duz caegguk hoenx, gemjnoix fatseng gij bingh fungheiq, youq giz dieg Lingjnamz gig miz youhyezsing, ndigah cungj gencuz neix itcig yungh daengz seizneix.

Linghvaih, Ywcuengh nyinhnaeuz gij swnghhoz miz gvilwd de ndaej baujciz ndangdaej gengangh, cingqheiq cung hoengh. Hix couhdwg naeuz, swnghhoz aeu hab'wngq gij sengleix ndangdaej bouxvunz caeuq swyenz vanzging bienqvaq, doiq dajgwn aeu miz hanhhaed, hwnq ninz wnggai miz gvilwd, dwgrengz cizcaih aeu habdangq, yienghneix cij ndaej cinglig cungcuk, ndangdaej gengangh, yienz nienz ik souh.

Sam. Daegsaek Yinhdoengh

Ciengzgeiz donlen ndangdaej ndaej demgiengz daejcaet, gemjnoix roxnaeuz fuengzre bingh fatseng. Gaengawq Gvangjsih Ningzmingz Dozveh Bangxdat Byaraiz caeuq Mbanjcuengh gyongdoengz gwnzde diuqfoux cauhhingz, gigungh duzbuj, gij conzdungj dijyuz yinhdoengh dem cangqndang vueddoengh mbangj fouqmiz Bouxcuengh daegsaek youq ndaw seizhoengq、ngoenzciet gaihcanj caiqlij ciuq gaeuq guh daengz seizneix haenx, beijlumj dwkdoem、ruzlungz doxsaiq、caij maxfaex、 lungz daengq、foux moeggieg、foux faexsaux、foux saeceij、yaeb diendaeng daengj, ndaej rox gyoengq beksingq lajmbanj Bouxcuengh senq couh rox daengz donlen ndangdaej ndaej demgiengz daejcaet、yawhfuengz bingh.

1. Diuqfoux

Gaujguj yozgyah gaenq miz cungfaen baengzgawq cwngmingz, dozveh bangxdat Byaraiz dwg gij cozbinj mwh Cangoz daengz Cinzhan seizgeiz. Miz yozcej nyinhnaeuz gij sevei swnghhoz Bouxcuengh ciuhgonq de fanjyingj haenx nangqdaengz yihyoz veiswngh fuengmienh neiyungz. Daj gij hingzyiengh vunzsiengq de soj miuzveh haenx daeuj yawj, mboujguenj dwg doz naj cingqmienh roxnaeuz doz naj baihhenz, cungj dwg gij dungcoz diuqfoux roxnaeuz yienghsiengq gigungh denjhingz, ndawde yo miz gij cigciep yaugoj mbouj ndaej yawjlawq haenx——cawz bingh cangq ndang, daegbied dwg doiq hwet、gyaeujhoq、rongzmbaq、gencueg daengj dieg ndangnoh gij donlen yaugoj de engqgya yienhda.

Gij diuqfoux Bouxcuengh caeuq gij heiq ngux cuk ciuhgeq miz goengyungh doxlumj haenx, couhdwg donlen ndangdaej, demgiengz gij naengzlig dingj bingh. Hoeng gij dungcoz diuqfoux dozveh bangxdat Byaraiz soj veh haenx geiq yawjnaek hungzgvanh goengrengz, couhdwg dien、deih、vunz samheiq doengzbouh yinhhengz, youh haeujsim veizgvanh goengrengz, couhdwg aenndang、seiqguengq、daepdaw yazsij、heiq lwed、samroen songloh doengzbouh diuzcez, doiq ciengxndang baujgen caeuq yw bingh fuk cangq mizleih.

Dieg Bouxcuengh aenvih swyenz dilij vanzging daegbied cix yaem cumx lai fwn, fungheiq、fungcaep、ndangdaej caem naek daengj gij bingh ciengzseiz raen lai fatseng haenx, yenzcung yingjyangj daengz gij swnghcanj caeuq swnghhoz gyoengqvunz. Ndigah, Bouxcuengh ciuhgonq cauh'ok le doengh gij diuqfoux dungcoz miz cozyung sien yinx cwk lanz, so leih ndokhoh neix, caemhcaiq dangguh cungj fuengfap fuengz bingh yw bingh ciengxlwenx riuzcienz haenx bae veh roengzdaeuj. Neix gangjmingz, Bouxcuengh ciuhgonq gig caeux couh miz aen leixniemh yindung yawhfuengz ciengxndang. Daengz seizneix, lwgminz Bouxcuengh vanzlij yawjnaek dijyuz donlen, lienh foux giengz ndang, neix dwg aen baengzgawq gig ndei ndeu.

Bouxcuengh daj ciuhgeq doxdaeuj couhdwg aen minzcuz ciengq ndaej foux ndaej ndeu. Youq gwnz gyongdoengz Sihhan geizcaeux Gveigangj caeuq Sihlinz oknamh, hix miz haujlai dozsieng diuqfoux. Daengz seizneix, miz mbangj canghyw Bouxcuengh ndawbiengz youq mwh fuengz bingh yw bingh lij yienj ok gij dungcoz lumj dozveh bangxdat Byaraiz vunzsiengq neix. Ndigah, gvangqlangh leihyungh gij fuengfap diuqfoux、dazyinx、anqmoz、gigungh bae fuengz bingh yw bingh, dwg conzdungj canghyw Bouxcuengh aen daegsaek hung ndeu.

2. Bau siuqgiuz

Hangh hozdung neix lai youq seizhoengq roxnaeuz ngoenzciet angqhoh seiz bae guh. Yungh gij couzduenh caetliengh ndei、miz saek gyaeundei de nyib baenz aen daeh luenz lumj aen giuz cizgingq daihgaiq 6 lizmij, ndaw daeh dienz cang gij duh roxnaeuz gij sa, gij naek de daih'iek 150 gwz, giz daej aen caijgiuz de nyib 10 lai diuz foh raez 10 lizmij baedauq, giz dingj de lienzciep diuz sai biu ndeu daih'iek raez 60 lizmij. Saiqciengz daengj diuz ganj faex ndeu sang daih'iek 10 mij, giz dingj ganj faex de ding gaiq moegbanj ndeu, youq cungqgyang moegbanj hai congh luenz ndeu, cizging daih'iek 20 lizmij, biujmienh de nem ceijmbang. Doxsaiq gaxgonq vunzsai vunzbaz gapbaenz geij aen doih, moix doih vunzsoq doxdaengj, gak ndwn youq mbiengj ndeu, douzgiuz liz gyae gag dingh. Moix baez douzgiuz bouxsai、mehmbwk gak boux ndeu guh doxyiengq doiq daeuz, doiq cinj congh luenz dingj ganj daeuz giuz, danghnaeuz mbiengj ndeu aendoem de byoengq ceij mbongq congh, couh suenq boux ndeu hingz, mbiengj daeuz mbouj haeuj de couh deng fad boux ndeu ok ciengz, baenzneix fanfoek guh, cigdaengz mbiengj ndeu mbouj miz vunz cij dingz, mbiengj miz vunz de dwg hingz.

3. Yaeb Diendaeng

Yaeb diendaeng dwg cungj conzdungj dijyuz hozdung dieg Gvangjsih Bouxcuengh、Yauzcuz haemq riuzhengz ndeu, lai youq ngoenzciet angqhoh guh, gyoengqvunz nyinhnaeuz diendaeng sienqcwng gizsiengz caeuq naihsouh. Genj aeu gij faexcuk heu ndei de caeb baenz gij gvaenghgaq giuzyiengh, ciggingq miz 50~70 lizmij, baihrog huz miz ceij faiq mbang, giz daej cuengq aen daeng youz iq ndeu (hung iq mbouj hanh), couh guh baenz aen "diendaeng" lumj aen doengj raemx ndeu. Diemj dawz daengyouz le, gij givwnh ndaw diendaeng swngsang, couh menhmenh swng hwnj mbwn, riengz rumz mbinyag, cigdaengz youz daeng dawz sat le aen diendaeng menhmenh doek roengz. Yaeb diendaeng lai yungh doxdax fuengsik bae guh, doxdax seiz sien dwk bauq sam yiengj couh diemj dawz daengyouz, caj diendaeng swng hwnj gwnz mbwn le, gak aen canhsaidui (itbuen aeu mbanj guh danhvei) baij ok boux senjsouj ndang cangq rengz ak haenx, riengz aen fuengyiengq diendaeng mbinyag haenx haenqrengz buet bae, bin bya dangh raemx, gaen gaenj diendaeng, miz seiz aeu buet bae 10 lai leix roen, boux senjsouj yaeb ndaej aen diendaeng ceiq gaxgonq, couh yaek deng daihgya haenh ndei caeuq angqhoh.

4. Dwk faexhanz

Dwk faexhanz daihlaux cwngguh dwk cungdangz, Vahcuengh dwg "dwk longj", gij lizsij de gig raez,《Yij Gung》geiq: "Nanz heuhguh 'henz cung'". Dangzcauz Liuz Sinz《Lingjbyauj Luz Yi》naeuz: "Gvangjnanz miz cungdangz, aeu faex hoenx gud baenz cauz, cauz ndeu song mbiengj daih'iek miz cib aen lwggyuk, bouxsai mehmbwk doxgek dwk ndwn, aeu aen lwggyuk bae daem haeuxliengz, roq donq giz henz aen cauz, cungj miz bien bek, gij sing roq cauz de lumj roq gyong, youq gyae geij leix cungj ndaej dingqnyi, yienznaeuz boux mehmbwk giuj loengh aen heng cou, gij sing haenx hix gok mbouj gvaq gij de." Dwk faexhanz cujyau fanjyingj lwgminz Bouxcuengh daj ndaem daengz sou gij lauzdung gocwngz, dwk seiz moix bouxvunz aeu fwngz gaem diuz faexhanz ndeu, ciuqei dungcoz guh hong, gwnz laj swix gvaz、 ndwn maeuq、cienj ndang saetdiuq、yienz dieg bae guh daengj doxroq, mizseiz lij miz aen dangx raez dem aen gyong laz buengx roq, mizseiz boiqhab hemq "hei ha" singheuh, gifwnh naemq raicaix, ndaej miz gij giengz cangq ndangdaej dih guhcaemz cozyung.

Seiq. Diuzswnh Cingzci

Daj ciuhgeq doxdaeuj, Bouxcuengh couhdwg aen minzcuz gig gyaez ciengqgo haenx, fwen gig laeg iemq haeuj gij swnghhoz lwgminz Bouxcuengh bae, ca mbouj geijlai baenz le ndaw swnghhoz lwgminz Bouxcuengh aen bouhfaenh noix mbouj ndaej ndeu. Gyoengqvunz aeu go daeuj cienzswnj vwnzva, aeu go daeuj gouz saenz gouz fwn、cam roen cunz mbanj、coux hek ciep hek、gienq laeuj bang angq caemhcaiq guh vunz caeuq vunz baedauq. Mboujlwnh siengsim roxnaeuz angqyangz, doengh mbouj doengh couh ciengq go, ndaw doengh naz、ndaw ndoengfaex、gwnz hawsingz, seizlawz dieglawz cungj ndaej dingqnyi sing go. Yinzminz Bouxcuengh dawz swnghhoz ndawde gij vuenheij、hozgat、siengsim、angqyangz haenx hamz youq ndaw ciengqgo diuqfoux, gawq gyauhliuz le swhsiengj, youh youq cingsaenz fuengmienh ndaej daengz nai. Yinzminz Bouxcuengh gaenq dawz ciengqgo diuqfoux dangguh swnghhoz ndawde aen gapbaenz bouhfaenh noix mbouj ndaej ndeu, ndigah Bouxcuengh swnghhoz ndawde lai vuen go vah riu, noix haeujheiq nyapnyuk. Cungj swnghhoz fuengsik neix ndaej diuz swnh cingzci, doiq yawhfuengz gij bingh simleix yinhsu cauhbaenz haenx dwg cibfaen mizyauq.

Haj. Gijyw Yawhre Caeuq Goengvunz Mienx Baenzbingh

Bouxcuengh ciuhgonq youq ciengzgeiz caeuq bingh guh doucwngh gocwngz ndawde, cugbouh damqra cungjgez leihyungh gijyw guh fuengz bingh baujgen, cauxbaenz le gij fuengfap fuengzbingh maqhuz miz daegsaek caemhcaiq hengz ndaej mizyauq haenx. Dunghhan Goz Hungz youq 《Couj Hou Fueng》 ndawde geiq miz gij yw "bwh gip" vunz Lingjnamz haenx 25 cungj, caemhcaiq naeuz "gak cungj yw maenh yungh daih aeu gij vunz Lingjnamz sawjyungh, rom gij neix bwhyungh, gaxgonq gvaq gwn daenj bw". Gangjmingz bwh yw yungh daeuj fuengz bingh engqlij youqgaenj gvaq daenj gwn. 《Su Cam·Bien Lauq·Lwnh Camzfap》 miz "Gindanh iq…… Gwn 10 naed, mbouj miz binghraq baenz" gij geiqsij de, gangjmingz guek raeuz senq couh hainduj yungh yw daeuj fuengzre bingh. Fazmingz youq 16 sigij gij fuengfap ciep ndaem rok vunz fuengzre binghdienva haenx, dwg goengvunz mienx baenzbingh fap boux byaijgonq de, vih daihlaeng menjyizyoz fazcanj guh ok le gig daih gungyen.

Lingjnamz digih giz dieg Bouxcuengh cujyau comz youq haenx bya dab bya, dah rij vangraeh, ndoengfaex mwnhoengh, caiq gya dienheiq bienqvaq vaiq, hoengheiq ndawde cumx ndat gyau cwng, ndigah lai miz duznon doeg majseng, engqlij fat baenz binghraq. Vihliux dingjdangj bingh, gyoengq Bouxcuengh ciuhgeq cungjgez le gij fuengfap fungfouq caemhcaiq maqhuz miz daegsaek fuengzbingh haenx, beijlumj gij yw neifug、oenq swiq、oep baihrog、cimfap、citfap、yw swiq ndaeng roxnaeuz mokvaq. Linghvaih, lij miz aeu gij hoenz canghsuz、yungzvuengz daeuj oenq dwk siudoeg fuengzbingh. Gaenh geij bi daeuj, gij fuengfap aeu ywfuk fuengzbingh haenx engq okdaeuj mbouj duenh, lumjbaenz aeu gutnduengx、gohungh yawhfuengz dwgliengz, aeu goyinhcinz、vuengzgae daengj yawhfuengz ganhyenz, aeu byaekbeiz fuengzre okleih daengj.

1. Ndaeng ndoet fuengz bingh fap

Youq dieg Bouxcuengh riuzcienz cungj fuengfap swiq ndaeng caeuq mokvaq suphaeuj daeuj fuengzbingh ndeu, couhdwg cien aeu moux di raemx ywdoj hawj boux baenz bingh suphaeuj bae swiq ndaeng, roxnaeuz cwng cawj ywdoj vaq baenz heiqmok hawj bouxbingh suphaeuj daeuj yawhfuengz mbangj di binghraq. Ciuhgeq naeuz cungj fuengfap neix dwg ndaeng ndumq.

Ndaeng sup gwn raemx youq ndaw ciuhnduj Yezcuz riuzcienz, gij sij saw, ci saw lai miz geiqloeg. Ceiq caeux raen youq Handai 《Yi Vuz Ci》: "Vuhhuj, Namzmanz gij coh wngq de, youq gwnz rongz youq aeu ndaeng ndoet raemx." Daj neix gvaqlaeng, ligdaih vwnzyen hix miz geiq gangj. Bwzciz《Vei Suh》naeuz: "Boux

Liuz, gij bak de nyaij gwn caiqlij aeu ndaeng sup gwn raemx." Houcin dih 《Gaeuq Dangz Saw》naeuz: "Bouxyez…… Camx heuj, aeu ndaeng ndoet raemx." 《Geiq Gvangjcouh》geiqloeg: "Vunz Vuhhuj baihnamz, aeu ndaeng ndumq raemx, ndaw bak gwn ndwnj lumj yienzlaiz ityiengh."

Sungdai Couh Gifeih soj sij 《Rog Lingj Daiq Dap》doiq gij fuengfap ndaeng sup gwn raemx geiq ndaej haemq ciengzsaeq: "Ndaw lueg rij Yunghcouh caeuq lajmbanj Ginhcouh, haujlai giz miz ndaeng sup gwn raemx fungsug. Fuengfap dwg, aeu beuz coux di raemx he, cuengq gyu caeuq geij ndik raemx hingcwx haeuj ndaw raemx bae. Aen beuz miz congh, dam diuz guenj iq lumj bak bingz cap haeuj congh ndaeng bae, yinx raemx swng daengz ukgyaeuj, caiq swnh henz uk doxroengz, haeuj conghhoz…… Seiz gwn raemx ndaw bak itdingh gamz ben yizcu ndeu, yienzhaeuh raemx anyienz riuz haeuj ndaeng, mbouj caeuq heiq doxgik. Gwn raemx sat itdingh wij heiq, aeu yienghneix daeuj hawj gyaeuj liengz dungx soeng, mbouj miz maz beij ndaej gij neix lo." Youq gizneix, Couh Gifeih yinx ok le aeu ndaeng ndumq raemx riuzcienz digih dwg "ndaw lueg rij Yunghcouh caeuq lajmbanj Ginhcouh", giz neix cingq dwg giz dieg Bouxcuengh ciuhgonq comzyouq haenx. Cig ndaej baez daez he dwg, de yinx ok le aeu ndaeng ndoet raemx miz gij ywbingh gyaciz "gyaeuj liengz dungx soeng", neix couhdwg yienzaen aeu ndaeng ndoet raemx youq dieg Bouxcuengh ciengzgeiz doxhag riuzcienz. Dieg Bouxcuengh comzyouq haenx hwnggoem fwn lai, heiq cumx hwngq lajnamh caeuq heiq haeu doenghduz、doenghgo naeuh doxgyaux baenz doegcieng. Bouxcuengh dangguh aen minzcuz bonjdeih gizneix, vihliux ndaej senglix, itdingh aeu daj ndaw sizcen cungjgez moux di fuengfap dingjdangj doegcieng caeuq fuengz aeng gyangq hwngq daeuj. Daj youq ndaw raemx ndaeng ndumq gya raemx hingcwx guh yw daeuj yawj, cungj fungsug veiswngh daegbied neix, wnggai dwg ciuhgonq Bouxcuengh caux okdaeuj, caiq youz canghyw Bouxcuengh ndawbiengz cungjgez baenz dih cungj fuengfap cujyau doiqfouq ciengbingh caeuq mauhfung he. Gij yihliuz cozyung de mbouj ndaej yawjlawq, de bauhamz miz vuzlij gyangq hwngq caeuq nenhmoz hawj yw daengj gohyoz yinhsu. Seizneix canghyw Bouxcuengh sawjyungh dih swiq ndaeng caeuq mokvaq fap, doiq bingh ndaeng、bingh conghhoz daengj gij bingh diemheiq hidungj cungj miz itdingh yw bingh yaugoj.

2. Roemz swiq fuengz bingh fap

Ndawbiengz Bouxcuengh miz cungj fungsug ndeu, couhdwg youq mwh binghraq riuzhengz, youq ndaw fungh ranz coemh gij canghsuz、bwzcij、go'ngaih、naengbug、vuengzcungq. Youh sibgvenq daz cat laeuj yungzvuengz, youq gwnz dou venj sizcanghbuz, leihyungh gij heiqrang de gaih gyau vaq saep cawz uq, yawhbienh fuengzre doengh gij bingh sez haenx ciemq haeuj ndang vunz bae, baenzneix couh dabdaengz gij cozyung fuengz bingh baujgen. Moix baez bungz liggaeuq sam nyied cosam, beksingq Bouxcuengh ciengz aeu mbawraeu、gienghenj daengj yw guh baenz haeuxnaengj hajsaek gwn, aeu neix daeuj hengzheiq cangq dungx、swnh heiq nyinh bwt. Gyoengq beksingq Bouxcuengh youq ndaw naz roxnaeuz rog ndoi dajndaem seiz, danghnaeuz mbouj siujsim deng fwnraq rwed mbaeq, ma ranz le cix lai yungh raemxdang coeng gieng daeuj caemx ndang、raemxdang gieng dangz ndat dwk gwn, neix daeuj fat hanh gaijbiuj、gyaep sanq nit saep. Bouxlaux ndang nyieg, daejcaet doekdaemq, ndangdaej dijgangliz gemjnyieg, ciengzseiz yungh gij doxgaiq cawz uq gaijdoeg roxnaeuz soeng nyinz hozloz haenx demh mbinj bae ninz. Gij lwgnyez cingq fatmaj haenx、lwgnyez iq ndangdaej nyieg lai bingh haenx roxnaeuz gij vunzhung baenz binghmansing haenx, cix youq gwnz aek dungx raek gij rag faex nywj yungh guh yw haenx, gij cozyung de naihnanz, ndaej miz gij cozyung fuengzyw bingh.

Youq Gvangjsih Cingsih Si Bouxcuengh comz youq haenx, binaengz liggaeuq ngux nyied co'ngux (ciet duenngux), Mbanjcuengh gak mbanj gij canghywdoj boux ndaemyw caeuq gyoengq beksingq cungj bae ganj hawyw, dawz gak cungj yw swhgeij nyaeb haenx yinh daengz hawyw bae gai. Mbanjcuengh fungsug nyinhnaeuz, ngux nyied co'ngux goywdoj rag biz mbaw mwn, ywlig daih, ywyauq ceiq ndei, ngoenz neix bae hawyw, ndaej supgwn heiqyw lai, couh ndaej yawhfuengz fat bingh, it bi ndawde ndaej noix fatbingh roxnaeuz mbouj fatbingh. Yienghneix baez nanz, bae hawyw bienqbaenz Mbanjcuengh fungsug, ngux nyied co'ngux ngoenz neix, vunzmbanj couhcinj mbouj miz yw bae gai, cungj dwg rex geq daz nomj bae hawyw supgwn heiq yw. Cungj fungsug neix youq aen Cingsih Si Gveisih Bouxcuengh comzyouq haenx daegbied dwg laizyouz gyaeraez, gangjmingz gyoengq beksingq

Bouxcuengh gizneix miz conzdungj caeuq sibgvenq bae leihyungh yw nywj caeuq bingh guh doucwngh. Saedsaeh dwg, daj gij nyinh yw、yaeb yw、yunghyw、daengz guhbaenz hawyw, bietdingh aeu ginglig le duenh seizgeiz maqhuz raez ndeu. Saimbwk bouxlaux lwgnyez Mbanjcuengh doxciengj youzlangh hawyw, canghyw Bouxcuengh caeuq bouxndaemyw dox gyauhliuz yw caeuq yihyoz cihsiz, neix caen dwg cungj minzsug ndei vunzlai fuengz vunzlai yw ndeu.

3. Raek yw gyaep sez fap

Binaengz seizcin seizhah, ndawbiengz Bouxcuengh sibgvenq dawz ywdoj swhgeij nyaeb roxnaeuz bigonq nyaeb gij ywhom raghaz haenx, cug baenz gaem yw venj youq henz dou, roxnaeuz cuengq youq ndaw ranz, fuengz ukcuk gyaep ciengheiq. Gij yw ciengzyungh miz mbawcanghbuz、mbawbeilanz、mbaw'ngaih、mbawcinghgauh daengj. Ndawranz danghnaeuz miz lwgnyez iq, cix hawj de raek aen daeh aeu gak cungj ywhom guh baenz haenx, eiqsei dwg fuz cingq gyaep cieng. Gij yw ciengzyungh miz danzyangh、canghsuz、muzyangh daengj. Youq mwh geiqciet binghcieng riuzhengz haenx, lajmbanj Bouxcuengh mboujlwnh saimbwk bouxlaux lwgnyez cungj raek daehyw, ndoj sez fuengz cieng, yawhfuengz roxnaeuz gemjnoix ciengheiq oenraq fatseng. Doenghgij fuengz ciengheiq fungsug neix itcig riengz yungh daengz seizneix.

4. Gwnyw fuengz bingh fap

Ciengz gwn gveliengz、lwgmanh、yenzfuhswj、giengbya、gienghenj、gijciengyez daengj, ndaej yawhfuengz binghcieng fatseng. Nyaemj binhlangz hix ndaej yawhfuengz ciengheiq. Bouxcuengh ciuhgonq haengj maij binhlangz, dawz de gvangqlangh yungh guh gij yw fuengz bingh gyaep bingh. Coux youq Dunghhan Yangz Fuz《Yivuz Ci》couh miz geiq mizgven vunz Lingjnamz nyaijgwn binhlangz. Daj Sung Yenz doxdaeuj haujlai Sawgun sijliu caeuq Gvangjsih gak dieg deihfueng ci ndawde cungj miz geiqloeg. Lumj Yenzdai Siz Gihungz soj sij《Lingjnanz Veiswngh Fangh》haenx naeuz: "Lingjbyauj gij fungsug de, lai gwn maklangz, boux gwn lai de ngoenz gwn geij cib aen." Ciz Sunghsiz youq《Yez Gyangh Liuzyiz Yinzminz Sij》ndawde naeuz: "Bouxcuengh haengj gwn binhlangz caeuq mbawlaeuz, seizneix song Yez gij fungsug haenx lij hoengh."《Bingloz Yenci》gangj dangdieg "heiq lai ciengheiq hoj yw, nyaemj binhlangz gwn, gam lumj ngaiz". Daj ywyungh gyaciz daeuj yawj, binhlangz ndaej fuengz ukcuk gyaep ciengheiq、hengzheiq leihraemx、gaj non siu cik. Bouxcuengh nyaemj gwn binhlangz aen yienzaen youqgaenj ndeu dwg yungh daeuj fuengzyw ciengheiq. Cinghcauz Gyazging bi ndawde bien 《Gvangjsih Dunghci》 naeuz: "Majbinhlangz, ndaej gyaep ciengheiq."

5. Yawhfuengz dengdoeg fap

Dieg Bouxcuengh dienheiq hwngq, go'nywj gofaex mwn, gij binjcungj go nywj doeg caeuq yw gaijdoeg gig lai. Cingq lumj 《Bwnjcauj Gipdoek》 geiq miz: "Lingjnamz lai doxgaiq doeg, hix lai doxgaiq gaijdoeg, nanzdauh dwg gwnzmbwn hawj ha?" Senq youq Cindai, Bouxcuengh ciuhgonq Lingjnamz couh daj doenghgo doeg hung, doenghduz caeuq gvangqvuz ndawde daezaeu doeg cix guhbaenz ywdoeg, lumjbaenz ywgin (gij ywdoeg aeu gindoeg guh baenz haenx)、ywlamz (gij ywdoeg aeu gyaeuj ngwzlamz guh baenz haenx)、yw ciuhdoengz (gij ywdoeg aeu ciuhdoengz guh baenz haenx)、ywgim (gij ywdoeg aeu gimseng guh baenz haenx) daengj couh gig mizmingz. Canghyw Bouxcuengh youq ndaw gocwngz caeuq gak cungj bingh deng doeg guh doucwngh, cungfaen leihyungh gij yw daj dangdieg sengmaj okdaeuj haenx, cungjgez ok le gij ywgaijdoeg gagmiz daegsaek haenx.

Ywcuengh sawjyungh ywgaijdoeg gij fanveiz de gig gvangq, cujyau yungh youq gaij doeg non、gaij doeg ngwz、gaij gijgwn deng doeg、gaij gijyw deng doeg、gaij doeggimrin、gaij doegnaq、gaij doegguj daengj. 《Bwnjcauj Gipdoek》 geiq miz: "Cinzgya bwzyoz, feih haemz、hanz、mbouj miz doeg, aeu raemx nienz dwk gwn. Haeuj dungx caeuq doeg doxgung bietdingh rueg, ngeiz doeg caengz caenh, caiq gwn. Hix cawz sim aek nyap hwngq, mbwn hengz oencieng. Daj Canghvuz ok, ranz Cinz gaij yw yungh de, sojlaiz miz gij hauh ranz Cinz." "Gamgya bwzyoz, feih haemz、daih hanz、miz doeg iq, cujyau gaij gak cungj doeg yw. Caeuq Cinzgya bwzyoz goengyungh doxlumj, boux vunz rueg gij doeg, ngeiz mbouj onj aeu raemx nienz dwk gwn, couh wngdang rueg, caengz caenh youh gwn. Gij song cungj yw neix singq nit, caeuq binghsiqrueg dauqfanj, ok Gunghcouh Gijnanz ranz Cinz, couh ciuq vunz guh hauh." Cinzgya bwzyoz daj canghvuz ok, Gamgya bwzyoz daj Gunghcouh ok, Canghvuz couhdwg seizneix Gvangjsih Vuzcouh rangh dieg neix, Gunghcouh couhdwg seizneix Bingznanz rangh dieg neix, youq Sungcauz, doengh giz deihfueng neix vanzlij dwg aeu gij vunz bonjdeih de veizcuj. Doengh gij swhliu gwnzneix gangjmingz, Bouxcuengh ciuhgonq youq gwnz lizsij gaenq doiq yawhfuengz dengdoeg caeuq gaijdoeg miz gij gingniemh daegbied gag cauh okdaeuj.

《Bwnjcauj Gipdoek》lij geiq le gij gingniemh ciuhgonq Bouxcuengh ciengzseiz bwh rinyw daeuj fuengz doegnaq: "Rinyw, hoj hanz fouz doeg, ceij yw ndokraek sieng baihndaw cwklwed, dingz boux bingh nyapnyuk yaek dai haenx, aeu laeuj cung gwn, Bouxlij yawjnaek de, aeu mboek coux, aeu cag haed youq gwnz hwet, fuengz doegnaq." 《Daibingz Swngvei Fangh·Gaij Bouxlij Doegyw Gak Fangh》geiqloeg: "Gaeuhenj, Lingjnamz cungj miz de, gwn liux le, doegyw youq baihndaw siu. Danghnaeuz laemxdaemh gwn gij gaeu neix, deng doeg hix mbouj fatbingh" "Gaeu goguhlinz…… Lingjnamz cungj miz, boux vunz doj dangdieg cungj roxnaj go yw neix…… Laebdaeb gwn le, yw caeuq nyouh itheij baiz ok daeuj." 《Gvei Haij Yiz Hwngz Ci》geiq: "Duznagbya, ok Yizcouh yih dung…… Naeuz ndaej gaij doegnaqyw, boux deng doeg nienz gij ndok de di ndeu, oep doq siu."

Ywcuengh fuengzyw ngwzdoeg haebsieng engq miz daegsaek swhgeij, gij "yw'ngwz" caeuq "canghyw ngwz" Gvangjsih haenx lajmbwn mizmingz.

Doegguj dwg cungj bingh ciuhgeq Lingjnamz digih ciengzraen sawj vunz maezvaeg caemhcaiq dengdoeg ndeu. Gaengawq gij Cungguek sijci caeuq gij cienzgangj ndawbiengz geiq, miz mbouj noix doenghgo lumjbaenz gamcauj、 ho daengj, danghnaeuz daiq youq henz ndang ndaej fuengz baenz guj, "ndang daiq gamcauj, hix dwg gij doxgaiq mienx guj ceiq lingz, danghnaeuz ndaej youq gwnhaeux gaxgonq nyaemj di ndeu, ndaej mienx bae doegguj, roxnaeuz doegguj rueg okdaeuj." 《Yez Dungj Bit Geiq》hix dawz gij yawjfap doengzyiengh de: "Gwn ndoet gaxgonq sien nyaij gamcauj, doeg deng cix rueg, lumjneix aeu gamcauj hing cawj ndang gwn couh mbouj lau, haeuj mbanj manz mbouj ndaej mbouj ciengz daiq gamcauj bw."

Ligdaih saw bwnjcauj ndawde ciengzseiz miz geiqloeg gij yinzminz youq Lingjnamz haenx sawjyungh gij ywdoj dangdieg fuengzyw doegguj. Lumjbaenz 《Bwnjcauj Doz Ging》geiq: "Daimau, daiq de ndaej ndoj guj." 《Lingj Byauj Luz

Yi》ceijok: "Gvangj cungh lai doegguj, gij vunz haenx aeu ywdoj ginhcaihguj yw, cib boux ndaej gouq bet gouj boux." Nanzsung Fan Cwngzda 《Sizhuz Vwnzciz》 geiq le gij fuengfap yungh yiginh gap laeujhaeux gwn bae yw gij doeg deusengguj Lingjnamz.